図解 リフレクソロジー・マニュアル

著：Pauline Wills　監訳：吉元昭治・平山博章

The Reflexology Manual

医道の日本社

This book is dedicated to Reginald Money for all the help and support that he gave me whilst writing it.

PLEASE NOTE
This book is not intended as guidance for the treatment of serious health problems; please refer to a medical professional if you are in any doubt about any aspect of a person's condition.

Text copyright © Pauline Wills 1995
Photographs copyright © Sue Atkinson 1995
This edition copyright © Eddison Sadd Editions 1995

The right of Pauline Wills to be identified as the author of this work has been asserted by her in accordance with the British Copyright, Design and Patents Act 1988.

CN 1693

All rights reserved. No part of this publication may be reproduced, stored in a retrieval system, of transmitted, in any form or by any means without the prior written permission of the publisher, nor be otherwise circulated in any form of binding or cover other than that in which it is published and without a similar condition being imposed upon the subsequent purchaser.

THE REFLEXOLOGY MANUAL by Pauline Wills
Originally published by EDDISON SADD EDITIONS LTD.
Copyright © Pauline Wills 1995
Japanese translation copyright © 2001 IDO-NO-NIPPON-SHA INC.
Japanese edition published by IDO-NO-NIPPON-SHA INC.
by arrangement with EDDISON SADD EDITIONS LTD. through The Sakai Agency.

はじめに

　リフレクソロジーはマッサージの一種ではありません。あなたがこの本を読んでだれかにリフレクソロジーをしてあげた時、その驚くべき効果を実感することでしょう。

　最近、人々は病気の治療に薬剤等を使用することに対してますます抵抗感を持つようになり、自然で全体論的な治療を希望してきています。そこで、古代からあるリフレクソロジーが再認識され、世界的に拡がってきています。リフレクソロジーの目的は身体の中にある生命力を引き出してあげることにあります。

　本書はリフレクソロジーの起源、その方法、その詳細と実際および問題点などについて単純明快に解説しており、その応用によってもたらされる驚くべき効果についても述べています。

　リフレクソロジーは紀元前4000年以上も前から、中国、エジプトやインドで行われてきました。その後科学的な根拠を得て、徐々に発展し、今日では世界的に認められた療法としての地位を得ています。リフレクソロジーは当初ゾーンセラピー（区帯療法）として紹介され、身体の中のエネルギー（訳者注／生命活動を維持するために必要な生命力の基本となるもの。中国医学でいう「気血」の概念に近い）がそれぞれのゾーンの中を流れ、組織や細胞を通り抜け、手と足の終末に反射ポイントとして存在することが証明されました。

　リフレクソロジーは手と足の反射点に圧力とマッサージ技法を施すことによって、苦痛や身体障害、緊張を引き起こすエネルギー・ブロックを緩和し、身体を最適な健康状態に戻します。

　本書は、初心者にも経験を積んだリフレクソロジストにも最適の教本です。わかりやすい図が、内部の身体構造および諸器官が反射点でどのように鏡映、すなわち反射するかを明らかにし、カラー写真と詳細な説明文のついた段階的ガイドが、完全なトリートメントの実施方法を手引きします。また特別なセクションとして、チャクラ（つぼ）、色彩療法、鍼療法の経絡など他の全体的ヒーリング方法をリフレクソロジーのセッションに取り込む方法についても解説しています。

　本書は、これから代替療法としてリフレクソロジーを勉強してみたいと思っている方々にとって、とても有用で実用的なマニュアルです。この本を読んで、あなた自身で、その神秘的で驚くべきリフレクソロジーの効果を体験してみてください。

翻訳にあたって

　今回、平山博章博士の御努力で『図解リフレクソロジー・マニュアル』が出版されることになった。誠に喜ばしい限りである。平山先生はこの方法の発展と普及のために、長須千賀子女史という願ってもないパートナーと共に頑張っておられる。
　私が『足の反射療法（理論篇・実技篇）』（医道の日本社刊）を世に送ってからもう20年近くになる。最近、リフレクソロジーの名のもとに拡がりを見せ、人々の関心をよんでいることは嬉しいが、反面多少の反省点もなきにしもあらずである。
　リフレクソロジーの現在における情況と将来性を要約すると、次のようになるだろう。

1) 診断・治療といった医学的応用（補充療法の一つとして）
2) 自己療法（健康維持・増進のため）
3) エステティック・マッサージでの応用（現在流行しているリフレクソロジー）
4) 老人・介護保険での利用（将来、有望かつ利用価値が高く、この方面の普及が望まれる）

　現在リフレクソロジーという名前も正しくは「足のリフレクソロジー」、「手のリフレクソロジー」というべきで、他の耳をはじめとする反射理論が適用される身体部分は数多いことも知ることが重要である。
　さて、本書の特色の第一は「図解」というように初心者、入門者だけでなく日常本法を行っている方々も指針として座右におかれておけば、有益かつ進歩に手を貸すことは間違いない。
　そうすればさらに研究と技術の向上に磨きをかけられるだろう。
　なお本書では、チャクラ、色彩療法にもふれているが、これらは著者Pauline Wills氏の得意とする分野で、興味のある方は読まれるとよい。
　本書について重ねていうと、リフレクソロジーの基本を忠実に、足と手という二大反射法をふまえて読めば、見ればわかるといった懇切丁寧なものである。今やリフレクソロジーは百花斉放の趣があり、同根異枝の思いが深い。まさに「新しい酒は、新しい皮袋に盛れ」である。

2001年9月

　　　　　　　　　　　　　　　　　　　　　　　　吉元医院院長　吉元昭治

目次

はじめに 3
翻訳にあたって 4

第1部　リフレクソロジーとは？ 7

- リフレクソロジーの歴史 8
- リフレクソロジーの効果とは？ 11
- 足の構造 14
- 手と手首の構造 18
- 圧点技法 21
- マッサージ技法 23
- リフレクソロジー・トリートメントの実施 26

第2部　段階的トリートメント学習法 29

- 足の反射区 30
- 手の反射区 36
- トリートメントの開始 40
- 頭と頚の反射区 42
- 足にある頭と頚の反射区 46
- 手にある頭と頚の反射区 51
- 肩と胸の反射区 56
- 足にある肩と胸の反射区 60
- 手にある肩と胸の反射区 63
- 腹部の反射区 66
- 足にある腹部の反射区 72
- 手にある腹部の反射区 78
- 下半身の反射区 84
- 足にある下半身の反射区 88
- 手にある下半身の反射区 91
- 足背と手背の反射区 94
- 足背にある反射区 96
- 手背にある反射区 98
- 足のトリートメントの仕上げ 100
- 手のトリートメントの仕上げ 102
- リフレクソロジーによる疾患のトリートメント 104

第3部　リフレクソロジーをさらに深める 111

- 神秘的な解剖学的構造 112
- 鍼療法の経絡 118
- 色彩療法とリフレクソロジー 125
- リフレクソロジーでの色彩の使い方 132
- 足と手の反射区カラー 133
- 自己治療 138
- 患者への助言 138

結　論 139

おわりに 140
参考文献、役に立つアドレス 141
索　引 142

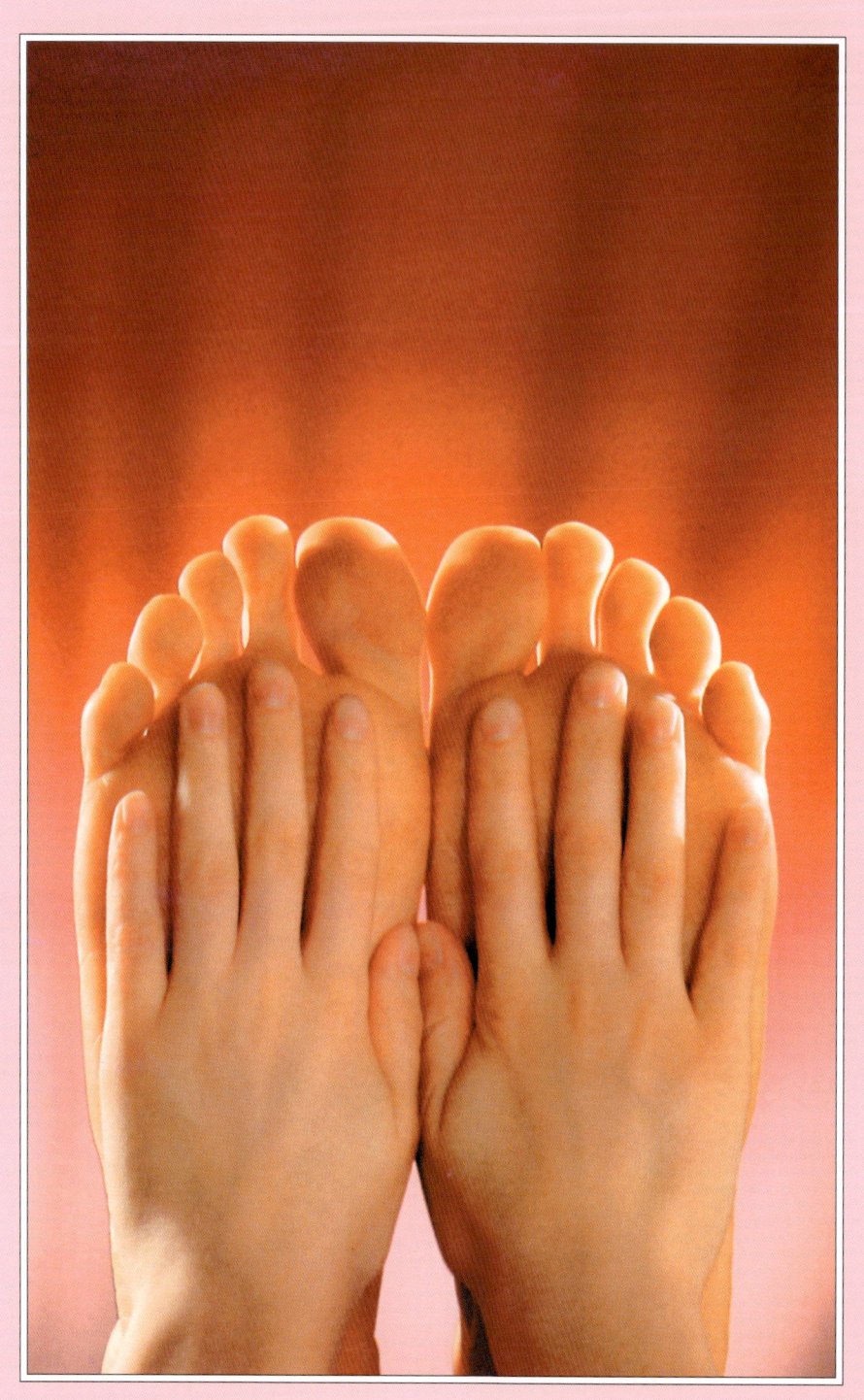

1 リフレクソロジーとは？

　リフレクソロジーは、もともと「区帯療法（ゾーン・セラピー）」として知られており、足や手の反射点を圧迫したりマッサージすることで、全身に癒し効果を及ぼすことができるという療法です。「反射」という言葉を辞書で調べると、外からの刺激により意識と無関係に起こる筋肉の収縮と定義されています。しかしリフレクソロジーでは、反射という言葉は投影、つまり鏡に映った影という意味で用いられています。足底や手掌に反射投影が見られますが、足底や手掌は、全身を映し出す小さな鏡の役をしていると言えるでしょう。

　リフレクソロジーは、生命力が身体の各器官を巡り、すべての細胞や組織を流れているということを教えています。身体においてエネルギーの流れが滞ると、その滞った部位が影響を受けます。また流れが滞ったことは、手や足の1つあるいは複数の反射区に投影されます。独特な圧力を加える手技によって、痛みの有無や、しばしばクリスタル・デポジット（結晶物）と呼ばれる固い物が認められるかどうかによって、エネルギーの滞った部位を探り当てることができます。痛みや固さは、バランスが崩れている身体部位に関連している手足の反射区に現れます。リフレクソロジーの圧力を加える技法やマッサージは、滞ったエネルギーの流れをよくし、クリスタル・デポジットを砕いて体外に排出させます。リフレクソロジーは循環系およびリンパ系を刺激し、毒素排出を手伝うことで、身体が自ら回復するのを助けます。

　病気を治療できるかどうかは別として、リフレクソロジーは、ストレス、緊張また疲労にも大変効果があります。また鍼療法と同様、リフレクソロジーは病気予防法としても使用できます。

> リフレクソロジーは、与え、そして受け取ることによって、
> 術者と患者が協力しながら行われます。
> ほら、エネルギーが術者の手から患者へ行き、
> 患者の足から情報がやって来ます。

リフレクソロジーの歴史

リフレクソロジーは、かつてゾーン・セラピーと呼ばれていましたが、その起源はいまだに明らかではありません。William Fitzgerald博士は、彼の著書『ゾーン・セラピー（Zone Therapy）』の中で次のように述べています。「圧点を利用した治療術は、5000年前のインドや中国に既に存在していました。しかしながらこの種の知識は忘れられ、あまり活用されておりません。おそらく、同じルーツから発生した鍼療法がより大きな評判を得たために、影が薄くなったのでしょう」。一方、リフレクソロジーがエジプトに始まったという説もあります。これを裏付けるものとして、紀元前2330年頃に描かれたエジプトの墓所の絵画があります。4人の人物が描かれていますが、1人は足のマッサージ、もう1人は手のマッサージをしてもらっています。起源をインカ人に求める人もいます。紀元前12,000年に遡るほどの大昔の、古代ペルー文明に属する民族です。彼等はゾーン・セラピーの知識をアメリカ・インディアンに伝えたと推測され、アメリカ・インディアンは今日でもこの治療術を活用しています。

いずれにしても、ゾーン・セラピーが紀元1500年頃には治療術として使われていたことは確かです。フィレンツェの偉大な彫刻家Cellini（1500-1571）は、身体の痛みから逃れるために手足の指を強く圧迫し、明らかに効果があったと伝えられています。アメリカ大統領のJames Abram Garfield（1831-1881）は、狙撃され、ついには命を落とすことになりましたが、足のある複数の場所に圧力を加えることで傷の痛みを軽減したと言われています。ヨーロッパでは、16世紀にゾーン・セラピーに関する本が何冊か出版されました。そのうちの一冊はAdamus博士とA'tatis博士による著作です。その本が市場に出てまもなく、ライプチヒのBall博士が同じような本を出版しました。

現在世に知られているようなリフレクソロジーを始めたのは、William Fitzgerald博士です。彼は1872年に生まれ、1895年にアメリカのバーモント大学医学部を卒業しました。ウィーン、パリ、ロンドンの病院に勤務した後、耳鼻咽喉科医となり、コネティカットに移り住みました。彼はウィーンに勤務中、H. Bresslar博士の著作研究に励みました。Bresslar博士は足の圧点と臓器との関連を調査し、自分の発見を『ゾーン・セラピー（Zone Therapy）』という本にまとめ出版しました。興味深いことにBresslar博士は「治療効果のある足のマッサージが14世紀に行われていた」とその本に記述しています。

Fitzgerald博士は、自分の患者にゾーン・セラピーの手技を用いました。圧力を加える際、ゴムバンド、留め金、プローブ等を使用しました。彼は、足のある部分に圧力を加えると、身体の特定の部位に麻酔的効果が現れることを発見しました。さらに研究を続け、身体を10の等しい縦のエネルギー・ゾーンに分割することを体系化しました。頭のてっぺんから足へと身体の中央を通る想像上の線を考え出したのです。5つのゾーンは身体の右半分に対応し、他の5つのゾーンは左半分に対応します。

これら10本のエネルギー・ゾーンは、足底と手掌で終わっています。第1ゾーンは、手の親指、腕、肩、頚、脳へと続き、それから身体を通って足の親指まで続いています。第2ゾーンは、人差し指、腕、肩、頚、脳へと続き、それから身体を通って足の人差し指まで続いています。第3ゾー

縦軸ゾーン

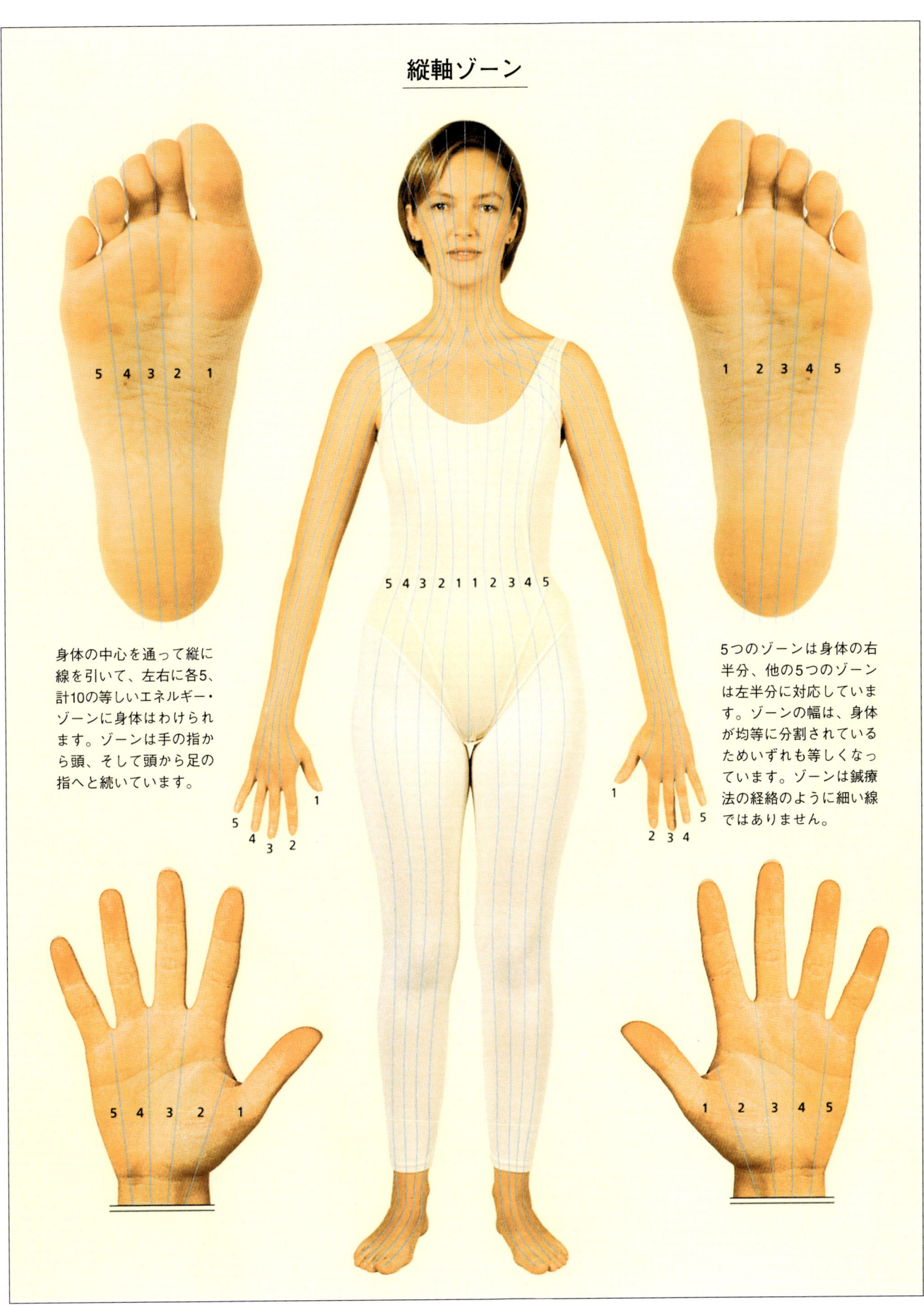

身体の中心を通って縦に線を引いて、左右に各5、計10の等しいエネルギー・ゾーンに身体はわけられます。ゾーンは手の指から頭、そして頭から足の指へと続いています。

5つのゾーンは身体の右半分、他の5つのゾーンは左半分に対応しています。ゾーンの幅は、身体が均等に分割されているためいずれも等しくなっています。ゾーンは鍼療法の経絡のように細い線ではありません。

ンは、中指、腕、肩、頸、脳へと続き、それから身体を通って足の中指まで続いています。第4ゾーンは、薬指、腕、肩、頸、脳へと続き、それから身体を通って足の薬指まで続いています。第5ゾーンは、小指、腕、肩、頸、脳へと続き、それから身体を通って足の小指まで続いています。

1916年、Fitzgerald博士の医者仲間であるEdwin Bowers博士は、Fitzgerald博士の展開した治療法を公にし、それを「ゾーン・セラピー」と呼びました。翌年彼等は共同で『ゾーン・セラピー(*Zone Therapy*)』という本を出版しました。これには、医師、歯科医、婦人科医、耳鼻咽喉の専門医、そしてカイロプラクターのために、トリートメントを行う際のアドバイスが載っています。初版に足の反射区と身体の10本のゾーンとの関連図が掲載されました。本の出版後すぐに、Fitzgerald博士は開業医を対象にしたトリートメントに関するセミナーを開始しました。

ゾーン・セラピーの理論は医師達からあまり注目されませんでしたが、1人の医師が非常に深い印象を受けました。Joseph Shelby Riley医師で、妻も医者だったので自分達の医療に役立てたいと、2人揃ってFitzgeraldのセミナーに参加しました。Joseph Rileyの助手を務めたのが、Eunice Ingham (1879-1974) で、彼女こそ今日リフレクソロジーとして知られている療法を確立した人物です。

ひたむきな調査を続けたEunice Inghamは、身体の解剖学的構造と足底にあるエネルギー・ゾーンとの相関関係を示すことができました。そして足は全身の鏡像（鏡に映した場合に見られるような像）であると、Inghamは結論しました。また彼女は手より足の方が感受性は高く、トリートメントに向いていることに気付きました。このような理由からリフレクソロジーのトリートメントは、通常手よりもむしろ足に行われます。

Eunice Inghamは長年にわたり各地に出かけ、マッサージ師、整骨医、自然療法士といった補完医学に携わる人達にリフレクソロジーを伝えました。このようにリフレクソロジーの普及に努めつつ、彼女は『*Stories the Feet Can Tell*（足が語る物語）』と『*Stories the Feet Have Told*（足が語った物語）』という2冊の本を著しました。1960年、彼女に教えを受けたDoreen Baylyが英国にリフレクソロジーを紹介し、またリフレクソロジーを学びたい人達のために訓練校を設立しました。一方ヨーロッパにも出かけ、リフレクソロジー普及のためセミナーを開いています。

リフレクソロジーはその初期の段階から、解剖学や生理学の豊富な知見を基盤として、より科学的な説明をしようと努めてきました。このような努力により、リフレクソロジーは伝統的、正統的医学へ迎え入れられてきました。世界各国がリフレクソロジー協会を認めており、今日世界中で急成長している療法といえば、リフレクソロジーであると言えるでしょう。

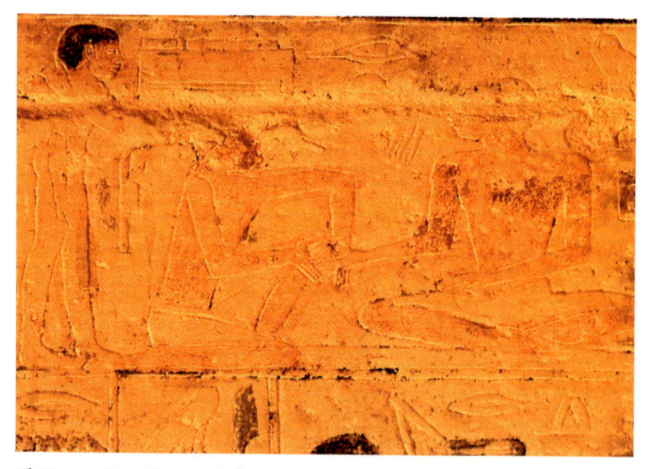

手のマッサージ。エジプトのサッカラにあるアンカモル墓所のレリーフ（部分）。

リフレクソロジーの効果とは？

今でも時折ゾーン・セラピーと呼ばれることがありますが、リフレクソロジーはFitzgerald博士のゾーン方式のコンセプトに基づいています。区画された10本のエネルギーの流れが身体の右半分と左半分に5本ずつあり、頭と手足の指との間を巡っています。エネルギーの流れはゾーンと呼ばれる縦の線を行き来しています。身体の器官や筋肉はすべてゾーンの中に入ります。次のページの図をご覧ください。

1970年、ドイツのリフレクソロジスト、Hanne Marquarettは、身体がさらに横3つのゾーンに分割されたら、足にある反射区を探し出し易いのではないかと考えました。彼女は『Reflex Zone Therapy of the Feet（足の反射療法）』の著者でもあります。彼女は身体を横切る想像上の線を3本加えることにしました。足にも想像上の線が横に3本加えられました。このようにして足は縦10本、横3本のゾーンからなる小さな地図となったのです。異なる反射区を探し出す際、正確さが格段に向上しました。手については、その構造上第2横軸線だけが引かれます（13ページ参照）。

身体の第1横軸ゾーンは上肢帯の高さにあり、頭と頸に関連しています。足では、身体のこの部位に関連する反射区はすべて第1横軸、すなわち上肢帯の上にあります。第2横軸ゾーンは腰の高さにあり、胸および上腹部に対応します。足では、身体のこの部位に関連する反射区はすべて第1横軸と第2横軸（腰線）の間に見られます。手では、胸、上腹部、頸および頭に関連する反射区は第2横軸の上にあります。

身体の第3横軸ゾーンは骨盤帯と交わるようにのびており、下腹部および骨盤部に関連します。足では、身体のこの部位に関連する反射区はすべて第2横軸と第3横軸（骨盤帯）の間に見られます。手では、この部位に関連する反射区は第2横軸の下にあります。

縦のゾーンを行き来するエネルギーの流れがあるポイントに集まると、そこにエネルギーが蓄積します。言い換えれば、流れが滞ってしまいます。これはエネルギー・ブロックと呼ばれています。身体におけるエネルギーの自由な流れが邪魔されるので、エネルギー・ブロックは、痛み、体調不良、病気、あるいは、問題が何であれ、治療を必要とする疾患を引き起こします。

足あるいは手の反射区に的確なマッサージや圧力を施すことによって、リフレクソロジーはエネルギーの滞りを解消します。エネルギーは再び自由に流れるようになり、身体がバランスを取り戻します。

しかし、ゾーン内でエネルギーが滞ってしまう原因はいろいろあります。ストレス、悪い食生活、何の楽しみもない生活スタイル、破綻した結婚生活や人間関係など枚挙にいとまがありません。問題を上手に解決するには、原因を見つけることが大切です。リフレクソロジーは全身療法であり、トリートメントを受けるときはリフレクソロジストの助言を得るようにしてください。また必要に応じて専門医に相談することも大切です。

言うまでもなく、問題を解決するには長時間のカウンセリングが必要となる場合があります。問題に立ち向かうのが非常に辛い場合、原因は患者の潜在意識の奥深くにしまわれています。あるいは、原因は何なのか十分にわかっていても、それと向き合う心の準備ができないがゆえに、話し合うのをいやがる患者もいます。

しかし、滞ったエネルギーの流れを元の状態に

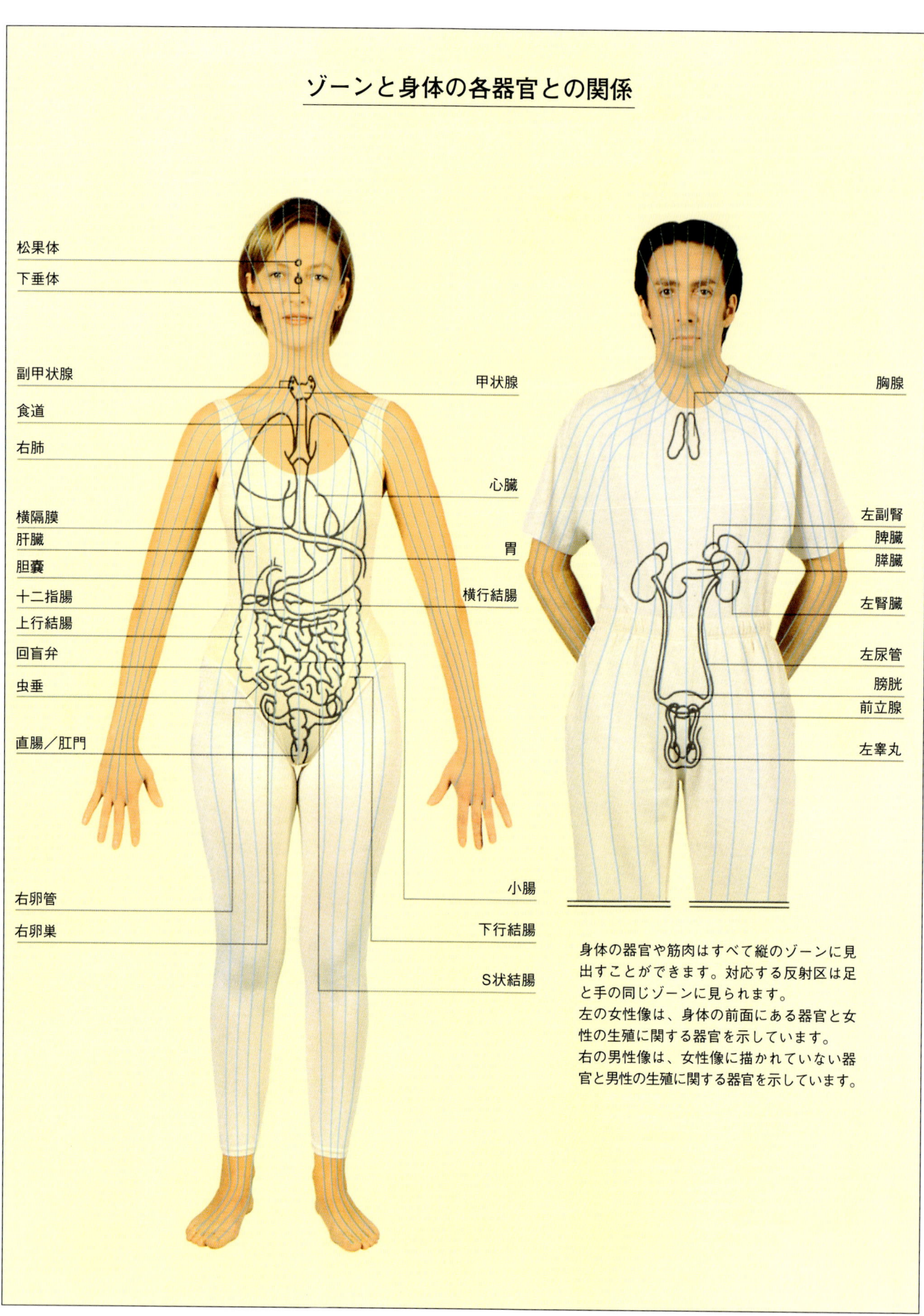

戻さなければなりません。問題の原因が見つからない場合、リフレクソロジストが滞ったエネルギーの流れをよくしようと努めても、患者のエネルギーの滞りは解消しません。同様に、原因はわかっているけれど患者自身が原因と向き合おうとしない場合、リフレクソロジストが自由なエネルギーの流れに直しても、患者は再びそれを詰まらせてしまいます。

　従来の医学なら患者は処方薬を与えられますが、自分自身に対して責任を負うことなど求められていません。代替医療では、リフレクソロジーがそうであるように、全身的なアプローチ法を取ります。患者は治療に参加し、治療の効果をあげるためにリフレクソロジストと協力し合うよう求められます。もちろん代替という言葉が示すように、対症療法医学を完全にするものとして行われたときこそ、リフレクソロジーは優れた働きをします。

　リフレクソロジー・トリートメントは、足および手の反射区にマッサージや圧力を加えることを中心に行われます。それゆえ足と手の解剖学的構造について知識を持つことが大切です。足と手における横軸ゾーンの位置は骨格の構造と直接関係があるので、反射区を正確に見つけるためには、骨格の構造についてある程度まとまった知識が不可欠です。

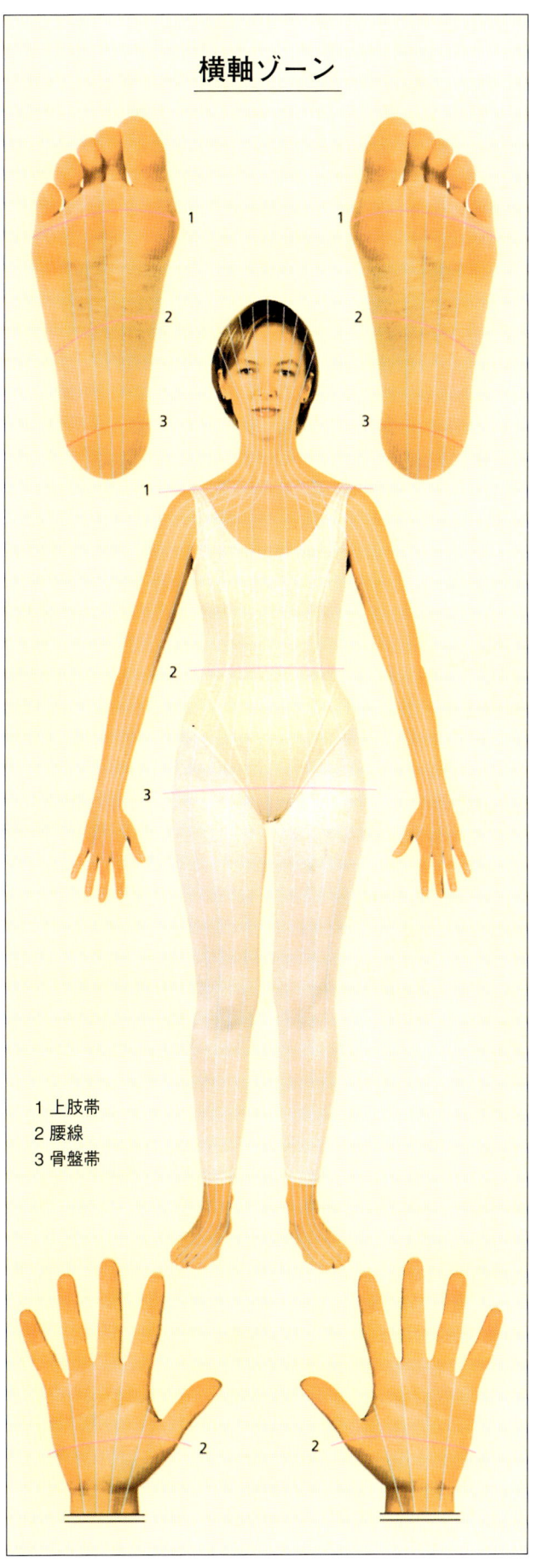

横軸ゾーン

1 上肢帯
2 腰線
3 骨盤帯

足の構造

　足にはそれぞれ26本の骨と、33の関節があります。そして100を超える靭帯が骨をつないでいます。26本の骨は踵から指へと次のように連なっています。踵骨、距骨、舟状骨、立方骨、3本の楔状骨、5本の中足骨、そして14本の指骨で、指骨は親指に2本、残りの4本の指にそれぞれ3本ずつとなっています。

　足の後部は距骨と踵骨からなり、前部には立方骨、舟状骨、3本の楔状骨があります。楔状骨は文字通り楔形をしており、3本の楔状骨は足の正中線に近い順に、内側、中央、外側楔状骨と呼びます。距骨、踵骨、立方骨、舟状骨、楔状骨を合わせて足根骨と称します。

　足の骨の中で距骨だけが関節で脚の腓骨と脛骨につながっています。歩行時に全体重をこの距骨が支えます。それから体重は踵骨（踵の骨）や他の足根骨（立方骨、舟状骨、楔状骨）へと分散します。踵骨は足の中で一番大きく丈夫な骨です。

　中足骨は5本あり、長い骨で、おのおの基部、骨幹、骨頭部からなります。中足骨の内第1、第2、第3骨の基部は、それぞれ第1、第2、第3楔状骨と関節でつながっています。外側の第4、第5骨は立方骨につながっています。第1中足骨は他の4本より太く、より多くの体重を担います。

　中足骨と同様、指骨には基部、中幹部、遠位端があります。親指を除く4本の指の指骨はそれぞれ基部、中幹部、遠位端と3本で構成されますが、足の親指だけは2本で、大きく太い基部と遠位端とで構成されています。

　足の骨は2つのアーチを作っています。縦と横のアーチです。縦のアーチは内側を向く内側アーチと外側を向く外側アーチからなります。アーチは足が体重を支えるのを可能にする一方、歩くとき足にてこ作用をもたらします。アーチを形作っている骨は腱と靭帯でつながれています。

　足の筋肉は複雑に入り組んでいて、手の筋肉と共通点があります。しかし手の筋肉が正確かつ複雑な動きに適しているのに対し、足の筋肉が適しているのは支持および運動と限られています。

　足の骨格構造とゾーンとの関係を見ると、第1横軸ゾーンは指骨をカバーし、上肢帯の上方にあります。第2横軸ゾーンは中足骨をカバーし、上肢帯と腰線との間に位置しています。第3横軸ゾーンは骨盤底ゾーンで、踵骨と距骨を横切る腰線の下方に位置します。

足の疾患

　リフレクソロジー・トリートメントを行う際に、さまざまな足の疾患を目にすることがあります。足の疾患はいろいろな点でトリートメントの妨げになりますから、それらについてある程度知識を持ち、見分け方を覚えることは大変重要です。

水虫　皮膚に寄生する真菌によって足の指の間（特に薬指と小指の間）や裏側に発病します。皮膚は赤くなり、落屑しやすく、かゆみを伴います。真菌は足の他の部分や足の爪も冒します。真菌に冒されると爪は厚くなり黄色味を帯びます。

親指滑液嚢腫　親指付け根の関節の外縁から骨のような突出部が現れ、そこにできる腫れ物をいいます。炎症を起こし中に液体がたまっています。親指滑液嚢腫の学名は、*ballux valgus*です。指の関節が先天的に弱い人や、足に合わない靴をはく人に発症する傾向があります。高いヒールやつま

足の骨格構造

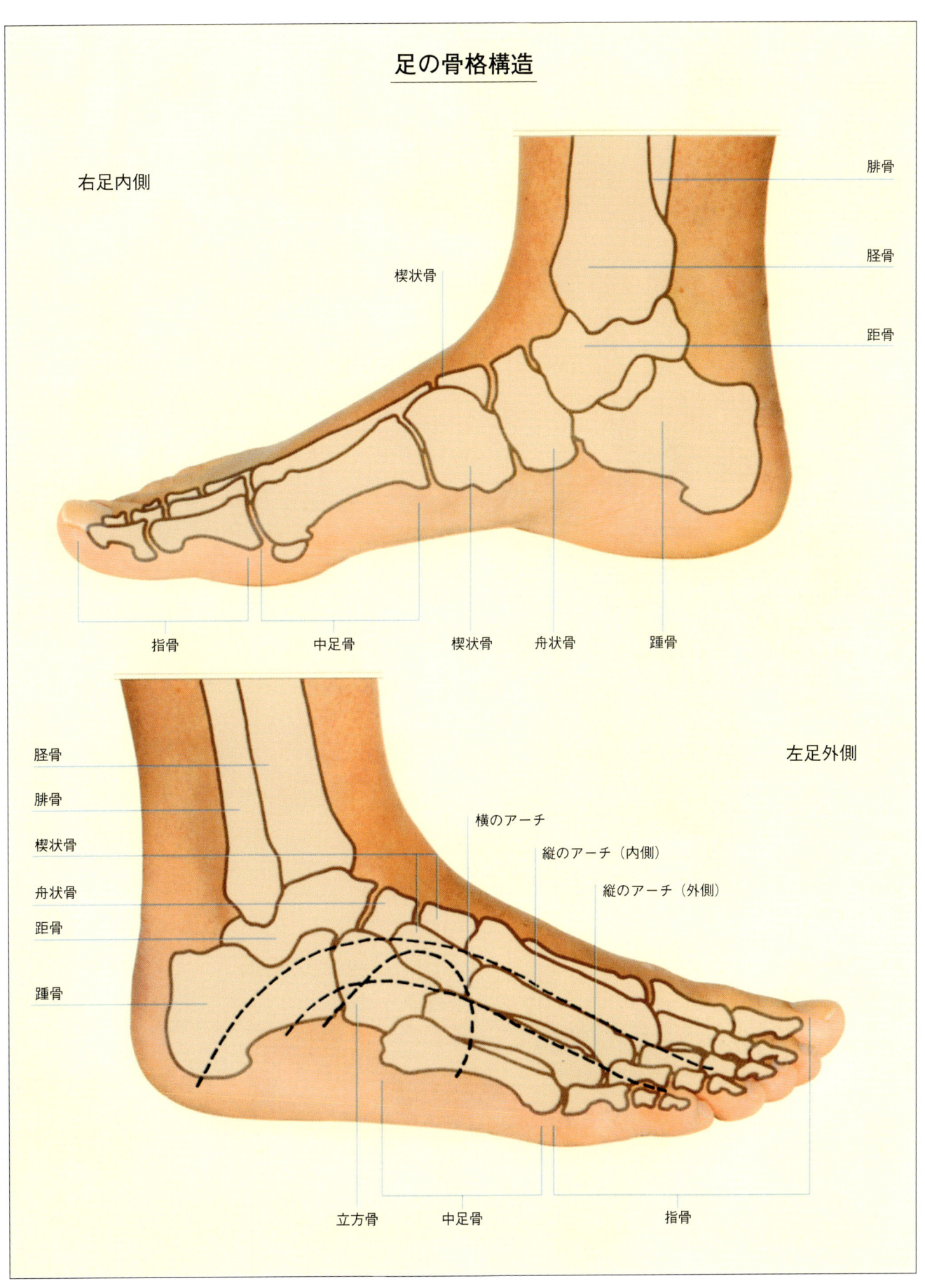

足の骨

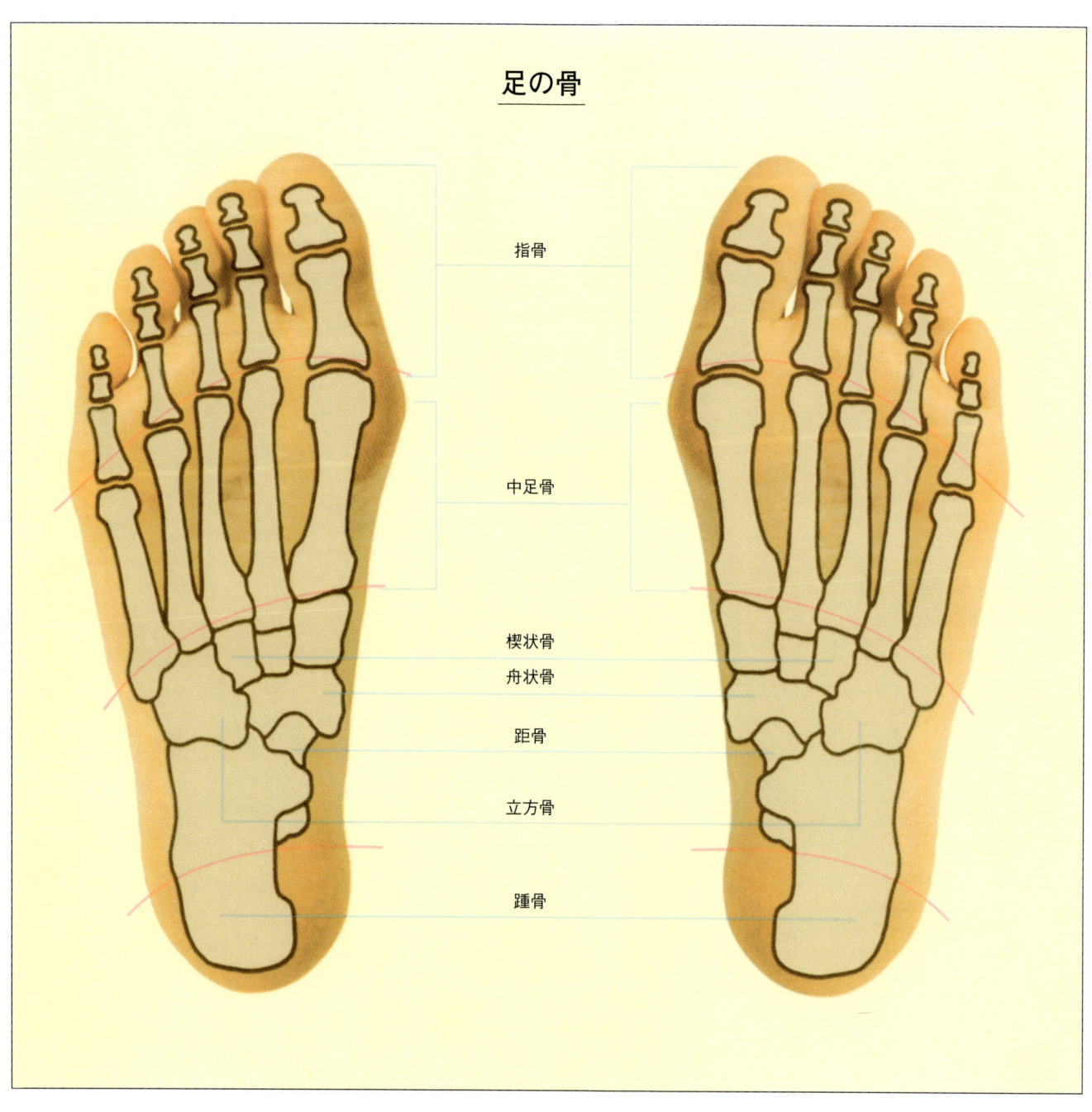

先のとがった靴は厳禁です。炎症が進むと親指の骨の付け根が変形し、指が足の通常の輪郭から突出し、滑液嚢腫と呼ばれるものができます。

しもやけ 低温にさらされることにより起こる傷害で、急性と慢性の場合があります。しもやけに悩む人はたいてい寒さに異常に敏感です。子供に起こると皮膚の炎症、かゆみ、はれを伴い、疱疹を起こすことも珍しくありません。

鷲爪足 内側の縦アーチが異常に高い疾病です。だいたい筋肉のバランス不良から起こります。脊髄性小児麻痺に起因する場合もあります。

弯曲足 足が変形して足底が床にうまく着かず、立った時安定が保たれません。弯曲足で生まれてくる赤ちゃんもいます。これは胎児のとき長い間子宮の中で取り続ける姿勢に原因があるのではないかと考えられています。

魚の目およびタコ　圧迫が絶えず加えられることにより皮膚が肥厚したためにおこります。魚の目は小さく、足指に多く見られます。タコは魚の目より大きく、たいてい足底に発生します。

扁平足　生まれたばかりの赤ちゃんの足は扁平で、これは正常です。足のアーチは6歳ごろまでにゆっくりと形成されます。大人になっても扁平足の場合は、足のアーチを形作る骨を支えているところの筋肉や腱が弱いためです。筋肉や腱が弱いと、内側の縦のアーチが低くなり扁平足になります。

疲労骨折（ストレス骨折）　足に過剰な負担が長期間または反復して加わった場合、中足骨に疲労骨折と呼ばれる障害が起こります。競歩選手やランナーに起こりやすく、激しい運動で悪化し、足の親指の付け根に痛みを生じます。

足根管症候群　足首で神経が圧迫されると起こります。主な症状は、傷害のある足底や指先に、時にはふくらはぎまで広がることがありますが、断続的な激しい痛みと痺れです。立ったり歩いたりすると症状が悪化する場合もあります。

いぼ　*verruca*とはいぼのラテン名です。足底いぼは*verruca plantaris*といいます。いぼは硬く、白色ないし肌色の小さな塊で、表面は凹凸不平です。中には小さな血管の塊があり黒いかけらのように見えます。歩くといぼは足に押し付けられ痛みます。複数のいぼが1ヶ所に集まることがあり、2.5cm以上になることがあります。

足の手入れ

トラブルのない足を維持するにはケアが大切です。まず第1に足に合った靴をはくようにしてください。可能な限り裸足で歩くよう心がけてください。足の反射区が刺激を受け、ひいては体中のエネルギーの流れがよくなります。魚の目やタコができやすい方は、角化した皮膚を削り取ってもらうために、足治療医（訳者注／医師ではなく足の手入れを専門とする人）を定期的に訪ねるようにしてください。硬くなった皮膚はそこにある反射区に悪影響を与えます。きつい靴をはいたり、足の爪を切るとき角を残さずに丸く切ると、巻き爪（陥入爪）を招きやすくなります。処置をせずに置くと、親指の頭の反射区を圧迫し頭痛の原因となります。爪は定期的にはさみか足専用爪切りで切ってください。入浴後は爪が比較的柔らかく、切るのによいでしょう。少なくとも日に2回足浴をして上質の足クリームを塗っておくと、皮膚が乾燥するのを防いでくれます。

手と手首の構造

　手と手首は、それぞれ27本の骨と腱からなっています。腱は、筋肉を骨に結び付ける役目をしています。27個（本）の骨のうち、8個は手根骨、5本が中手骨、残り14本が指骨です。

　8個の手根骨は、手首つまり手首の骨を構成します。手根骨は小さな骨で4個ずつ2列に並んでいます。腕の橈骨と尺骨に近いほうの列には、舟状骨（舟に似ている）、月状骨（三日月に似ている）、三角骨（3関節面を有する）、豆状骨（豆の形をしている）があります。中手骨に近い列には、大菱形骨（4面）、小菱形骨（これも4面）、有頭骨（有頭骨の丸い頭の部分が月状骨につながっている）、有鉤骨（前面に鉤の形をした大きな突出物があるのでこのように名前を持つ）があります。

　5本の中手骨は手掌（手のひら）を形作ります。中手骨頭は一般に指関節と呼ばれ、手を固く握り締めると簡単に見ることができます。親指を含め5本の指には指骨があります。人差し指、中指、薬指と小指にはそれぞれ3本の指骨がありますが、親指は足の親指と同じで、2本の指骨しかありません。

　手首、手および指を動かす筋肉は多数あり、実にさまざまです。前筋（屈筋として働く）、後筋（伸筋として働く）、そして内在筋などがあります。内在筋は手掌にあり、指の運動を助けます。

　手仕事をする能力は、なによりも親指の動きにかかっています。けがなどで親指が使えなくなってしまったとき、親指のありがたさを実感するものです。手の主な役目は、パワー・グリップ（絞る動作をするときのように、手掌に向かって指と親指を強く動かすこと）、正確に操作すること（時計のねじを巻いたり、針に糸を通すときのように、指と親指の動きを正確にコントロールする必要のある場合の物の移動）、そしてつまんで持つこと（人差し指と親指あるいは親指、人差し指と中指を使って締めつけること）の3つです。リフレクソロジーのトリートメントを行うとき、こういった指の動きを全部利用します。

手の疾患

手根管症候群　手根管は手首の骨と手首の下側にある骨を結び合わせる丈夫な膜とからなります。この手根管を神経が通っていて、手と脳との間に交わされる信号を伝達します。いろいろな理由で手根管内の組織が腫れて、神経を圧迫し、締め付けることがあります。ちくちく痛み、断続的に痺れがあります。往々にして手首から腕にかけての痛みを伴います。

しもやけ　（16ページの足の疾患参照）

（太鼓）ばち指　肺の慢性病に現れる一症状です。肺の慢性病がなぜ指の変形を引き起こすのか、原因ははっきりしていません。甘皮が消え、爪の先端がカーブします。また指先が平たく広くなり、医療に用いる舌圧子のような形になります。

デュピュイトラン攣縮　手掌の皮膚の下にある丈夫な繊維組織の層が肥厚し、収縮することにより起こる症状をいいます。収縮が進むと、薬指と小指が指関節部の所で一生曲がったままになってしまいます。他の指の指関節部や足指の付け根の膨らみにも、肥厚が現れる場合があります。患者は40歳以上の男性が多く、遺伝性が認められる疾病です。

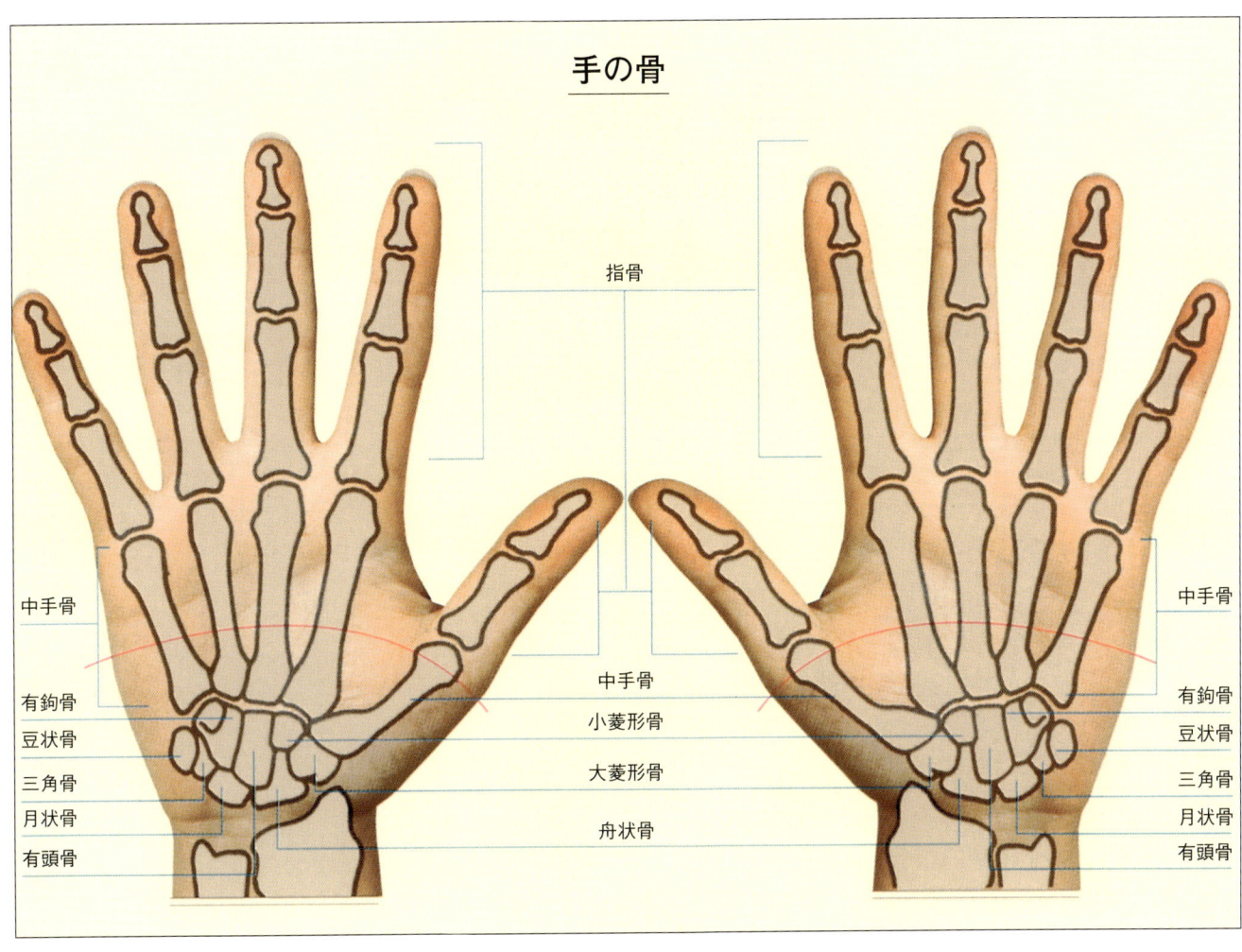

手の骨

爪の疾患　爪の変形や変色は傷害や病気が原因で起こります。手の乾癬（原因不明の皮膚の慢性病）の場合、爪は厚くなり、凹凸が現れ、下の皮膚からはがれてきます。爪甲周囲炎は、細菌あるいは酵母菌（真菌の一種）によって起こる爪の周囲の皮膚感染症です。特に長時間水を使う仕事をする人に多く起こります。爪が膨れ、赤くなり、痛みます。甘皮が爪から膨れ上がって反りかえり、押すと膿が出てきます。爪自身が真菌に冒され、厚く堅くなり変色する場合もあります。

　鉄欠乏性貧血症で爪がスプーン状になることがあります。肺がんや先天性の心臓の病気で、爪が大きく広くなることがあります。爪の変色はさまざまな病気から起こるものです。貧血のときは爪床が白っぽくなります。ある種の肝臓の病気では、爪床が白くなることがあります。心臓弁膜症では、爪の下に小さくて黒い、細いかけらのような部分が現れることがあります。誤って爪を強く打つと、一つあるいは複数の小さな白い点が爪に現れます。

ガングリオン（結節腫）　手首や足の上部などの皮膚下にできる腫れ物です。関節被囊や腱に寒天状のものが集まって、皮膚表面に腫れを伴いながら少しずつ大きくなります。大きさはさまざまですが、豆粒より大きくなることはあまりありません。柔らかいか、非常に堅いかのいずれかで、痛みは通常ありません。ほんのわずかですが、不快感を伴うことがあります。目立たず、不快感を感じないならば、往々にして自然に消えていくことが多いです。

骨関節炎　骨関節炎の原因ははっきりしていませんが、指の関節を含め、各部の関節に起こり得ます。骨が接触すると、骨の平滑な表面が擦り減り凹凸ができます。つまり軟骨は役目を果たせなくなるので、軟骨下の骨が影響を受けることになり、太くなったり変形します。痛みを伴い、指の動きも不自由になります。年月が経つにつれて、傷んだ関節に腫れやこわばりが見られるようになります。

レイノー病　手の指、たまに足の指に現れる循環障害です。原因はわかっていません。指に必要不可欠な血液を供給している細い動脈が、冷たさに対し極度に敏感になります。その結果、動脈が突然縮んでさらに細くなり、患部への血液の流れが減少します。酸素を含んだ血液が患部へ流れて来なくなり、指の色が薄くなり、時には蒼白となります。

腱鞘炎　これはばね指とも呼ばれています。親指と4本の指の腱を鞘で包み、腱がなめらかに動くのを助ける膜（滑膜）が炎症を起こして厚くなった状態です。しばらく安静にしていると治る場合もありますが、腱の通りが狭く、きつくなったため、腱の動きは不自由になり、腱鞘炎にかかった指を伸ばすのが難しくなる場合もあります。傷んだ腱の上あたりは痛みがあり、やわらかくなります。また、腱鞘炎になった指や親指は痛みが消えず、動かすたびにカツンカツンと音がします。

手の手入れ

　リフレクソロジー・トリートメントを始める前に、患者の手や爪を診察することは大切です。多くの場合、患者の健康全般を知ることができます。

　一方、リフレクソロジストにとって大切なことは、自分自身の手や指を手入れすることです。仕事の大事な道具であることを忘れないでください。手を洗った後は念入りに拭き、食器を洗ったり、掃除をする時は保護手袋をしてください。また、これは大切なことですが、手を洗った後と寝る前には必ず上質なハンドクリームをつけるようにしてください。こうすればやわらかくしなやかな手でいられます。これらの簡単な注意を守れば、あなた方の手はいつまでも健康でしっかりとしています。

　最後になりますが、リフレクソロジーの仕事をするとき非常に大切なことは、正しい圧力のかけ方やマッサージを身につけることです。指や親指を常に使う人は、腱鞘炎、あるいは変形性関節炎を起こしやすくなります。特に、関節や靭帯に負担をかけるやり方で指を使う人は注意しなければなりません。爪は短く切り、清潔に保つよう心がけてください。トリートメントの最中に爪が患者にしょっちゅうひっかかるようでは、患者はあなたのトリートメントをありがたく思わないでしょう。またあなたの爪が汚れているのを見たら、気分を害するでしょう。

圧点技法

　患者にトリートメントを行う前に、自信をもってトリートメントができるよう、必要な技術をマスターしておくことは言うまでもありません。最初は自分の手や、手が届く限り、自分の足で練習を積み重ねることが大切です。第2部で説明する治療法同様、リフレクソロジー・トリートメント全体でマスターしなければならない基本手技は、次にあげる5種類です。サム・ウォーキング（thumb-walking／親指歩行）、フィンガー・ウォーキング（finger-walking／指歩行）、ピボッティング（pivoting／旋回）、スライディング（sliding／すべらす）、そしてピンチング（pinching／つまむ）です。足と手の両方に同じ手技が用いられます。

　一般に、いずれの手技においても、かける圧力の量は、トリートメントを受ける患者に応じて調整しなければなりません。弱い高齢者や子供の患者より、頑強な若者の患者の方が力の入れ方は強くなります。足背や脇部分、あるいは手背に静脈が目立つ患者の場合は、力の入れ方を非常に弱くします。なぜなら血腫（打撲傷）は、打撲や病気などの理由で損傷した血管から漏れて皮下に累積する血液のことですが、これを引き起こさないようにするためです。

　それぞれの手技は、治療する特定の反射区に合わせて調整を行ってください。サム・ウォーキングは、ごく微小な反射点を除いて、手足の大部分の反射区に用いることができます。その名前の通り、親指はまさしく皮膚の表面をそっと、そして少しずつ移動します。フィンガー・ウォーキングはサム・ウォーキングに似ていますが、親指以外の指を1本、あるいは複数使います。ピボッティングは小さい反射点に、たとえば親指の中心にある下垂体の反射区などに使われます。親指の先を反射点上でゆっくりと旋回します。

　スライディングおよびピンチングは、他の3手技ほど頻繁に使われることはありませんが、それでも特定の疾病に大変効果があります。たとえばスライディングは、クリスタル・デポジットを砕くときに役に立ちます。名前の通りスライディングは、治療を必要とする所にやさしく親指で圧力をかけながら、親指を接触させたまま移動させます。スライディングはかなり力の入る手技なので、一般に足底や手掌などに使われます。手背や足背は、足底や手掌より繊細なため、この種の力の入れ方は患者に痛みを与えるおそれがあります。ピンチングは、リンパドレナージのためだけに手足に行われる手技です。

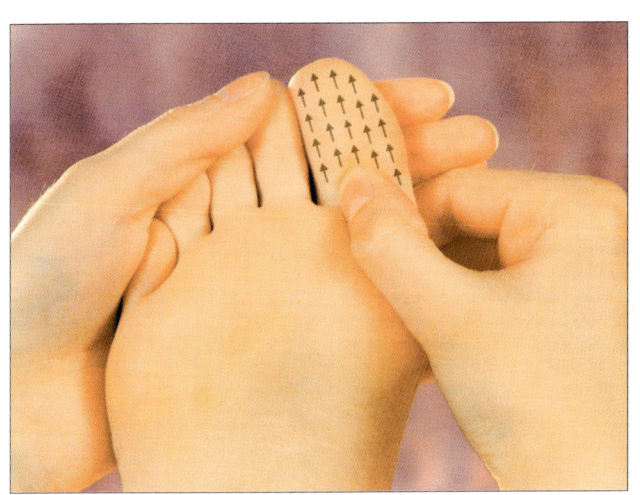

サム・ウォーキング（親指歩行）　親指を第1関節で曲げ、足に接触している親指に力をこめて、治療する反射区をくまなく、そして少しずつ移動させます。写真は頭の後ろ側の治療です。親指は常に曲げた状態で行います。関節障害を起こすおそれがありますから、前進しながらひんぱんに親指を屈伸させてはいけません。親指を足に置くとき、爪に向かって皮膚が盛り上がるようにしてください。こうすれば親指の爪が足に食い込んだりしません。

自分の手でサム・ウォーキングを練習してください（写真上段右）。親指を曲げて自分の手掌に置いてください。そのとき皮膚が爪に向かって盛り上がるように親指に力を集中してください。力を加える前に、トリートメントを受ける手の背側を他の4本の指で支えるようにしてください。圧力をかけるのは親指だけで、手背にある指に力を入れてはいけません。4本の指は圧力に対し盾の役をしているにすぎません。親指を手に押し付けた後、圧を解くために手を引き戻しますが、そのとき親指を患者の手から離してはいけません。それから小さく1歩前方へ進み、力を入れ、力を抜きます。これを繰り返しながら、手掌を上方へと進んで行きます。

サム・ウォーキングの最初の練習では、手が大変疲れると感じるかもしれません。練習を続けると筋肉が鍛えられますから、徐々に疲労もそれほど感じなくなるでしょう。

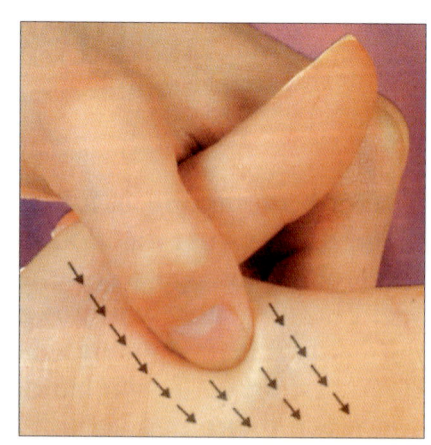

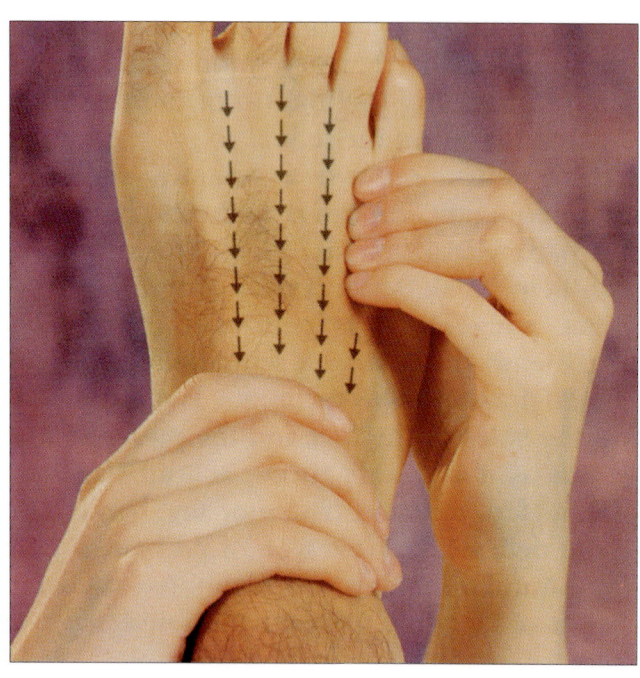

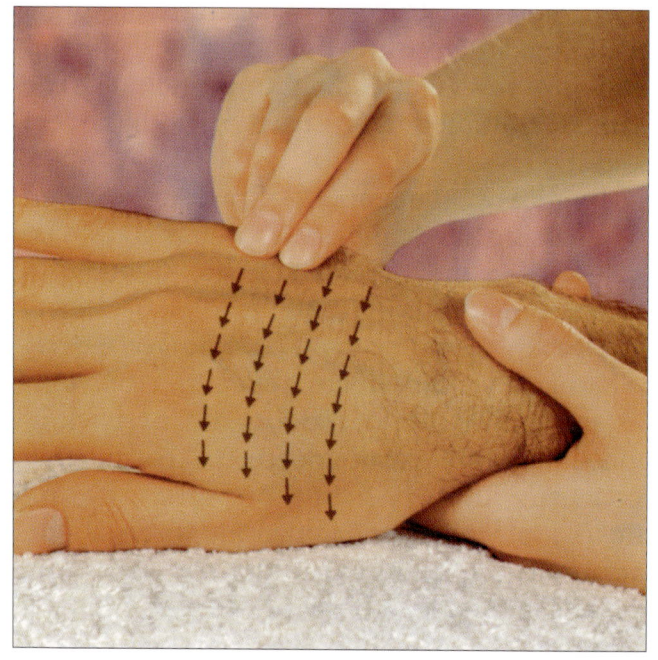

フィンガー・ウォーキング（指歩行） これは主として、足背および脇の部分（写真中段左）ならびに手背に用いられます。どの反射区を施術するかによって、使う指の本数が決まります。たとえばリンパ系をトリートメントするときは、トリートメントを行う手の4本の指を曲げて、その先端を背側の小指に近い所に置きます。トリートメントを行う手の親指は、足を支えるために足底に添えられます。

やさしく押しては力を抜きます。これを繰り返しながら、足背を下方へと4本の指が揃って移動します。2本指歩行は（写真中段右）、手背の区帯治療にたびたび使われます。支える方の手を患者の手首に回してください。人差し指と中指を患者の手の脇の部分に置いてください。治療している方の手の親指は、支えとして患者の手掌に置きます。小指の付け根にある股の部分からスタートして、中手骨を横切って手背を進み、親指と人差し指との間の股の部分へ到着します。自分の手でこのフィンガー・ウォーキングを練習してください。

ピボッティング（旋回） 親指および指の位置は、サム・ウォーキングと同じです（写真下段右）。サム・ウォーキング同様、皮膚が一部爪に重なるように、親指を使うようにしてください。反射点を圧迫し、それからゆっくりとやさしく、そこで指を旋回してください。足から親指を離してはいけません。

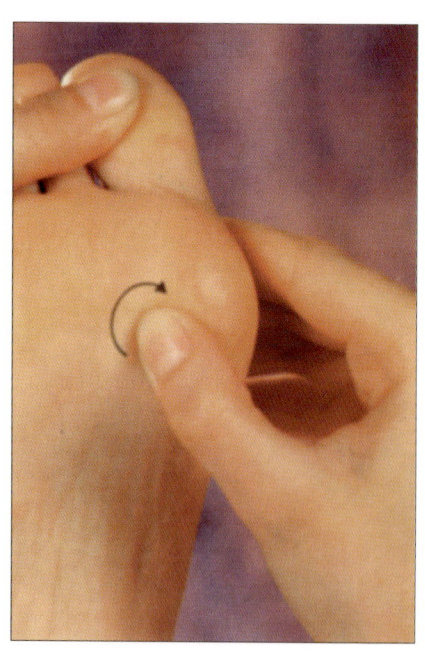

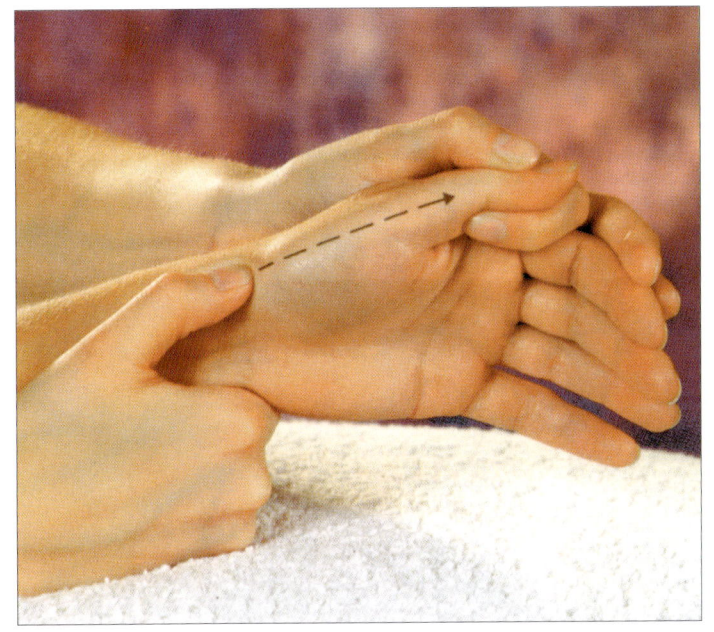

スライディング（すべらす） 親指および指の位置は、サム・ウォーキングと同じです。トリートメントしている手の親指を足や手にやさしく押しつけ、そして圧迫したまま親指を1.25cmやさしく滑らせます。次の1.25cmのスライディングを始める前に少し親指を戻します。トリートメントしている反射区をカバーし終えるまで、このような仕方でスライディングを続けます。たとえば、手の脊柱の反射区をトリートメントするには、最初、サム・ウォーキングで手の内側を手首の所まで下行します。それから手を交替し、指で患者の手背を支え、患者の親指を保持します。トリートメントしている親指を1.25cm滑らせ、親指をやや手前に引き、さらに1.25cm滑らせる、ということを繰り返しながら反射区を上行して行きます。親指の爪の根元に届くまでこの動作を続けます。

マッサージ技法

　緊張していたり、あるいはストレスのたまっている患者をリラックスさせるために、トリートメントの前に、足または手へのマッサージを行います。またトリートメント終了後にも、エネルギーを刺激するために締めくくりのマッサージを行ないます。リンギング（ねじり）、ニーディング（揉み）、ストレッチング（引き伸ばし）、フィンガー・サークリング（指旋回）、ストローキング（叩き）という5種類の基本手技があります。これらの手技は、この順番で行うと最も効果を上げることができます。

　リンギングは、筋肉を伸ばすことで足や手を広げ動きを円滑にします。次はニーディングで、患者をリラックスさせ、身体のエネルギーを刺激します。

　ストレッチングは文字通り、筋肉をいっぱいに伸ばすことで、骨の動きをより自由にします。この手技を足に受けると、全身が上空へ引き上げられるように感じます。一日中きつい靴で締めつけられていた足や、しっかり働いて緊張の高まった手を十分に引き伸ばします。

　足と手のどちらかに行われるフィンガー・サークリングは、患者を大変リラックスさせます。患者が極度に緊張している場合、トリートメントを始める前に、トリートメントを受ける足あるいは手にこのフィンガー・サークリングを行ってください。

　ストローキングも非常に癒し効果があり緊張を和らげます。

　これらの手技は足と手の両方に用いることができます。圧点技法と同じく、トリートメントする患者に合わせて圧力を調節します。十分なめらかで乾いている手でマッサージするために、マッサージを始める前に、タルカム・パウダーを少量使うのもよいでしょう。そうすれば患者の足や手をもっとスムーズにマッサージすることができます。

　何度も申し上げますが、他の人をマッサージする前に、自分の体で練習を積み重ねることが大切です。

リンギング　足背の指近くから始めます（写真上段左）。両手で足の脇の部分を包むようにします。親指は足底に、指は足背に来るようにします。手を足首の方へと下降させながら、絞るような仕草で前後にやさしく手を動かしてください（写真上段右）。手が足を広げるように働きますので、きつい靴をはいている人にとって大変効果的です。手をマッサージするときも、足のときと同じように手を構えて同じ動きをします。両手を使わなければなりませんから、リンギングを自分の手で練習することはできません。足に手がたやすく届く場合には、足でリンギングの練習をすることができます。

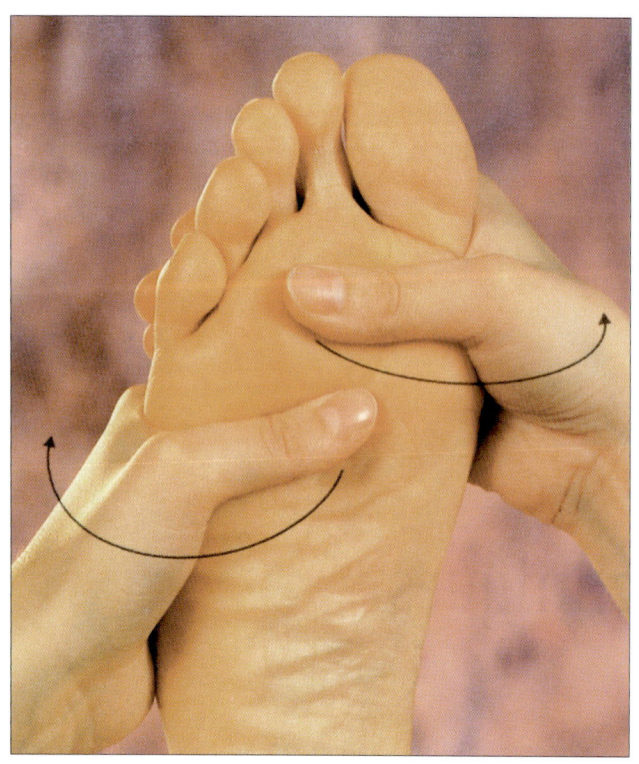
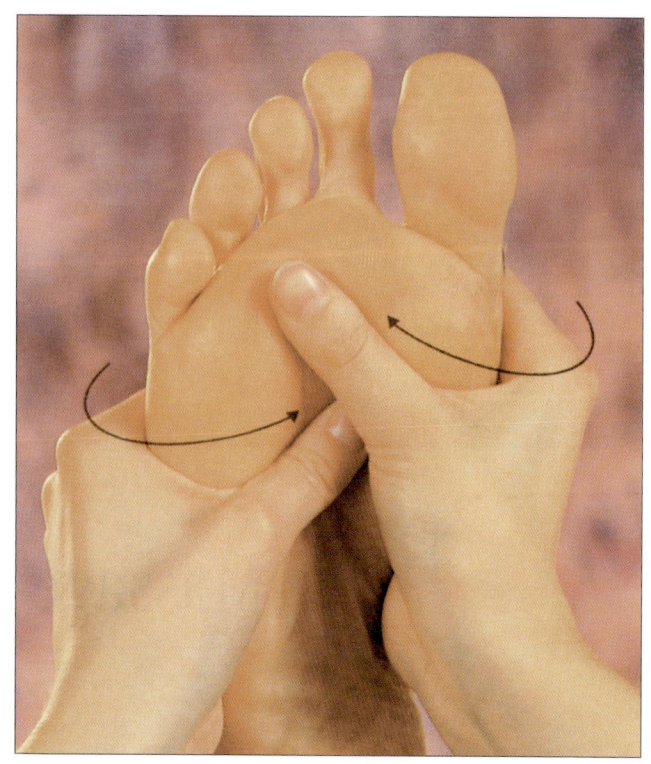

ニーディング　足背に片方の手を置き、もう片方の手を固く握りげんこつにして足底に当てます。両手に力をこめて、こねるように円を描きながら手を動かします。

　手をニーディングするときは、患者の手背に片方の手を置き、もう片方の手を固く握りげんこつにして手掌に当てます。手全体に圧力をかけながら両手でこねるように円を描きます。

　ニーディングもまた自分の手で練習することはできません。足に手がたやすく届く場合には、足でニーディングの練習をすることはできます。

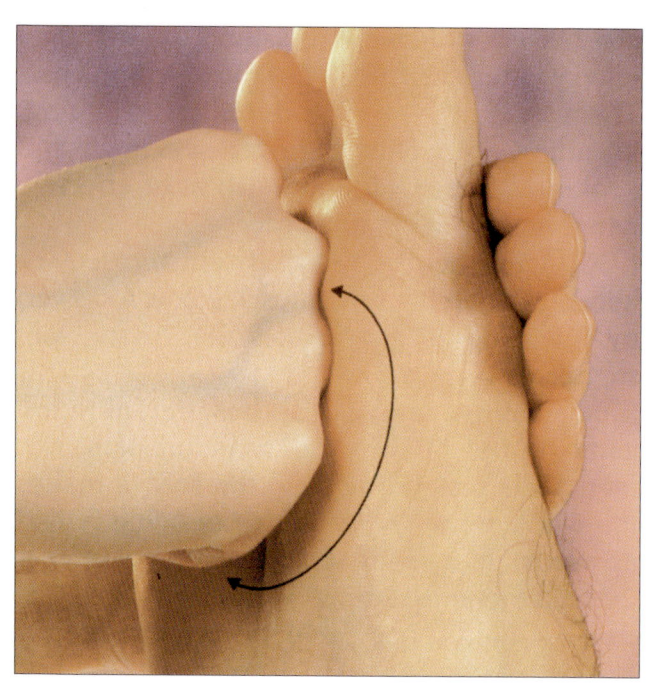

ストレッチング 足に置く手の位置は（写真上段左）リンギングと同じです。足首の近くから始め、指に向かって手を上行させます。数回繰り返してください。同じことを手にも行ってください（写真上段右）。手首から始め指に向かって手を上行させます。数回繰り返してください。このマッサージの効果は足や手をいっぱいに伸ばすことです。

1日の間に、身体は地球の引力により約2cm縮みます。車を運転する人で、朝バックミラーを合わせたのに、夕方に再度調節しなければならない人は少なくないと思います。

自分の手でストレッチングの練習をするのは不可能ですから、足に手がたやすく届く人は自分の足を使って練習してください。

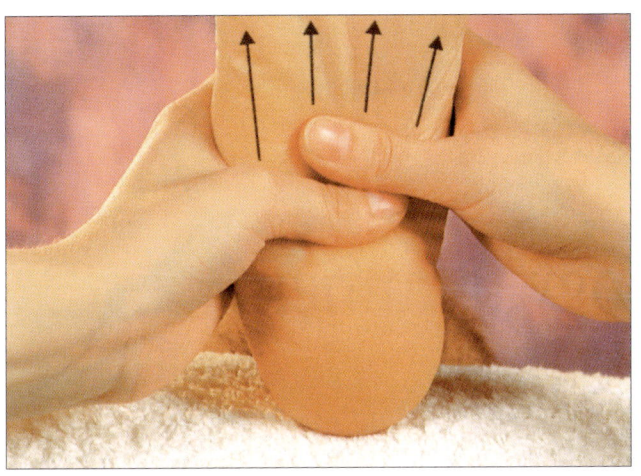

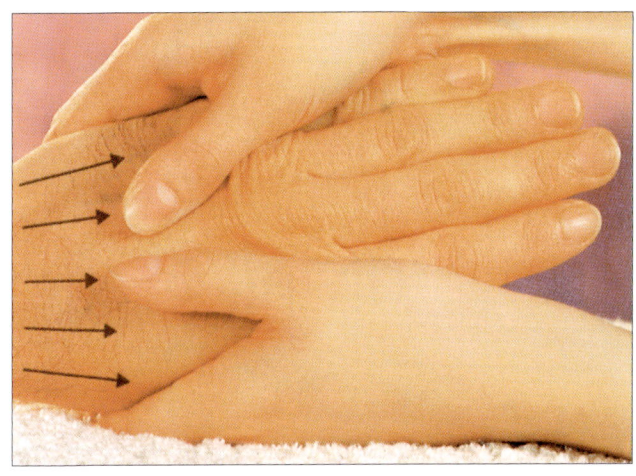

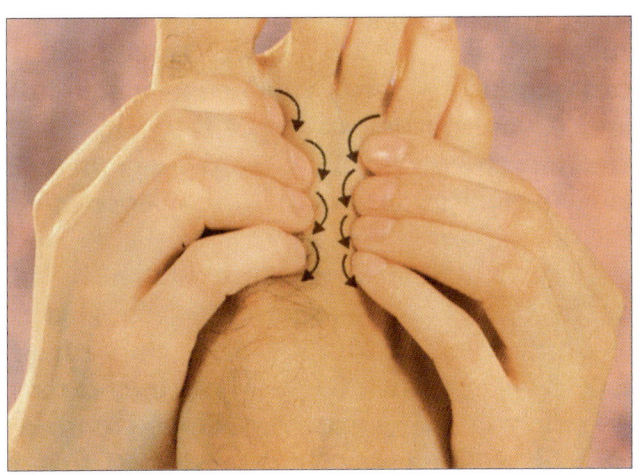

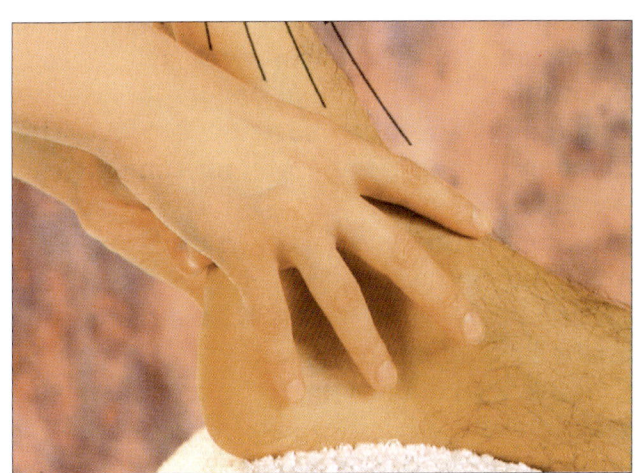

フィンガー・サークリング 足にトリートメントを行うときは（写真下段左）両手の指を患者の足背に置いて、親指は足を保持するため足底に置きます。足背、脇部分、足首の骨の上に小さな円を描くように指を動かします。

患者の手にこのマッサージをするときは手背の指の付け根から始めます。手首の方に指で円を描きながら進み、また手首の周りも円を描くようにマッサージします。

ストローキング 足に対しては足首から始めます（写真下段右）。両手の指で足背や脇部分をやさしく叩きながら、指に向かって上行します。必要と思われるだけゆっくりと時間をかけて行ってください。

手に対しては手首から始め、手背や脇部分をやさしく叩きながら指に向かって行きます。必要と思われるだけ手にもゆっくりと時間をかけて行ってください。

リフレクソロジー・トリートメントの実施

　理想としては、リフレクソロジー・トリートメントには、落ち着いた、気持ちのよい環境が必要です。ふさわしいのは、心が和み、くつろぐことのできる場所です。トリートメント（手当て）を施す側、受ける側双方にとってよい環境はとても大切です。1回の治療にかける時間は大体1時間です。子供の場合は足も小さいので、時間は短くなります。トリートメントと次のトリートメントの間は、少なくとも3日の間隔を取ってください。ほとんどの人は週1回トリートメントを受けます。このぐらい間隔があれば、リフレクソロジーにより分解が促進された毒素を排出し、エネルギーの新しいレベルに身体が適応する時間を確保することができます。

　トリートメント初回では、患者はトリートメントについての知識があまりなく、不安な気持ちでいることがあります。ですから、トリートメントを始める前に、どのようなトリートメントを行おうとしているのか、患者に説明してあげるとよいでしょう。「指で圧迫されて痛みを感じたらおっしゃってください」と患者に告げるようにしてください。なぜなら、痛みは、痛みを感じた反射区の関連部位にエネルギーが滞っているという重要なサインだからです。また副作用として次のようなことが起こることもありますから、あらかじめ説明するようにしてください。疲労を感じる、汗をかく、おそらく排尿回数も増加します。時にはトリートメントを受ける前より、回復期に入る前の一時ですが、状態が悪くなることもあります。このようなことを患者にきちんと説明しておかないと、不安にかられてしまいます。

　患者の病歴については必ず尋ね、頭に入れておくべきです。現在の問題の解決に役立つでしょう。あなたの患者となった人が薬物治療を受けている場合、薬を止めるよう絶対に言ってはいけません。ある種の薬は大変な禁断症状をもたらします。知らずに患者を危ない目にあわせてしまうかもしれません。患者の薬物治療を止められるのは医者、それも、誰がその薬を処方したのかわかりませんが、その医者だけなのです。

　患者が痛みを訴えたり、他の症状を説明する場合、そのことで医者に相談したことがあるかどうか患者に尋ねてください。まだなら、医者に相談するようアドバイスしてください。リフレクソロジストは医療診断をすることは許されていません。患者がある病気にかかっているとわかったとしても、口に出して言うことは許されていないのです。リフレクソロジストは、病気をエネルギー分配の異常として説明することのみ許されています。

　必要な情報はトリートメントを始める前に得るようにしてください。それから患者をベッドに横にします。患者の足が、トリートメントを施すのにちょうどよい高さになるようにします。ティッシュの箱を使いやすい場所に置いてください。長期の旅行帰り、あるいは仕事帰りの患者の場合、足を洗う方がよい場合があります。

　足浴を患者に頼むことをためらう必要はありません。私の経験では、患者はとても喜んで応じてくれます。

　実際にトリートメントを始める前に、足、および または手を視診することは重要です。視診で大切な情報が得られます。骨格の構造から始めてください。骨格構造に変化があれば、反射ゾーン内のエネルギーの流れにも異常が起きていることがわかります。結果として身体の関連部位に異常が見られます。たとえば親指滑液嚢腫を起こした足

なら、頸椎や甲状腺の反射区に異常が見られます。

　肌の色や状態を見てください。足の腫れ（むくみ）は、身体の関連部位にうっ血が起きていると考えられます。腫れが足首なら、腎臓、心臓あるいは循環系の異常が考えられます。心臓あるいは循環系疾病のもう1つの兆候は、左の足背の指の付け根あたりに現れる小さな膨らみです。肌の状態にも気をつけてください。

　タコや魚の目は、それらができたゾーンの関連部位に障害があることを現しています。たとえば小指外側にできた魚の目は、肩の損傷を現します。足指の1本ないし複数本の膨らんでいる部分にできた魚の目は、副鼻腔の障害を映しているといえ

るでしょう。これは手足の血液循環がうまくいっていないか、あるいはホルモンのバランス異常のどちらかだと考えられます。足の手入れが不十分で、荒れた、固い皮膚をしている場合は、足治療医できれいにしてもらうように勧めてください。

　最後に足や手の爪の状態を見てください。始めの方で説明しましたが、爪は患者の健康について非常に多くのことを語っています。たとえば爪床がかなり青白いときは、貧血を起こしていると考えられますので、専門医に診てもらうように勧めてください。

　視診を終えたら、いよいよリフレクソロジー・トリートメントを開始することになります。

注　意

　トリートメントを始める前に以下の注意事項をよく読んで、必ず守ってください。

1. リフレクソロジストとして十分な経験を積んでいない場合、次のような異常が現れていたらトリートメントをしてはいけません。骨粗しょう症、足や手の関節炎、血栓や静脈炎などのある種の心臓疾患、糖尿病、妊娠などです。特に流産の経験がある妊婦の場合、16週まではトリートメントを控えましょう。

2. リフレクソロジストとして十分な経験を積んでいない場合、化学療法、ラジウムあるいはホルモン療法を受けているがん患者にトリートメントをしてはいけません。

3. 完全なトリートメントは必ずしも手と足の両方を含むとは限りません。足の状態が悪い場合は、手にトリートメントをしてください。逆に手の状態が悪い場合は、足にトリートメントをしてください。たとえば、トリートメントを施そうとしている患者が水虫にかかっていたり、あるいはいぼで悩んでいる場合、足の状態が改善するまで手に対するトリートメントのみ行います。

4. 最後になりますが、リフレクソロジストとして十分な経験を積んでいない場合、あるいはトリートメントに疑問が生じた場合は、トリートメントを開始する前に、必ず専門医の助言を求めてください。

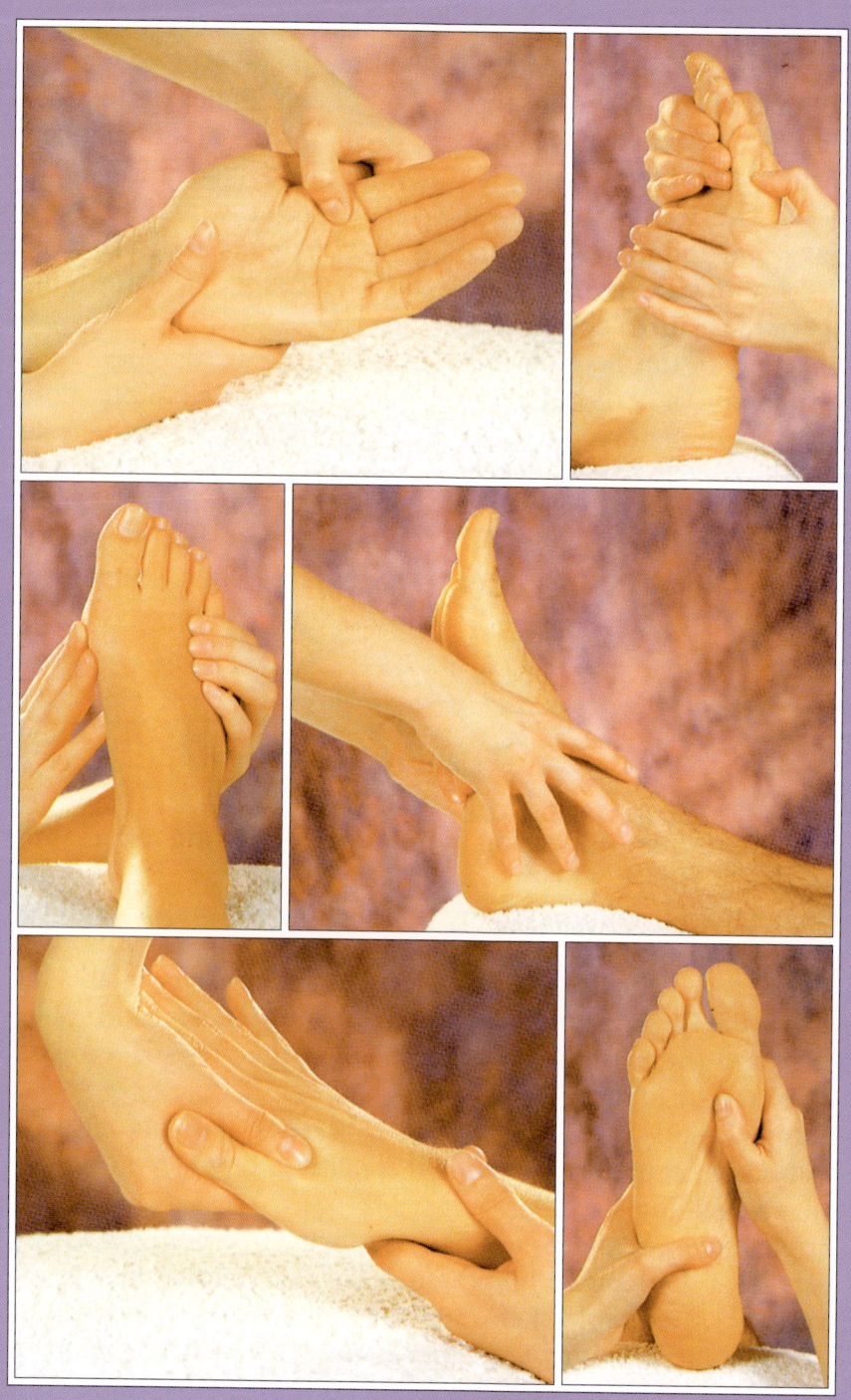

2 段階的トリートメント学習法

　ここでは完全なリフレクソロジー・トリートメントの方法を段階的に学習します。右足のトリートメントを全部済ませてから左足のトリートメントに移る、ということをまず頭に入れておいてください。手に関しても同じです。カラー写真と写真に添えた詳しい説明文で、トリートメントの方法がわかりやすく説明されていると思います。写真の線画は横軸線を示し、反射区や反射点がすぐにわかるようになっています。いろいろな向きから見た足と手の図が、第2部の前半に示されています。トリートメントを始める前にそれらの図を学習してください。縦軸ゾーン、横軸ゾーン、横隔膜をしっかりと覚えてください。正確に反射区の場所を探し当てられるようになります。反射区はピンの頭ほどの小さなものもあります。最初は探すのが大変ですが、練習を積んで行けば、そのような小さな点でも探り当てることができるようになります。

　身体の解剖学的構造および生理機能ならびに関連反射区についての解説があります。よく学習してください。近い将来全身にトリートメントを行うのですから、さまざまな器官系、それらが個々にまた互いに関連してどのように機能しているのか、また関連する多種多様な疾病についても知識が必要です。リフレクソロジー・トリートメントを受けたいと思う患者は、もっともなことですが、身体器官およびその機能について知識のある治療者を求めています。

　トリートメントを始める前に、どのような治療をするのか患者とよく話し合うことが大切です。全身療法は病気の症状を治療するのではなく、原因を治療するのです。原因を見つけるために、患者が積極的に会話するようリフレクソロジストは努めます。でも気をつけて欲しいことがあります。心に留めておいてください。一つはよき聞き手たれということ、そしてもう一つは、患者のプライバシーを守ることです。

リフレクソロジーは
独特の圧点技法やマッサージ技法を用いて
手や足に投影されたエネルギーの滞りを見つけ解消します。
これにより身体は自然に健康な状態に戻ります。

足の反射区

本ページと次ページ以降の図は、足にある反射区の位置と身体の関連器官を示しています。

反射区は両足の背側、底、内側、外側に見られます。身体の右側にある器官に対応する反射区は右足に現れます。一方左側にある器官に対応する

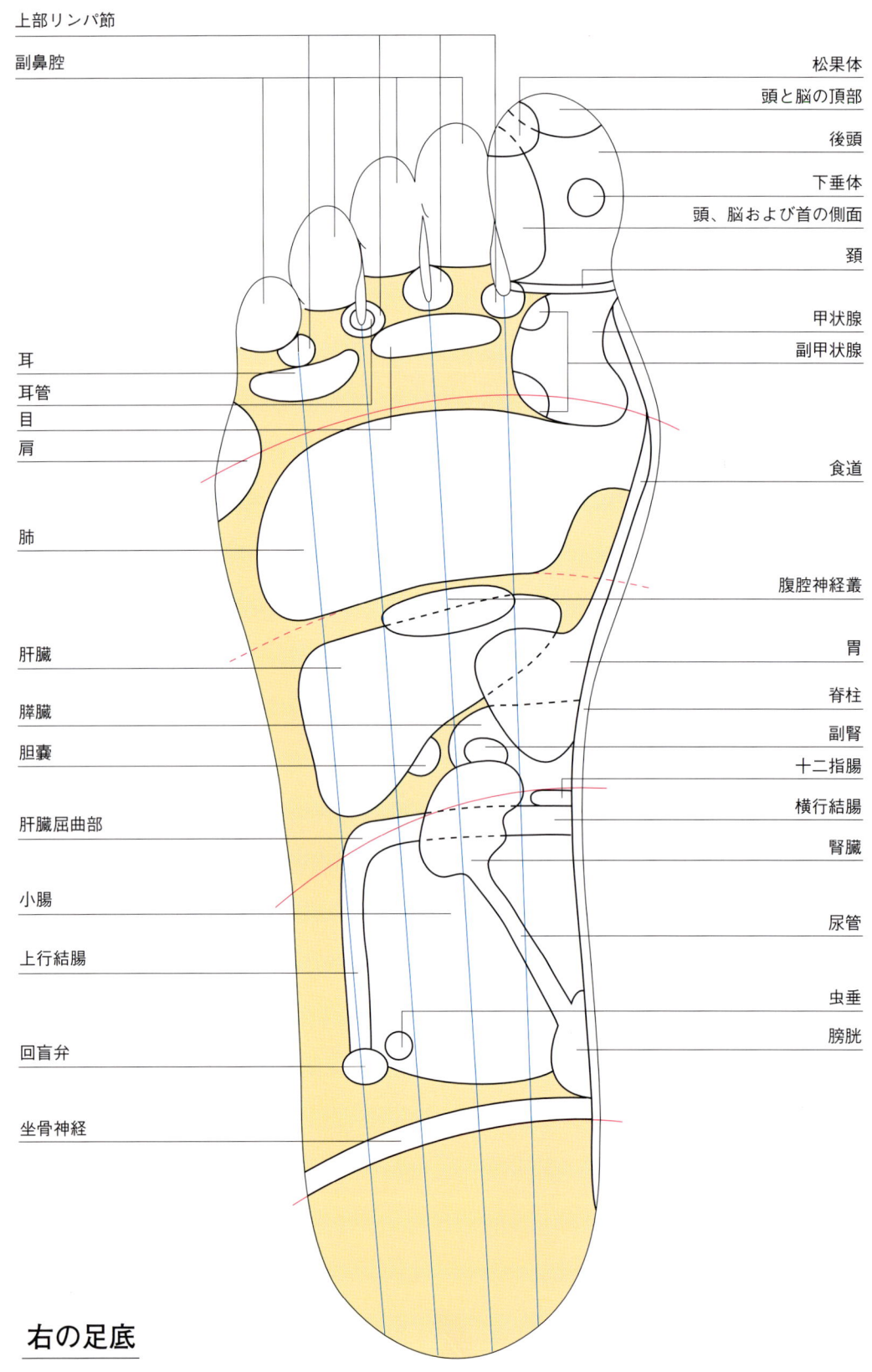

右の足底

反射区は左足に現れます。片方の足にだけに現れる反射区もあります。たとえば肝臓の反射区は右足だけにあり、心臓の反射区は左足だけにあります。器官が両足の反射区に分散している場合もあります。トリートメントを始める前に、反射区を正確に探り当てることができるよう、注意してこれらの図を学習してください。わかりやすいように横軸ゾーン、縦軸ゾーン、横隔膜（点線）を加えてあります。

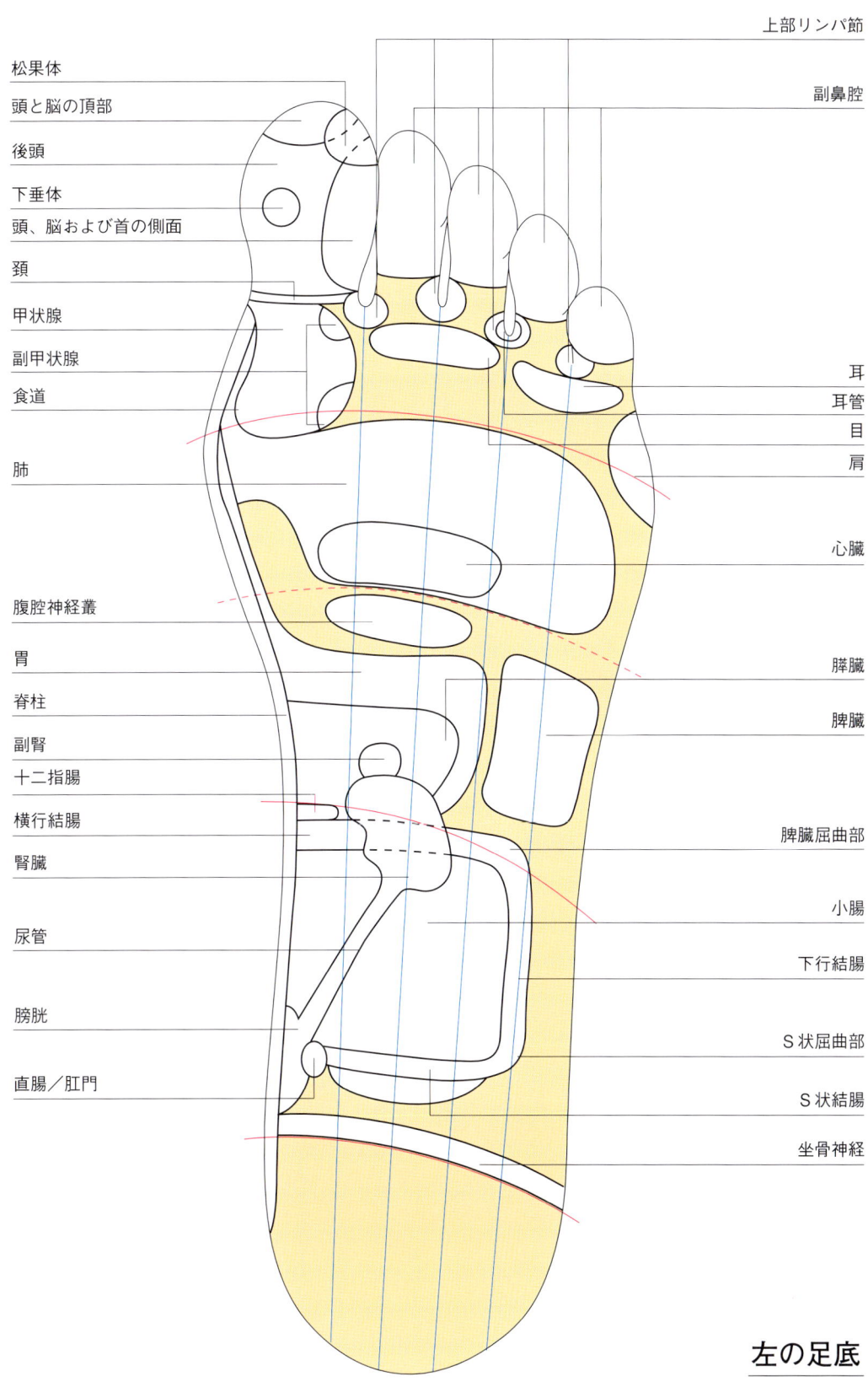

左の足底

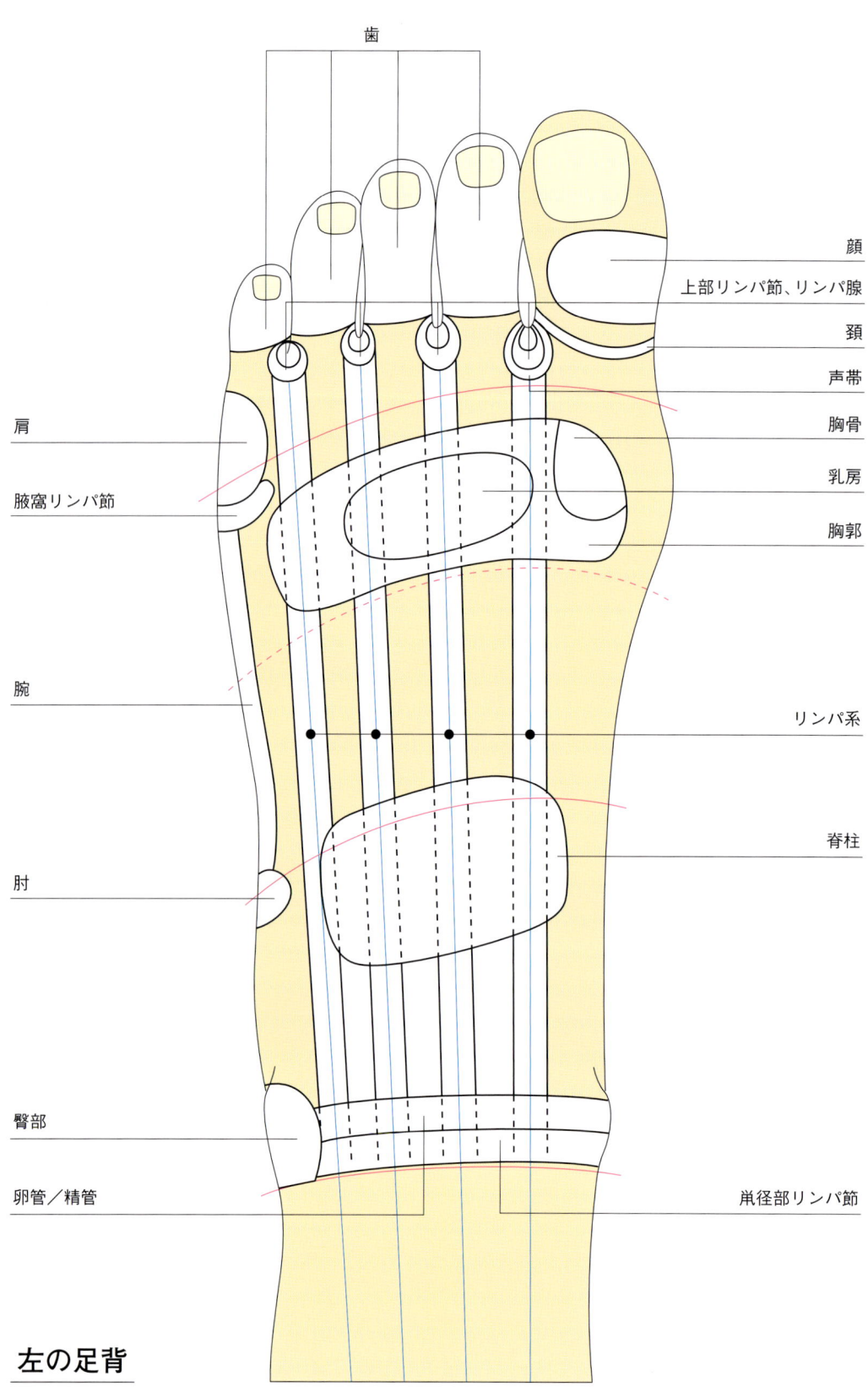

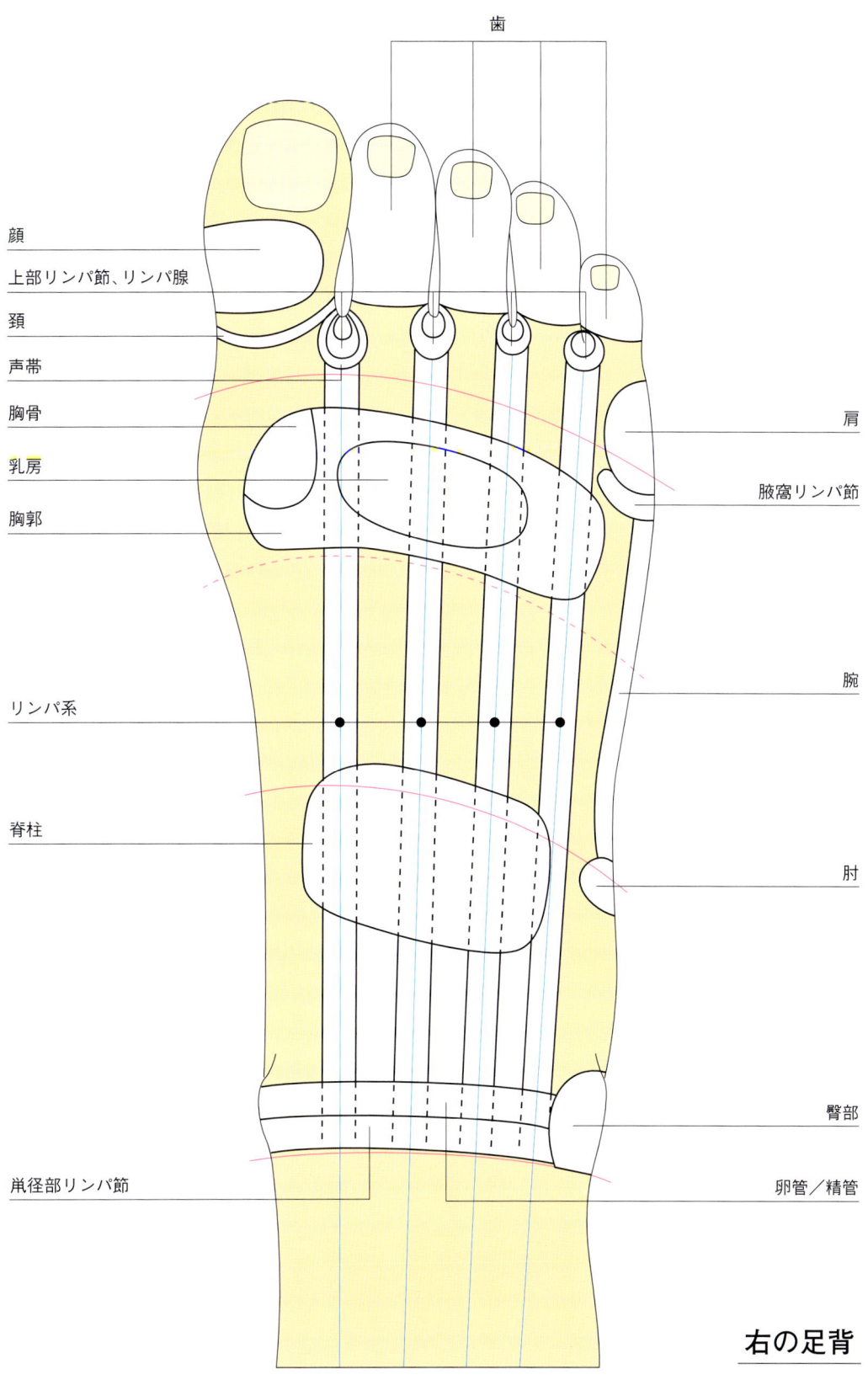

右の足背

右足の内側・外側

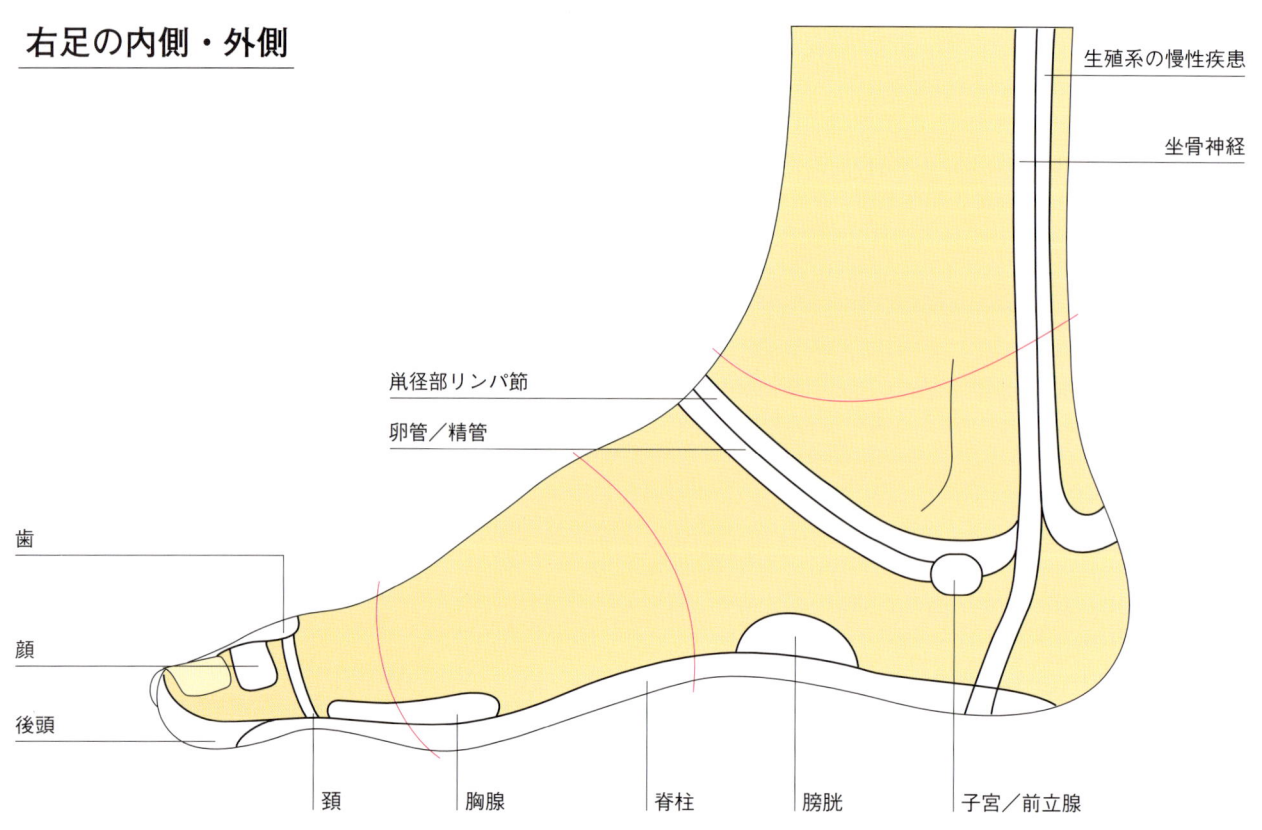

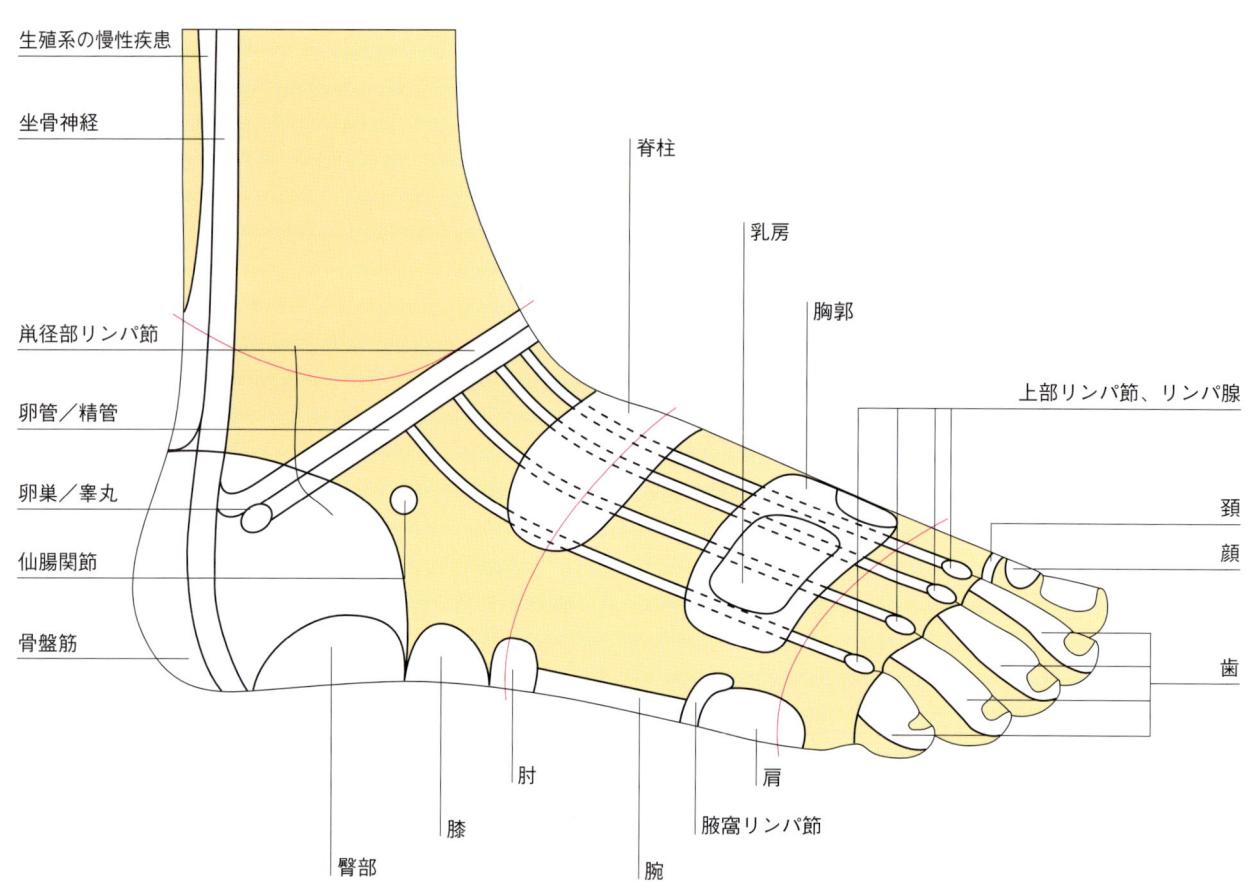

左足の内側・外側

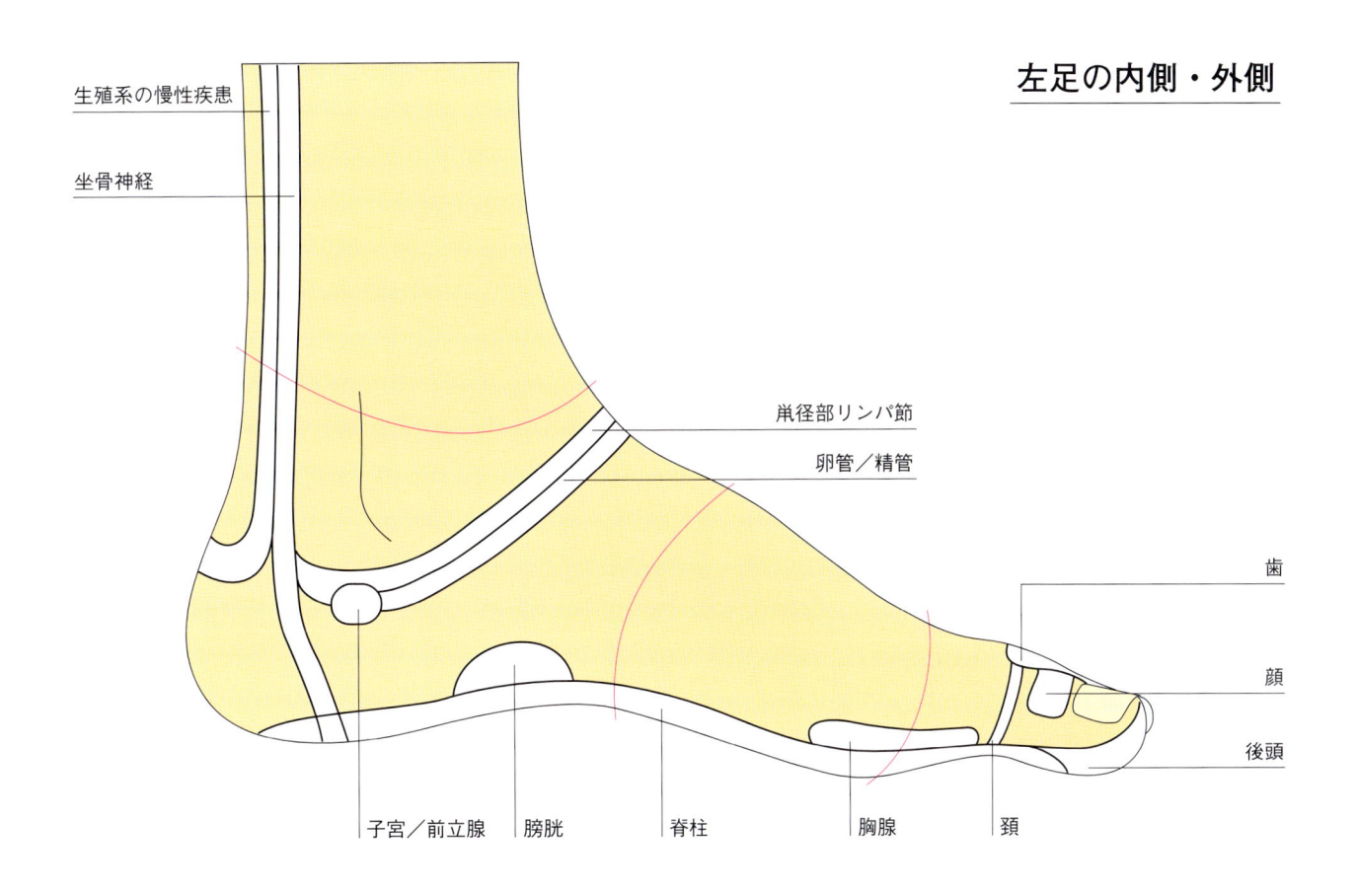

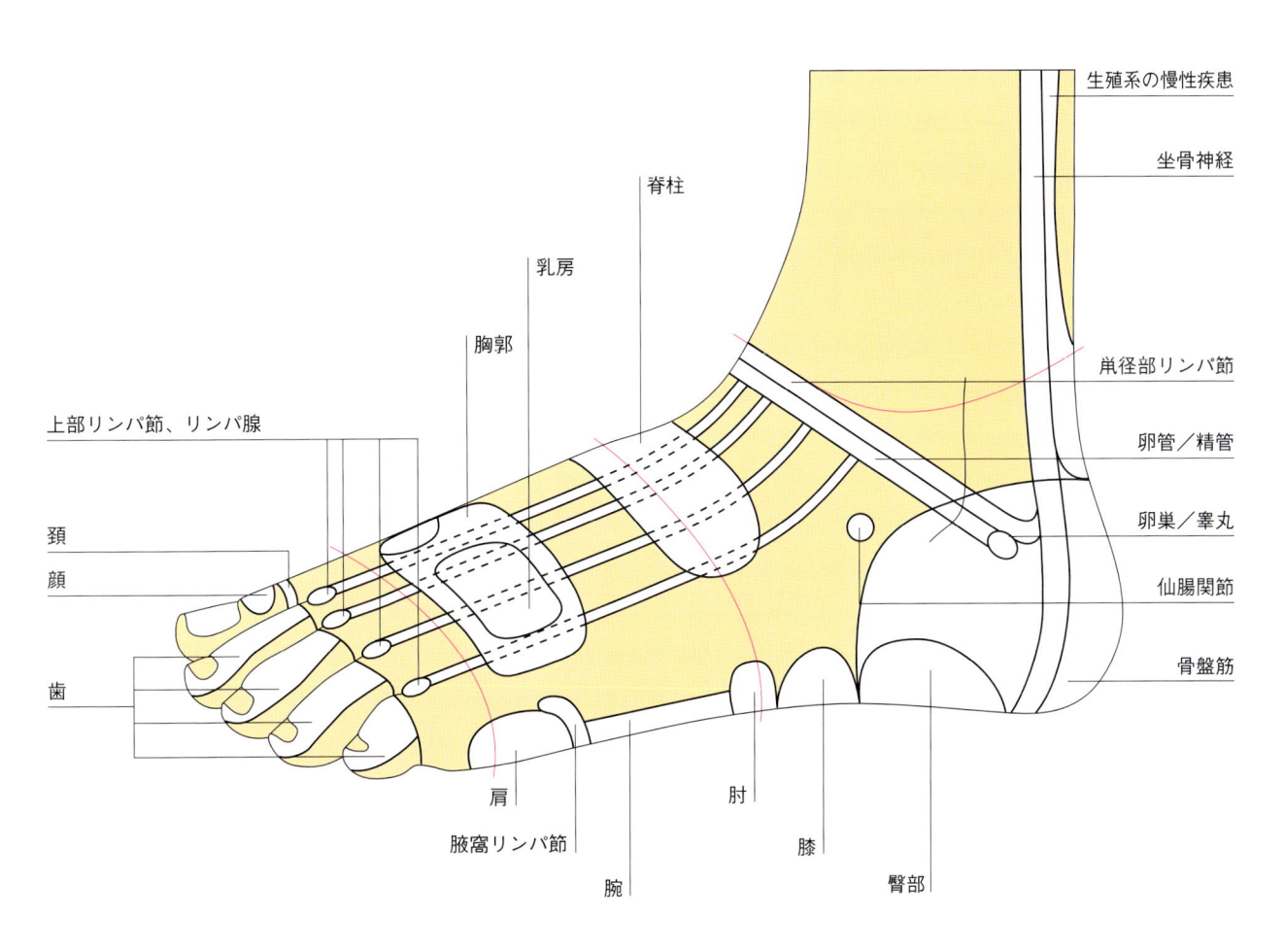

上図（内側）ラベル:
- 生殖系の慢性疾患
- 坐骨神経
- 鼠径部リンパ節
- 卵管／精管
- 歯
- 顔
- 後頭
- 子宮／前立腺
- 膀胱
- 脊柱
- 胸腺
- 頸

下図（外側／甲）ラベル:
- 脊柱
- 乳房
- 胸郭
- 生殖系の慢性疾患
- 坐骨神経
- 鼠径部リンパ節
- 卵管／精管
- 卵巣／睾丸
- 仙腸関節
- 骨盤筋
- 上部リンパ節、リンパ腺
- 頸
- 顔
- 歯
- 肩
- 腋窩リンパ節
- 腕
- 肘
- 膝
- 臀部

足の反射区 35

手の反射区

足と同様、手にも同じような反射区があります。手はトリートメントを行うための面積が小さいので、反射区も小さくなります。反射区は手掌、手背、内側、外側にあります。

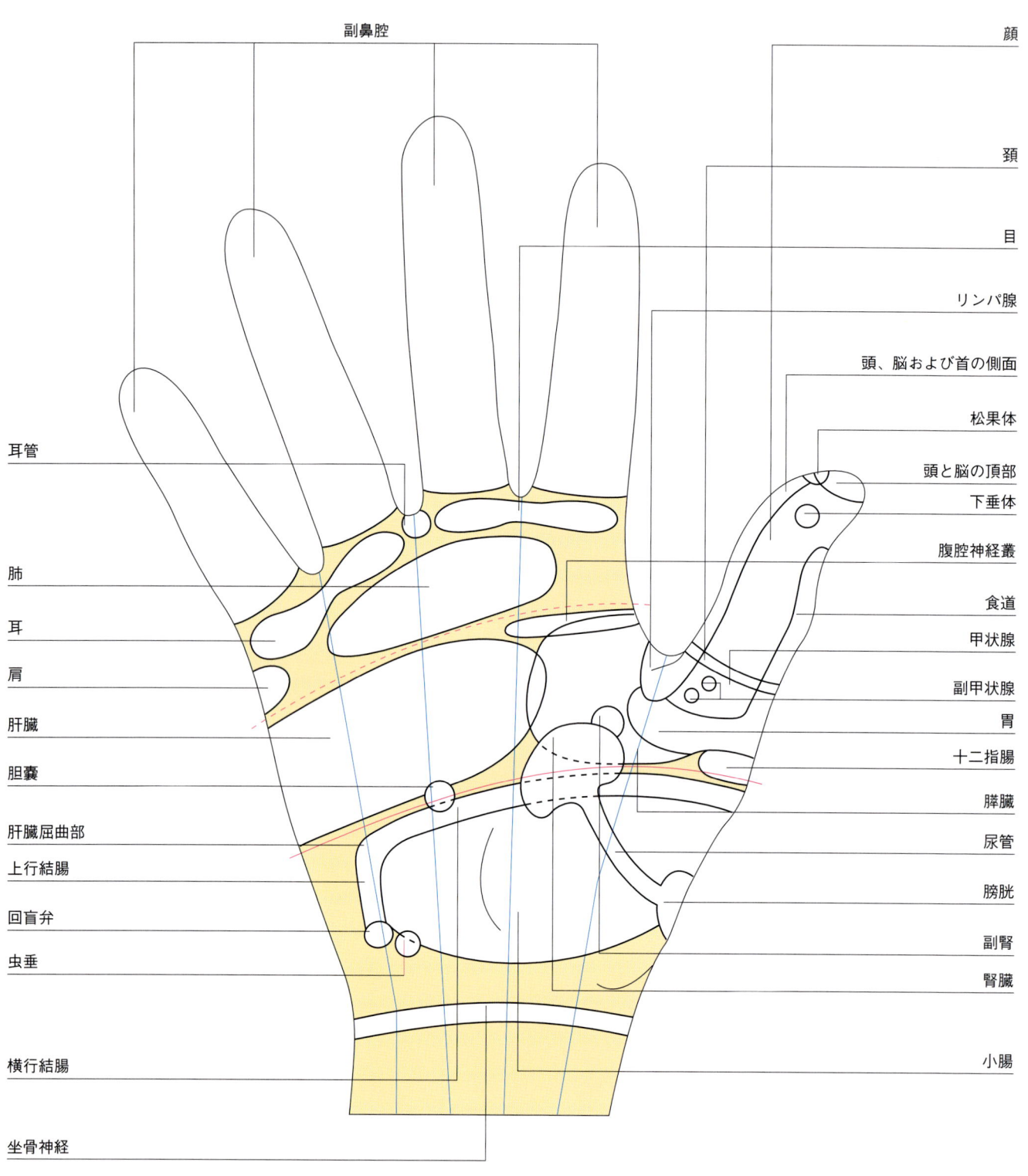

左側ラベル（上から下）:
- 副鼻腔
- 耳管
- 肺
- 耳
- 肩
- 肝臓
- 胆嚢
- 肝臓屈曲部
- 上行結腸
- 回盲弁
- 虫垂
- 横行結腸
- 坐骨神経

右側ラベル（上から下）:
- 顔
- 頚
- 目
- リンパ腺
- 頭、脳および首の側面
- 松果体
- 頭と脳の頂部
- 下垂体
- 腹腔神経叢
- 食道
- 甲状腺
- 副甲状腺
- 胃
- 十二指腸
- 膵臓
- 尿管
- 膀胱
- 副腎
- 腎臓
- 小腸

右の手掌

左の手掌

　足と同様、特定のゾーンにある身体の臓器は、手の同じゾーンに対応する反射区があります。右手は身体の右側にある器官に、左手は身体の左側にある器官に関連があります。たとえば肝臓の反射区は右手だけに、心臓の反射区は左手だけにあります。トリートメントの前にこれらの図をよく学習してください。わかりやすいように横軸ゾーン、縦軸ゾーン、横隔膜（点線）を加えています。

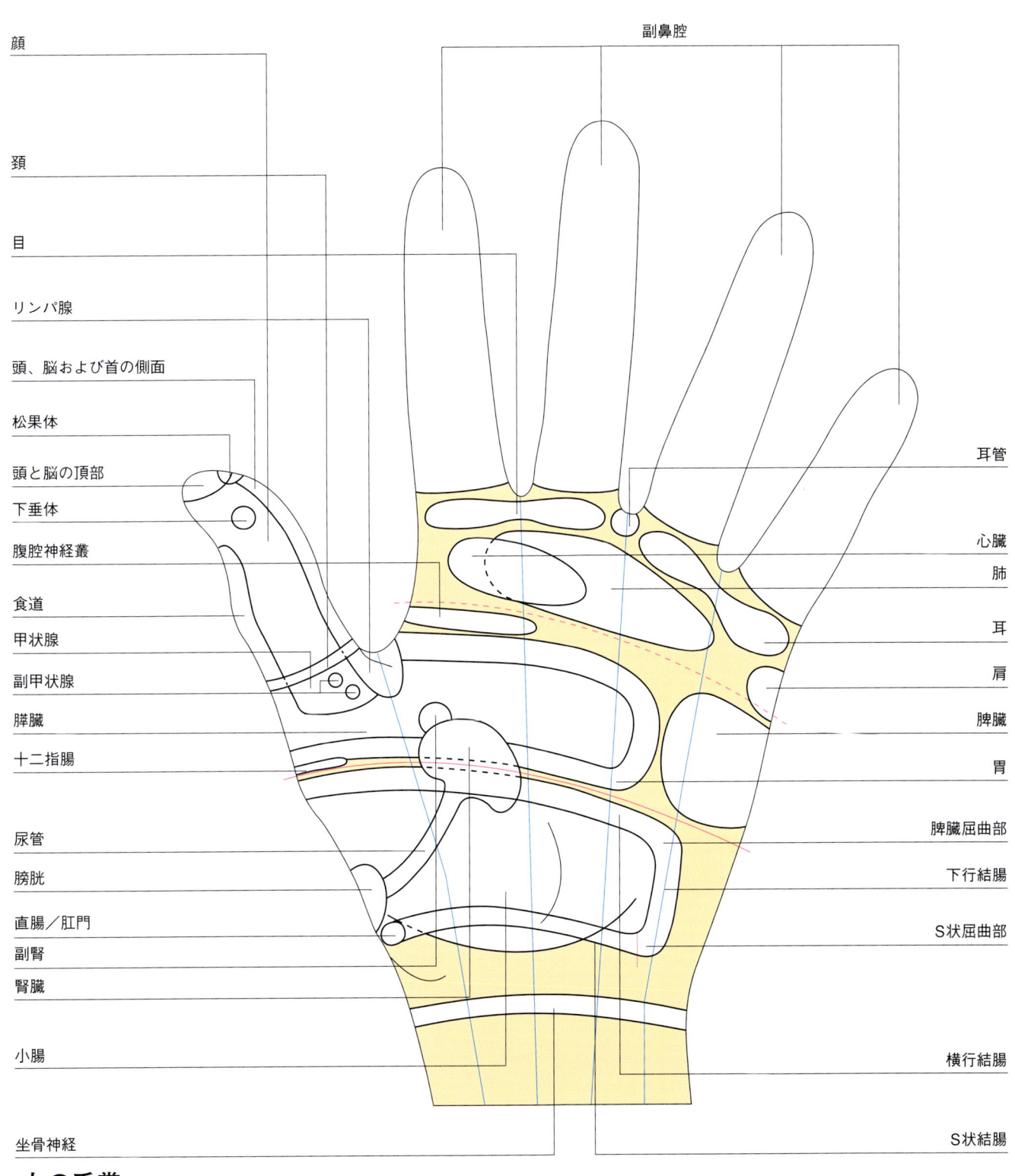

左側ラベル（上から下）:
- 顔
- 頚
- 目
- リンパ腺
- 頭、脳および首の側面
- 松果体
- 頭と脳の頂部
- 下垂体
- 腹腔神経叢
- 食道
- 甲状腺
- 副甲状腺
- 膵臓
- 十二指腸
- 尿管
- 膀胱
- 直腸／肛門
- 副腎
- 腎臓
- 小腸
- 坐骨神経

右側ラベル（上から下）:
- 副鼻腔
- 耳管
- 心臓
- 肺
- 耳
- 肩
- 脾臓
- 胃
- 脾臓屈曲部
- 下行結腸
- S状屈曲部
- 横行結腸
- S状結腸

左の手掌

手の反射区 ◀ 37

左の手背

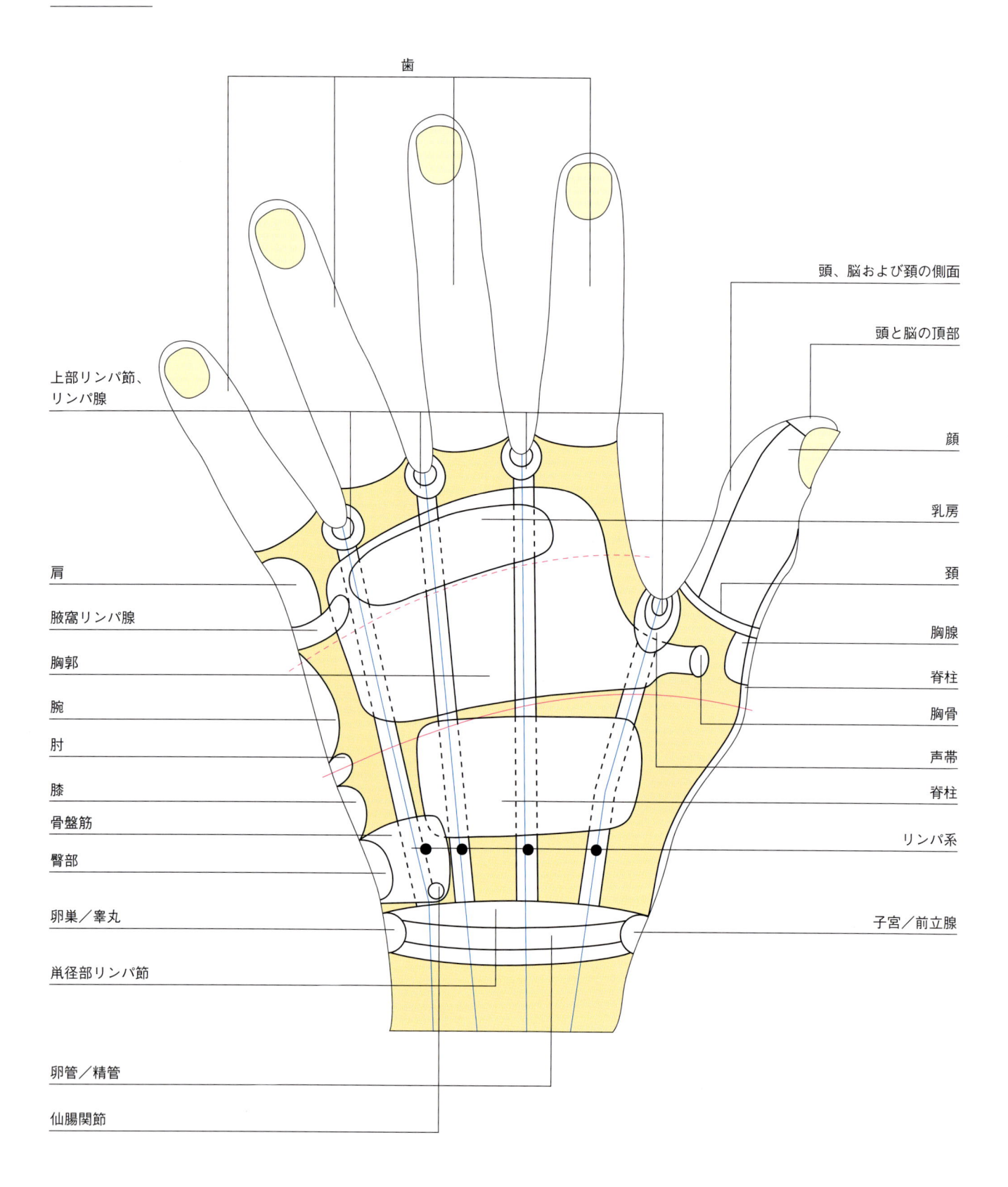

左側ラベル（上から下）:
- 上部リンパ節、リンパ腺
- 肩
- 腋窩リンパ腺
- 胸郭
- 腕
- 肘
- 膝
- 骨盤筋
- 臀部
- 卵巣／睾丸
- 鼠径部リンパ節
- 卵管／精管
- 仙腸関節

上部ラベル:
- 歯

右側ラベル（上から下）:
- 頭、脳および頚の側面
- 頭と脳の頂部
- 顔
- 乳房
- 頚
- 胸腺
- 脊柱
- 胸骨
- 声帯
- 脊柱
- リンパ系
- 子宮／前立腺

右の手背

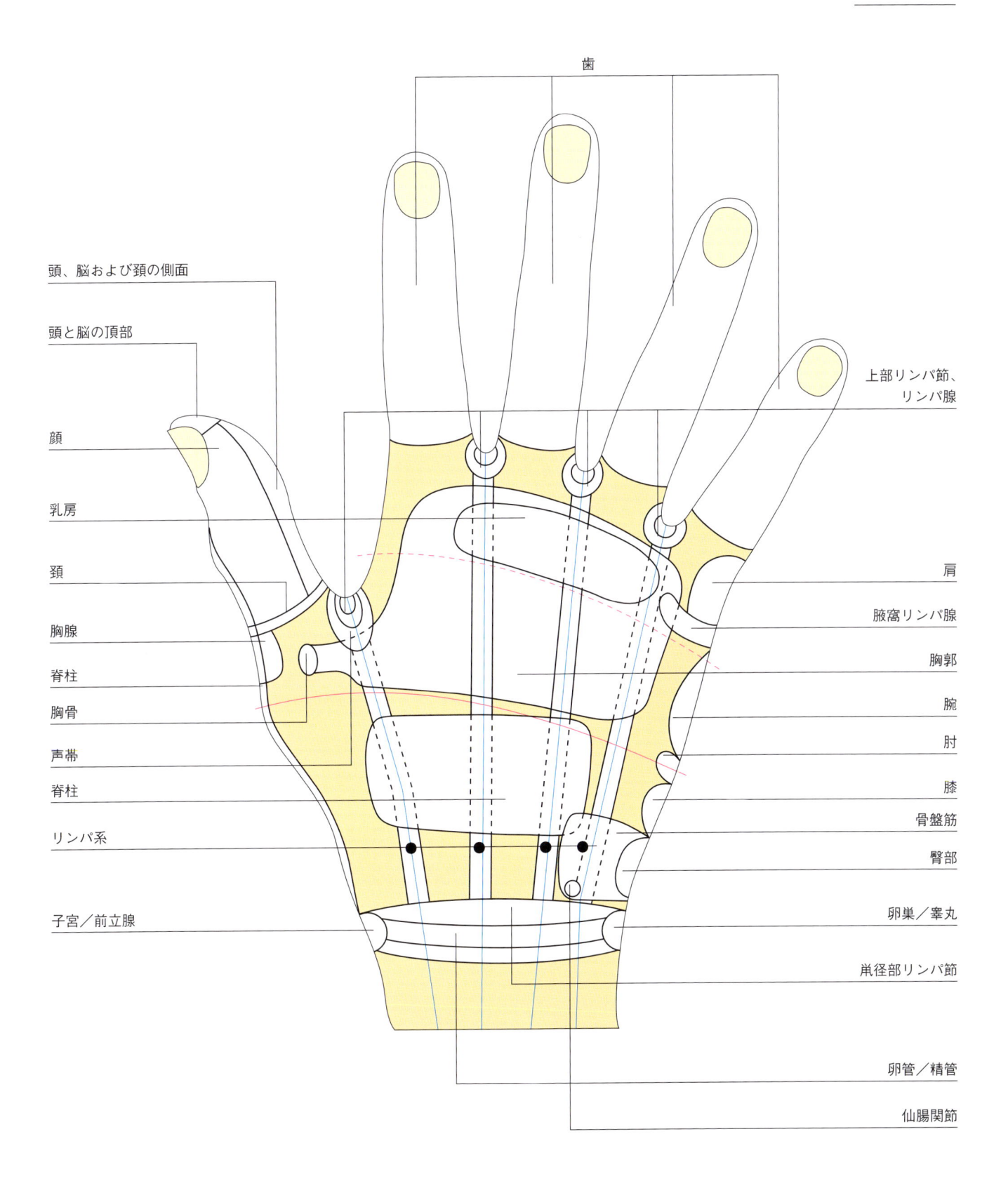

- 歯
- 頭、脳および頚の側面
- 頭と脳の頂部
- 顔
- 乳房
- 頚
- 胸腺
- 脊柱
- 胸骨
- 声帯
- 脊柱
- リンパ系
- 子宮／前立腺
- 上部リンパ節、リンパ腺
- 肩
- 腋窩リンパ腺
- 胸郭
- 腕
- 肘
- 膝
- 骨盤筋
- 臀部
- 卵巣／睾丸
- 鼡径部リンパ節
- 卵管／精管
- 仙腸関節

トリートメントの開始

リフレクソロジー・トリートメントは、エネルギーが身体の中を自由に流れることを目的としています。座り心地の悪い椅子に長時間座っていたり、窮屈な姿勢をとり続けると緊張が生じ、エネルギーの流れが妨害されますから、トリートメントは患者が完全にくつろぐことのできる状態で行れなければなりません。足をトリートメントする場合、足はトリートメントにちょうどよい高さを保ち、膝はふくらはぎや腿の筋肉の緊張を和らげるために軽く曲げます。顔の表情は重要な情報を術者に伝えるので、患者の頭を胴体より高くして、術者が患者の顔を見られるようにします。

足首、手首、また足の指や手の指を回すことで、関節が少しずつなめらかに動くようになります。また滞ったエネルギーの流れもよくなります。患者の足あるいは手を術者の膝に置くのは悪い方法だと考えられています。

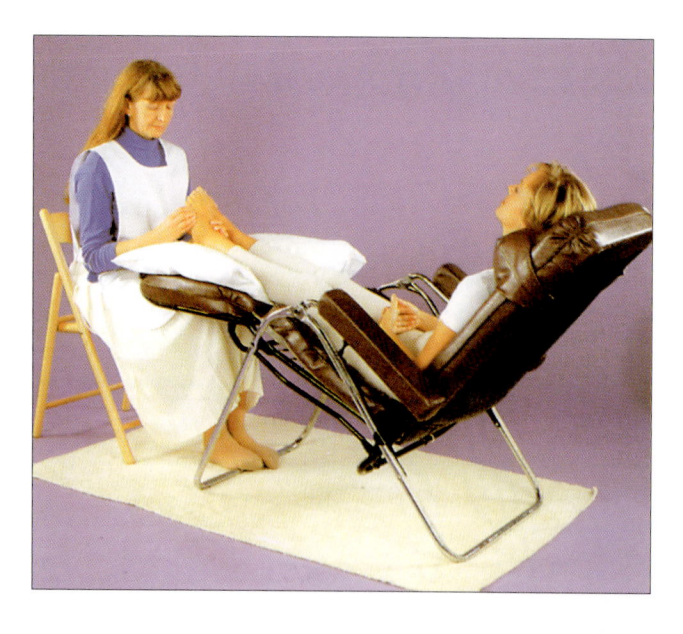

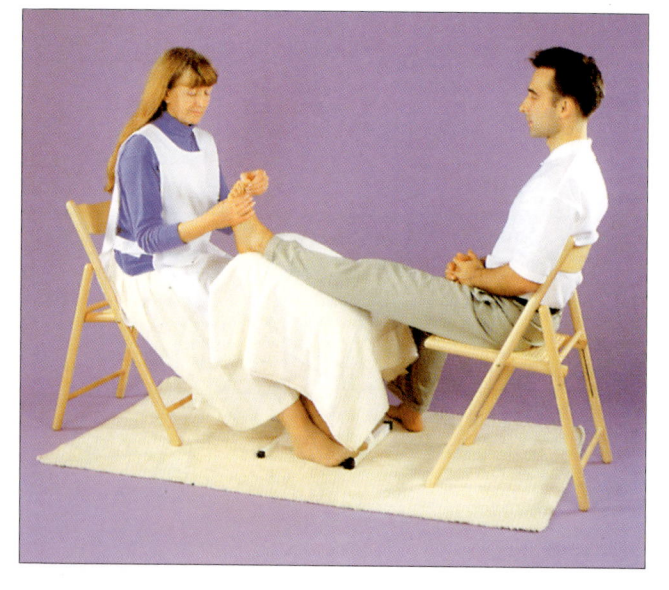

リフレクソロジー・チェアまたはリクライニング・チェア（写真上段左）があれば、トリートメントにとって理想的です。身体がほどよい角度を保ち、患者は完全にくつろぐことができます。術者にとっても大変働きやすいチェアーです。頭の下に枕、脚や足の下にクッションを置くことも大切です。枕やクッションのカバーには使い捨てのタオル等を使用し、毎回取り替えて、患者が気持ちよくトリートメントを受けられるように心がけてください。

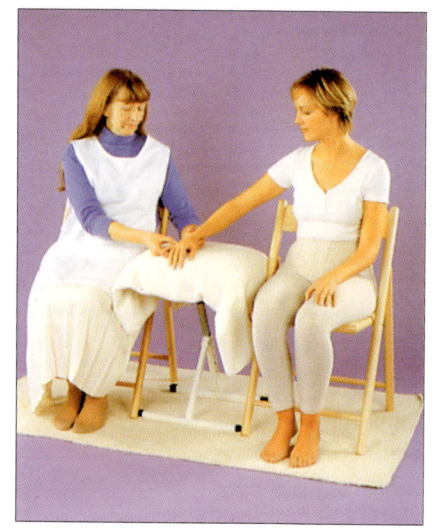

リクライニング・チェアを求めることができない場合、リフレクソロジー・スツール（写真上段右）を使ってもよいでしょう。このスツールは高さを調節でき、患者の脚や足が最もよい位置に来るように、いろいろな角度に変えられる足を置く台がついています。

リフレクソロジー・スツールは手をトリートメントするときとても重宝です（写真下段）。このスツールを間にして患者と術者が並んで座るようにしてください。スツールも使い捨てタオルでカバーするとよいでしょう。患者と術者双方に快適な高さになるようスツールの高さを調節してください。

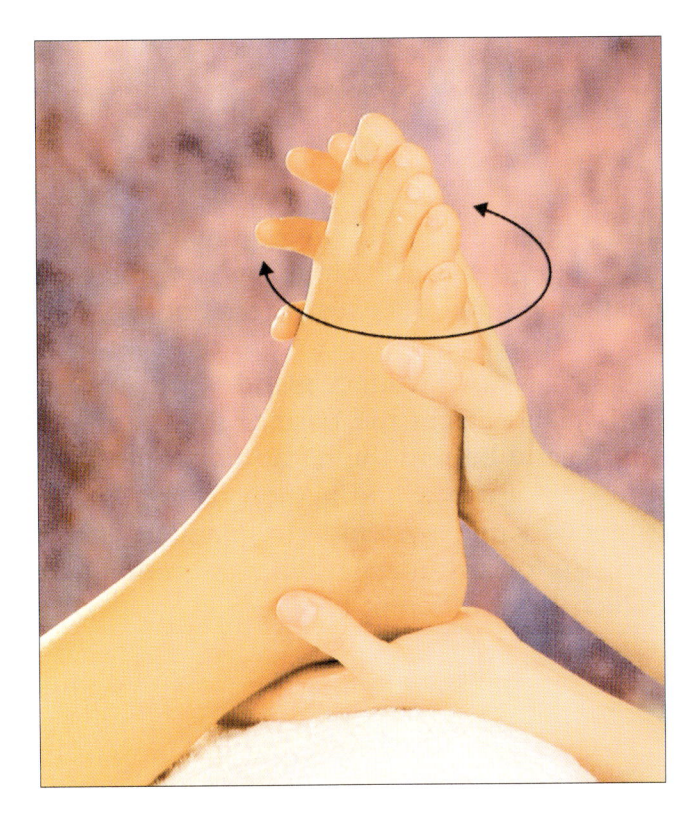

回転手技（写真左上）を行うときは注意が必要です。特に体の弱い人や関節炎を患っている人に行うときは細心の注意を払ってください。右足あるいは右手から始めてください。まず足首（手首）を回し、その後、指を回します。かかとに片手を置いて足を支えます。親指ならびに人差し指と中指を関節の両側に添えます。施術している方の手で足をしっかり持ち足首をゆっくりと回します。

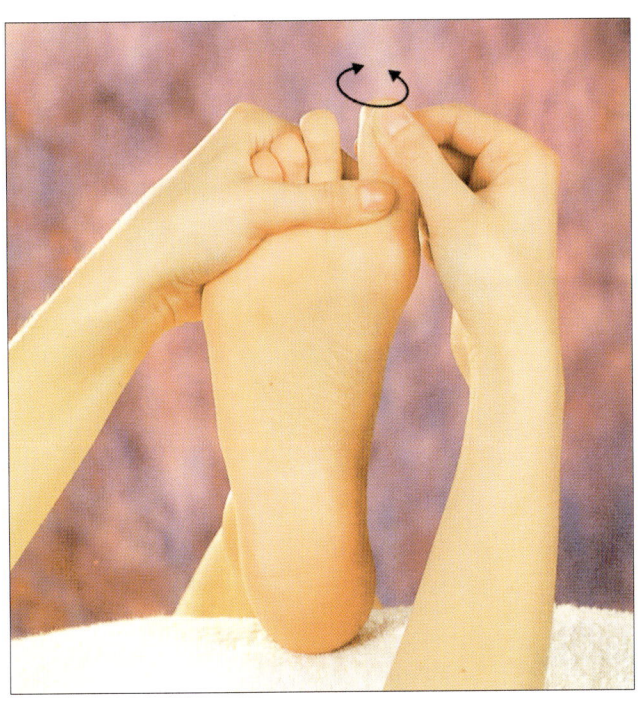

　足首へのトリートメントを終えたら、足を支えている手を指の方へ移動させます（写真左下）。指の中間の関節を持って施術している方の手で各指をゆっくりと回します。時計回りと反時計回りの両方向行ってください。

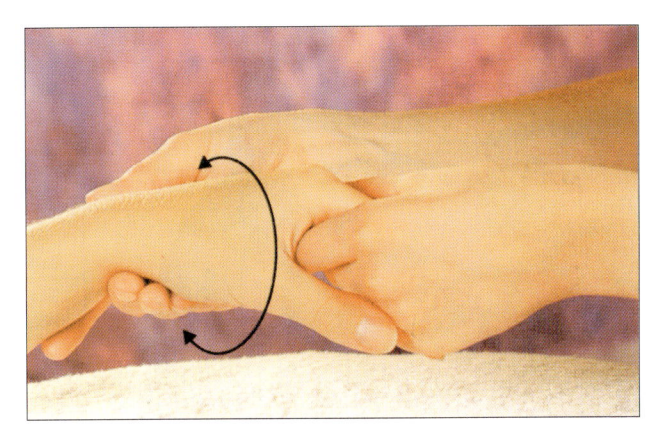

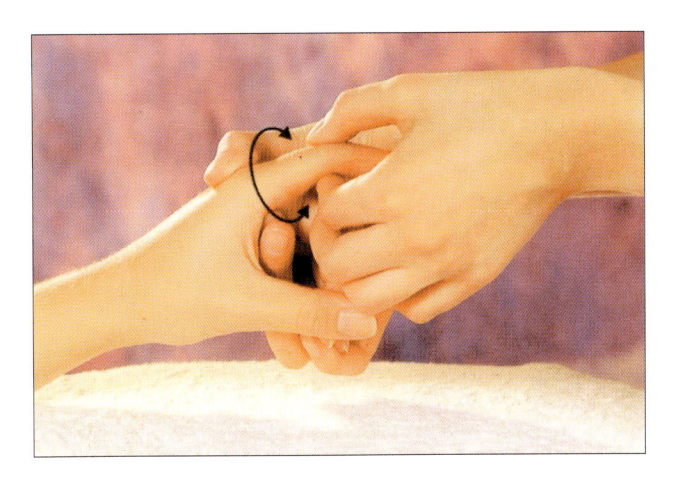

　親指ならびに人差し指と中指を手首の関節の両側に添えて患者の手を支えます。施術している方の手で患者の手首をゆっくりと回します。それから指の中間の関節を持って施術している方の手で指と親指を順番にゆっくりと回します（写真右上）。そのとき患者の指関節部（指の付け根）を支えるようにしてください（写真右下）。

トリートメントの開始 ◀ 41

頭と頸の反射区

　頭と頸に関連する反射区は、両足と両手の5本の指にあります。同時に、足と手の親指は、親指だけで頭部（頭と脳）を表わすという特殊性のため、それだけで5つの縦軸ゾーンを持っています。頭と脳に関連する反射区はすべて第1横軸ゾーンにあります。第1横軸ゾーンは指先から、足では指骨と中足骨の境目まで、手では指骨と中手骨の境目までをカバーしています。トリートメントは下垂体から始め、ここに説明する順序で行います。順序を決めてトリートメントを行えば、反射区を見落とすことがありません。

下垂体

　下垂体は脳底にあり、鼻腔の後上方に位置しています。えんどう豆位の大きさしかありませんが、大変重要な内分泌腺です。下垂体は前葉と後葉とからなり、2つは異なる働きをします。前葉は、甲状腺や副腎を刺激するホルモンを分泌し、生殖に関係し、乳汁の分泌をつかさどります。後葉ホルモンは出産における子宮の筋肉を刺激し、母乳を

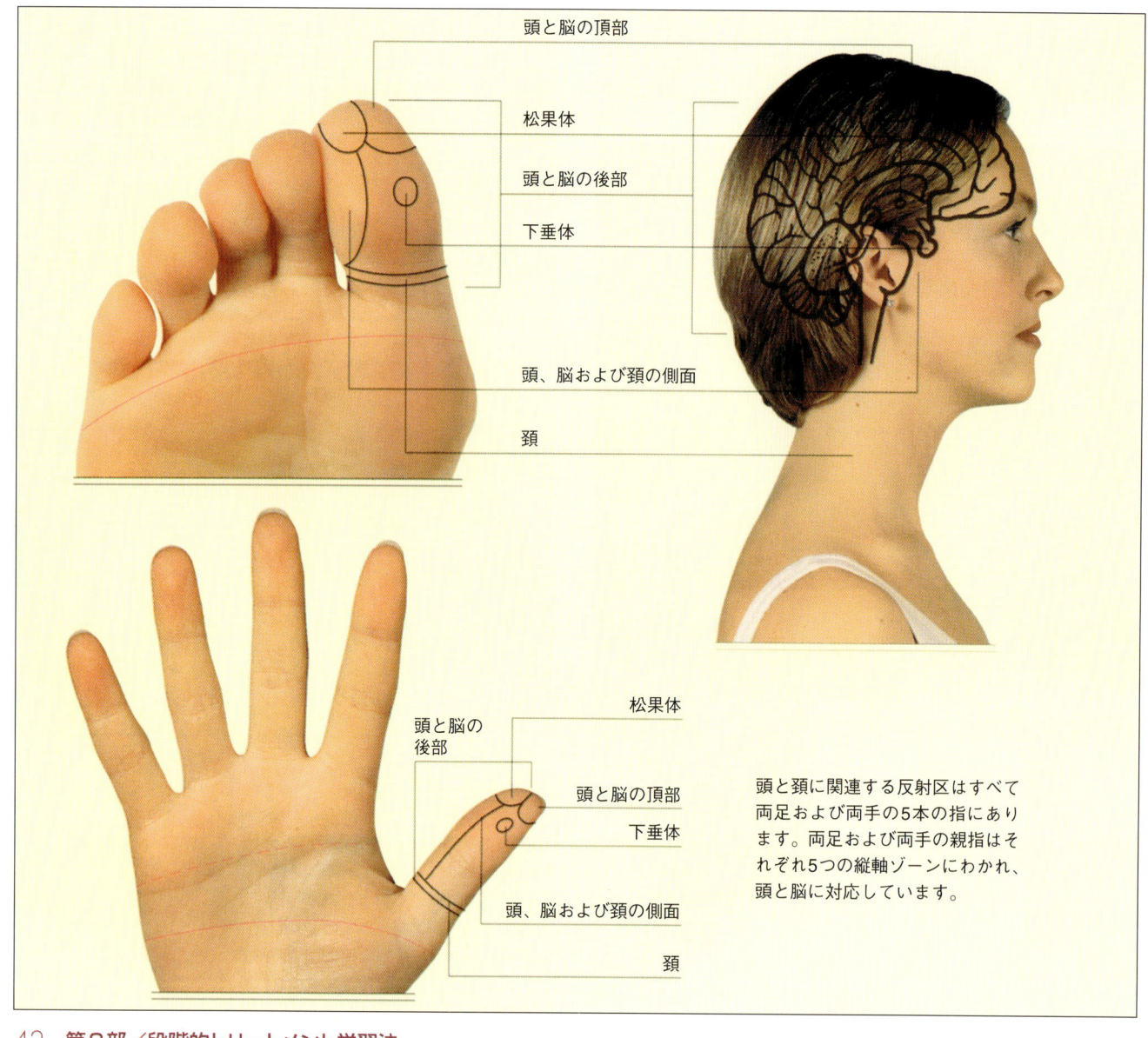

作るよう乳房を刺激し、不随意筋の収縮を起こし、抗利尿作用のあるホルモンを分泌します。この反射区はホルモンのバランス異常に重要な働きをします。

松果体

下垂体とほぼ同じぐらいの大きさで、頭蓋骨の後側下方にある小脳のちょうど前に位置しています。主な働きは、体内時計の調節に重要なメラトニンの分泌です。日中このホルモンの血中濃度が高すぎる場合、SADの略語で知られる季節性情動障害（seasonal affective disorder）を発症させます。松果体はまた思春期の開始をコントロールし、眠気を引き起こし、心的状態に影響を及ぼします。

頭および脳

脳を有する頭は身体の全機能を統制するモニター役をしています。脳はおよそ1兆のニューロン（神経単位）で形成され、やわらかくゼリー状で、身体で最も大きい臓器の1つです。4つの主要部分、間脳、大脳、小脳、脳幹で構成されます。脳幹は脊髄に連なります。小脳は反射運動、姿勢、バランス、筋肉運動を調節します。大脳は神経中枢からなり知覚や運動をつかさどります。この反射区は、頭痛、片頭痛、パーキンソン病、癲癇、脳性小児麻痺、多発性硬化症、有痛性チック、失読症などに重要な働きをします。

脊椎（脊柱）

脊柱は33個の脊椎からできています。頸椎が7個（頸の領域）、胸椎12個（胸腔の後方）、腰椎が5個（腰を支える役）、仙椎が5個、尾椎が4個です。仙椎は互いに癒合し1個の仙骨となっています。尾椎は互いに癒合し1個あるいは2個の仙骨となっています。脊柱は脊髄を中に持ち、これを保護しています。また頭部を支え、肋骨や背中の筋肉を繋ぐポイントの役目をしています。この反射区へのトリートメントは、背中（腰）の痛みや脊髄神経に関係ある疾病に効果があります。

頸

頸に関連する反射区は、足や手の親指付け根のまわり、外側縁部分の3分の1を占めます。足や手の親指をやさしく回転させると、頸の張った状態を楽にします。手足の親指関節が固い場合、頸がこわばっていると思います。

顔

顔の反射区は、頭の後側の反射区同様、5つの縦軸ゾーンにわけられます。右足や右手は顔の右

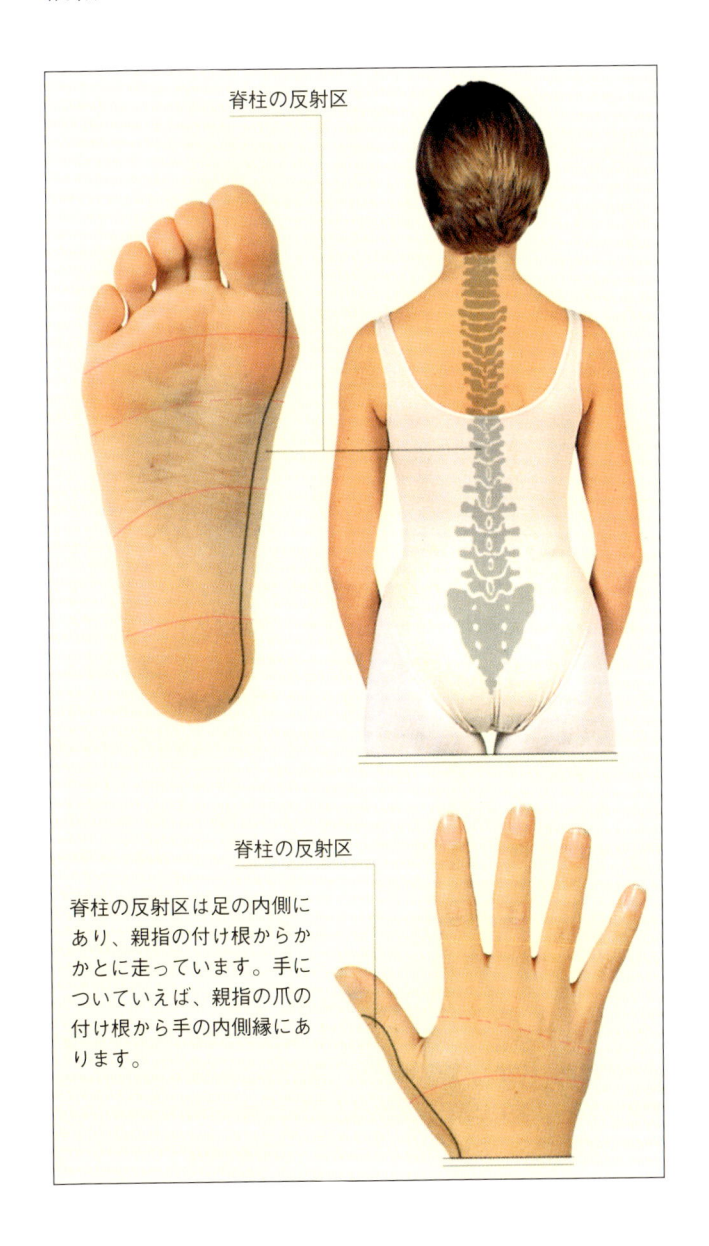

脊柱の反射区

脊柱の反射区

脊柱の反射区は足の内側にあり、親指の付け根からかかとに走っています。手についていえば、親指の爪の付け根から手の内側縁にあります。

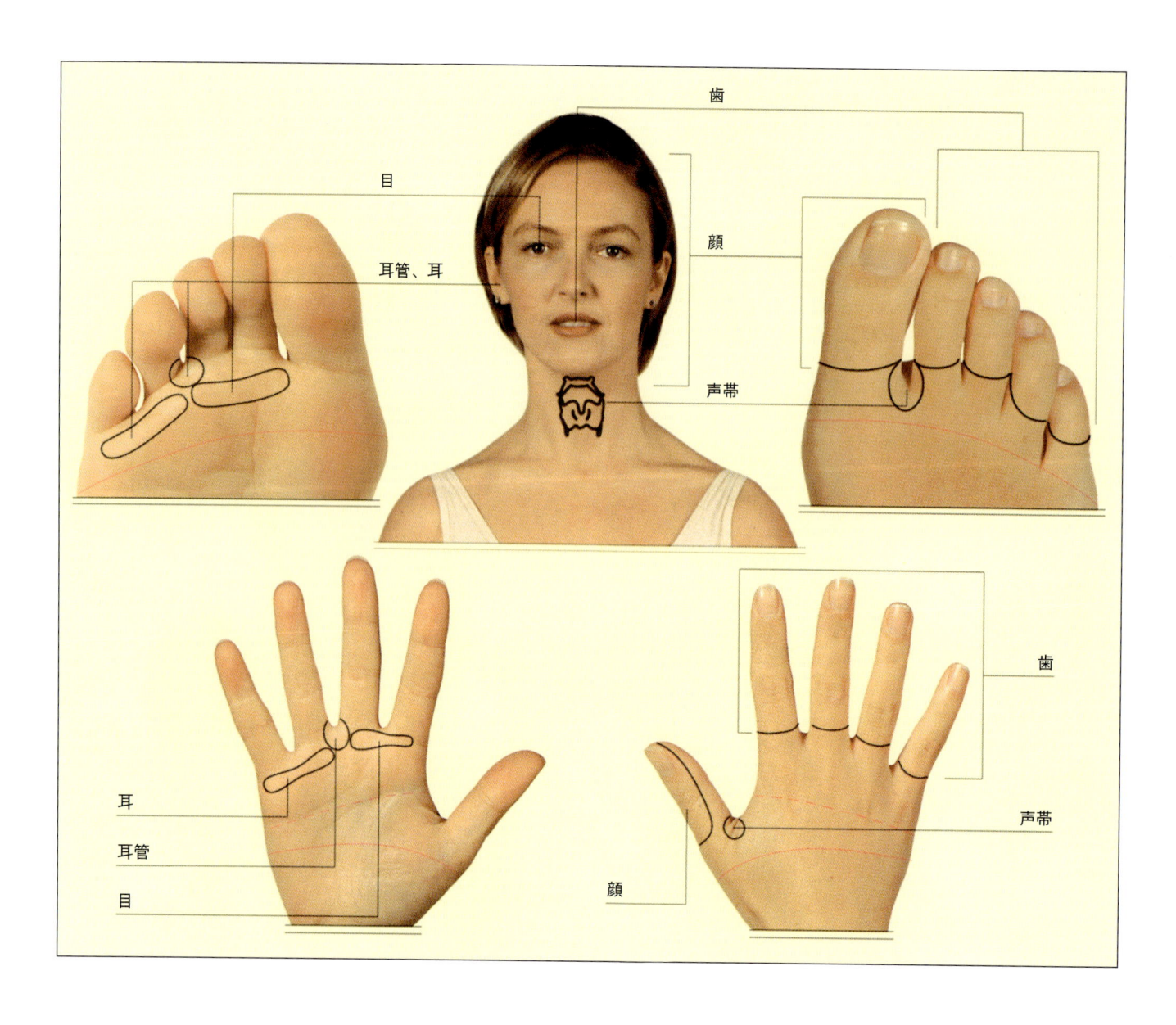

側を現し、左足や左手は左側を現します。目、鼻、副鼻腔、歯、唇、筋肉など顔の各部はこの反射区に含まれます。副鼻腔炎、歯痛、ベル麻痺（顔面麻痺）など顔の病気は、この反射区をトリートメントすると症状が和らぎます。

声　帯

　喉頭は咽頭と気管の間にある複雑な軟骨組織です。喉頭には声帯と呼ばれる2枚の膜があり、声を出すときこの2枚の膜を使いますが、発声は、呼吸、唇、舌、声帯間の極めて複雑な調整がうまく行われてはじめてできることです。喉頭炎、咽頭炎、気管支炎などで、この反射区は大変重要です。

副鼻腔

　副鼻腔は顔面骨や頭蓋骨の中の空洞です。副鼻腔は細い通り道で鼻とつながっていて、目の上の額、頬骨、目の内側奥の方にあります。副鼻腔があることで頭蓋骨の重さは軽くなります。また副鼻腔は私達の話し声や歌声の共鳴器の役割もしています。副鼻腔は粘液を分泌する粘膜でおおわれており、粘液が鼻へと出てくると、鼻をかむことになります。副鼻腔の炎症は、ウイルス感染、あるいは花粉症に関係した粘膜の腫れなどが原因で起こります。副鼻腔の反射区は、かぜ、カタル、花粉症に重要です。

目

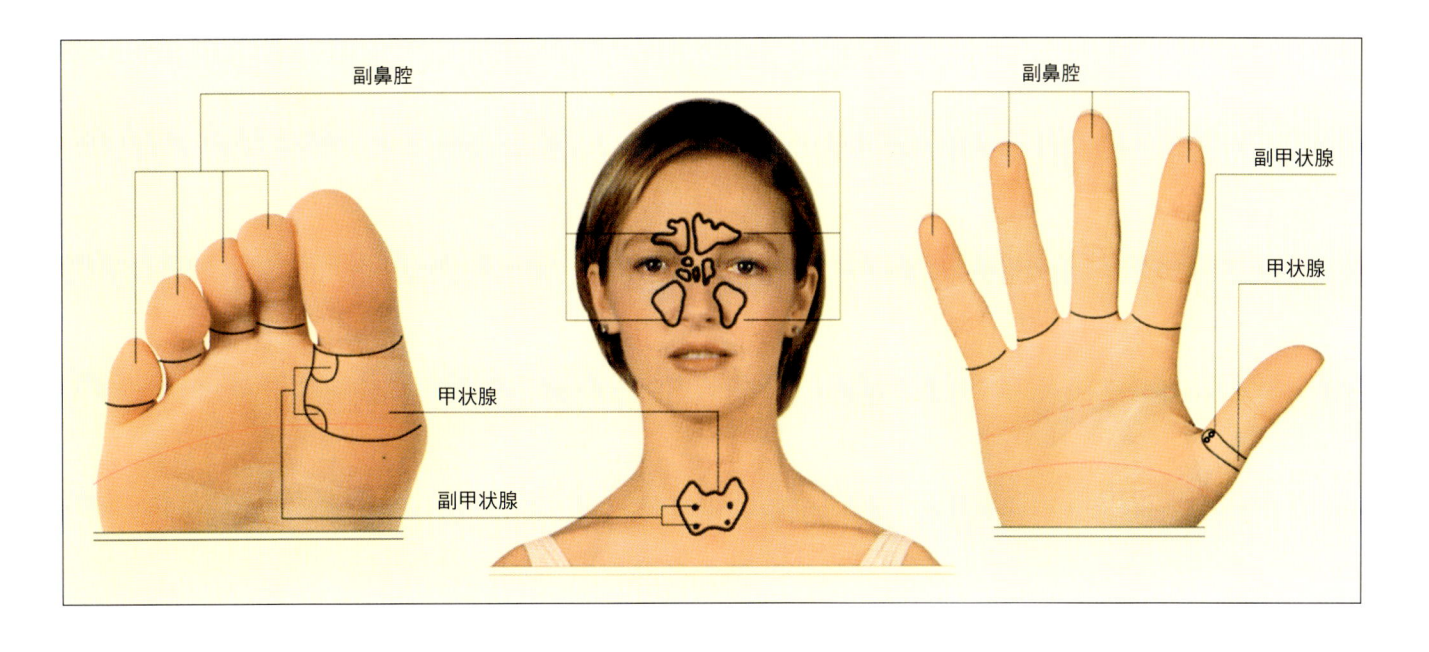

　目は複雑かつ非常に優れた視覚器官です。骨のくぼんだ所にあり、損傷を受けにくくなっています。自動焦点や潤滑また自浄力があり、明暗や遠近に適応します。目の反射区は眼精疲労、白内障、他の目の病気全部に有効です。

耳、耳管

　私達の聴覚は最も敏感で識別力の優れた感覚の1つとしてあげられます。音を理解するのは脳です。音波が鼓膜に到達すると鼓膜は振動し、その振動が内耳に伝わります。すると内耳の液体（リンパ液）が振動し神経終末を刺激します。こうして順次刺激は脳に伝わります。耳管は中耳の奥の方に始まり、鼻咽腔とつながっています。耳管は鼓膜の両側の圧力を等しくする役目をしています。耳および耳管の反射区は、耳鳴り、感染症、聴覚障害、めまいのような症状に有効です。

甲状腺

　甲状腺は喉頭の下方に位置する気管の両側に、右葉と左葉にわかれてありますが、両葉の下部は甲状腺組織の細い狭部によって結合されます。分泌されている2種類の甲状腺ホルモンのうち、サイロキシンを作り出すにはヨウ素が必要で、この点で内分泌腺の中でもユニークです。甲状腺ホルモンは、身体のほぼ全組織の新陳代謝を調節する働きをします。酸素消費を調節し、成長を促進し、脳を十分に発達させます。クレチン病、粘液水腫、甲状腺腫、また生殖腺のバランスが崩れたときも、この反射区へのトリートメントが重要になります。

副甲状腺

　副甲状腺は通常4つある小さな腺で、甲状腺の右葉と左葉の後と横表面にはりついています。分泌するホルモンは副甲状腺ホルモンと呼ばれ、血液中のカルシウムやリンを一定に保つ働きがあります。関節炎、骨粗しょう症、筋肉のひきつけやけいれんに、副甲状腺の反射区が重要になります。

歯

　歯には乳歯と永久歯とがあります。乳歯は20本で、通常3歳くらいまでに生え終わります。永久歯は32本で、25歳くらいまでに揃います。膿瘍、歯痛、歯肉炎（歯肉の腫れ）を含め歯の異常に関係のある症状に、この反射区が重要になります。

足にある頭と頚の反射区

　頭と頚の反射区は、足の第1横軸ゾーンと、第1〜5までの全部の縦軸ゾーンに現れます。リフレクソロジーのトリートメントを行うときは、反射区を見落とすことがないように順序を決めて行います。右足からトリートメントを始め、右足を完了してから、左足に進みます。トリートメントする際、痛みのある反射区を書きとめておくようにします。そうすればトリートメントの終わりに痛みのある反射区に戻って再度トリートメントすることができます。医学的に問題があると考えられる場合は、専門医で検査を受けるよう患者にアドバイスしてください。

1 患者の右足から始めます。親指のやわらかく膨らんだ部分の中心にある下垂体の反射区を見つけます。探し出すのが難しい場合は、親指で最も幅広の部分を横切る線を想像し、それから、親指の中心を縦に走る線を考えてください。これらの線が交わる所に下垂体の反射区があります。左手で患者の足を支え、トリートメントをしている手の指で親指の背側を支えてください。第1関節をわずかに曲げた親指で反射区を圧迫します。爪が患者の足に食い込むことなどないようにします。この下垂体の反射区で数秒間指をやさしく回します。この反射区は感覚が鋭いので、患者が痛いという表情をしたら圧力を減らすようにします。

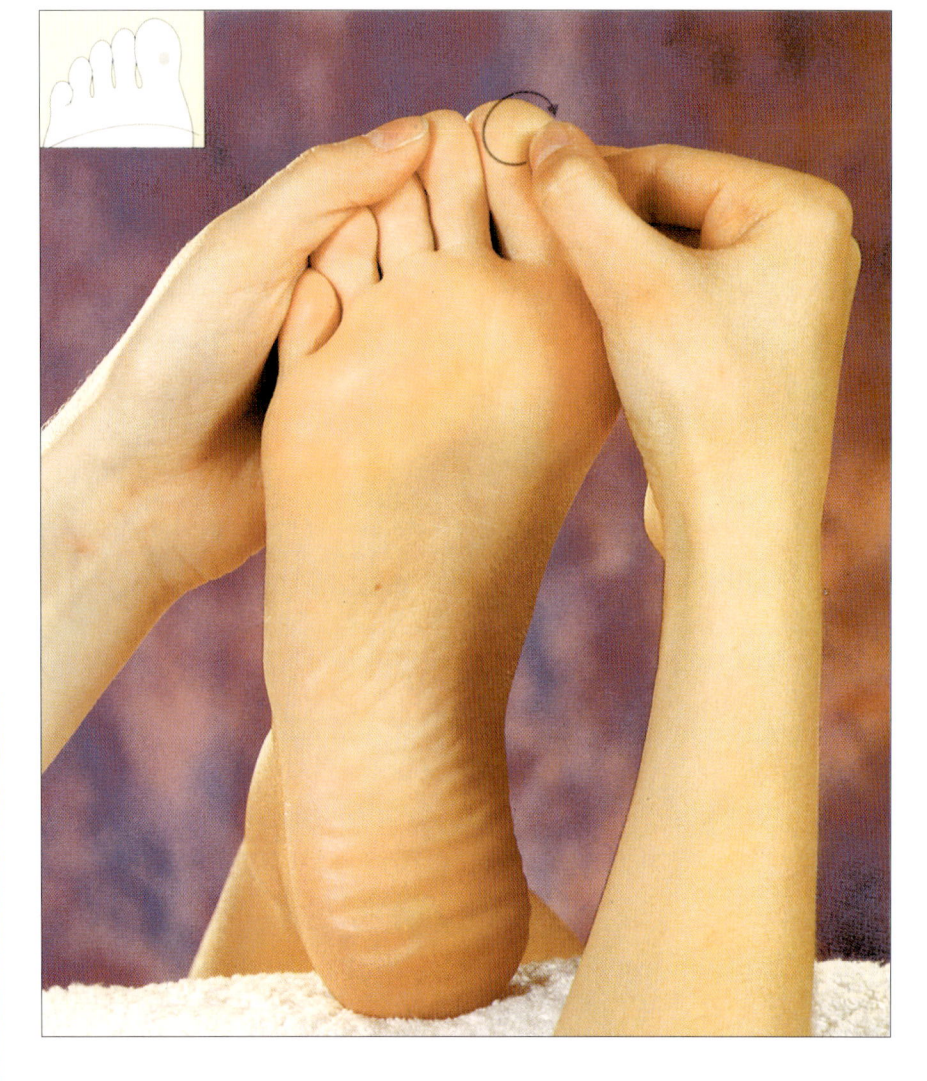

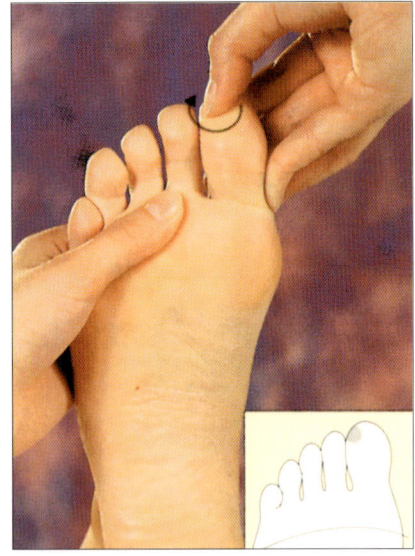

2 トリートメントする親指を、足の親指の先端から横へおよそ1.2cmずれた所に置きます（写真左）。ここに松果体の反射区があります。左手で足を支持して、トリートメントする手を足の上方からこの反射区に持って行きます。トリートメントする手の親指以外の指で足の指関節を支えるようにします。曲げた親指で反射区に圧力を加えながら、数秒間指をやさしく回します。

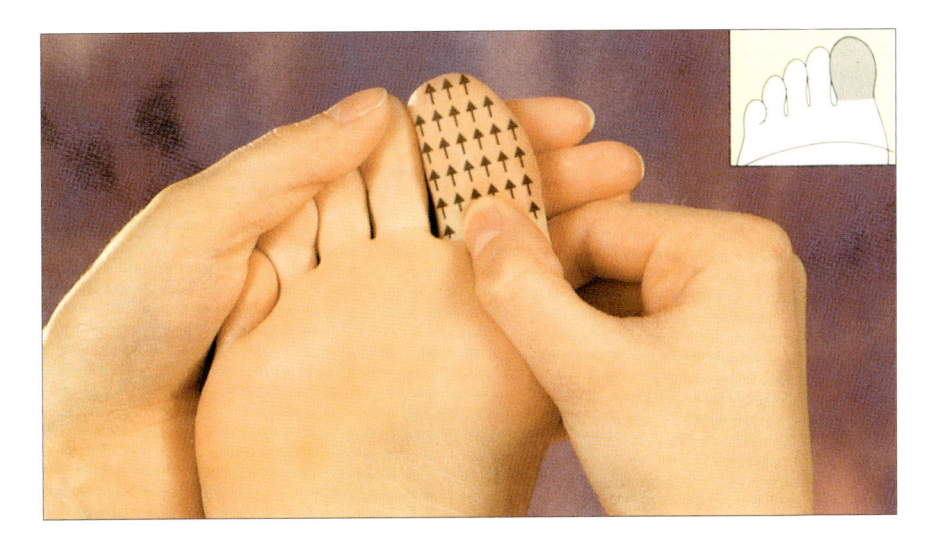

3 松果体のトリートメントが終わったら、トリートメントをしている親指を足の側面へと動かし、親指の付け根に置いてください。後頭部の反射区はここから親指裏側のやわらかく膨らんだ部分全体にわたっています。足を左手で、指をトリートメントをしている手の指で支えます。指の付け根から先端に向かって6本の平行線を進むようにサム・ウォーキングを繰り返します。

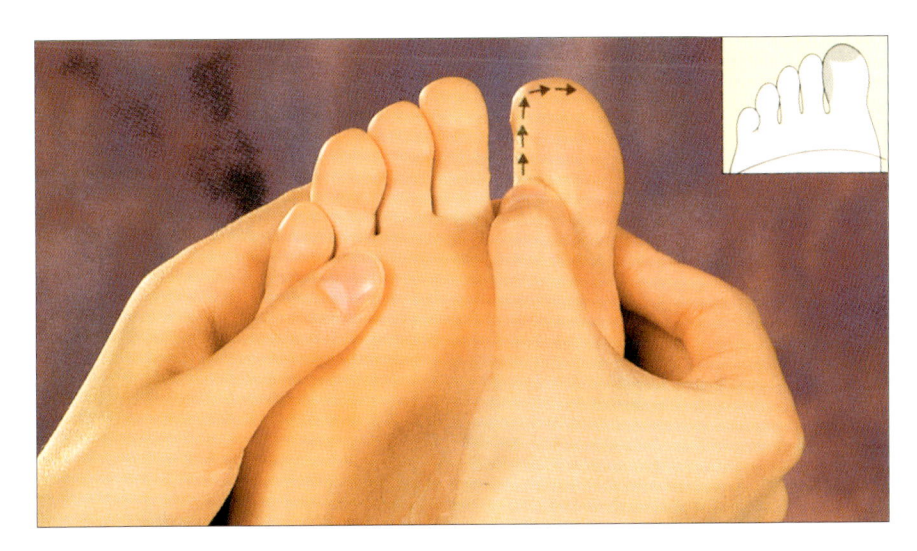

4 頚と頭の横の部分や脳頂の反射区をトリートメントするには、親指横の内側のつけねにトリートメントする右親指を置きます。そこから指の先端までサム・ウォーキングします。そこでトリートメントする手を左手にかえて、指の先端を横方向にサム・ウォーキングします。

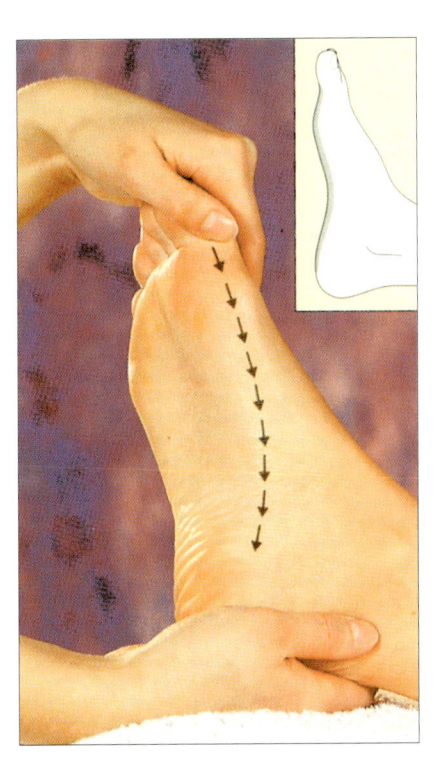

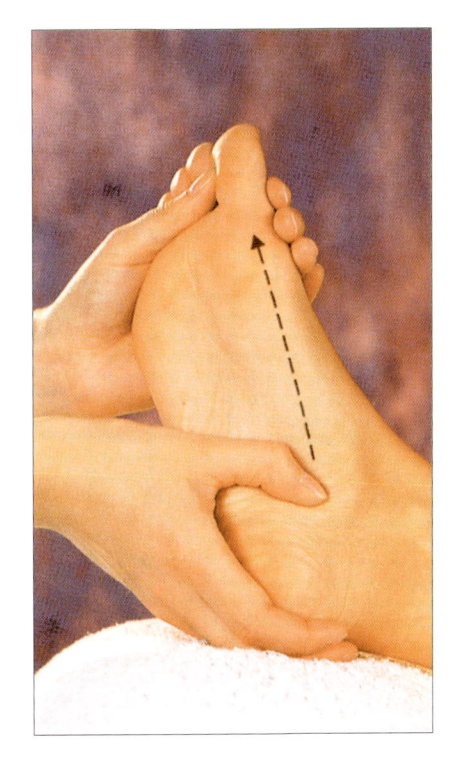

5 親指の先端部にトリートメントする親指を置きます。右手はかかとの下において足を支持し、足をわずかに左に傾けます（写真下段左）。親指の横からアーチ下の足の内側に沿った部分それから踵骨の3分の2までが脊柱の反射区です。この反射区をサム・ウォーキングします。
　踵骨の3分の2まで来たら手をかえて、右親指を使って脊柱の反射区をスライディングして戻ります（写真下段右）。

足にある頭と頚の反射区 ◀ 47

6 頚の反射区をトリートメントするには、足の親指の外縁に親指を置きます。左手で指の背側を支えて、指を少し反らすようにします。トリートメントをしている手の指で足の親指の背側を支えて、その付け根をサム・ウォーキングします。

7 手の位置をかえずに、トリートメントをしている手の人差し指、中指、薬指の3本の指を使って親指の背側にある顔の反射区に圧力を加えます。トリートメントをしている手の親指は足の親指の裏を支えます。顔の反射区には、目、鼻、歯、唇や顔の筋肉の反射区が含まれます。

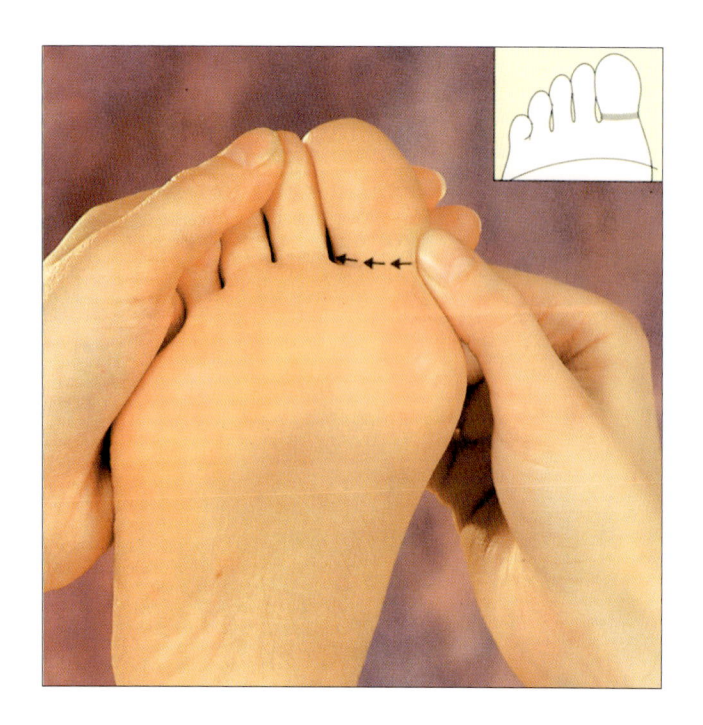

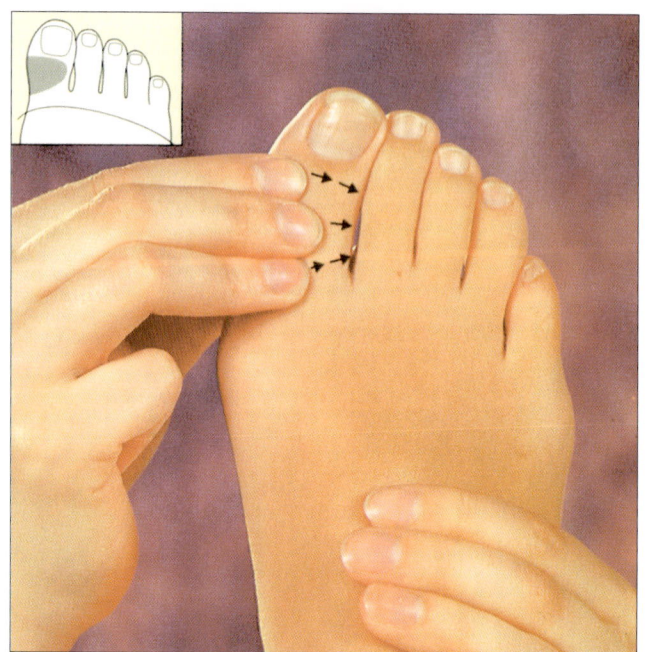

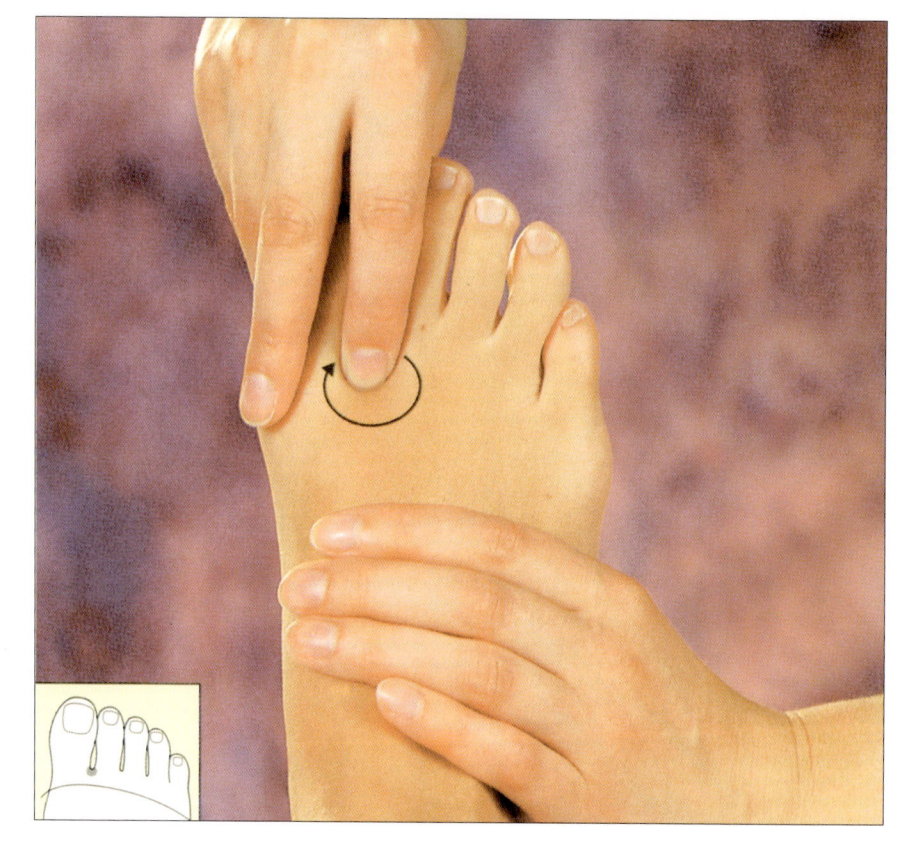

8 声帯の反射区をトリートメントする場合、足の上にトリートメントする手を持って行きます。人差し指を足背の親指と人差し指の間に置きます。ここに声帯の反射区があります。足を支えるためにトリートメントする手の親指を足底に添えます。人差し指の裏あたりです。声帯の反射区で人差し指をやさしく回します。煙草の吸い過ぎや声の出し過ぎなどで喉頭が炎症を起こすことがあるので、これらの予防のためこの反射区に働きかけることは大切です。

9　親指を除いた4本の指の裏と横の部分は副鼻腔の反射区です。足背を支えて指をやさしく反らします。トリートメントする手の指を足指の背側に添えます。4本の足指の裏と横の部分を順番にサム・ウォーキングします。人差し指から始めてください。

10　支えている方の手で指を反らし続けます。人差し指のすぐ下の部分にトリートメントする親指を移動させます。ここに目の反射区があります。人差し指、中指のすぐ下の部分をサム・ウォーキングします。

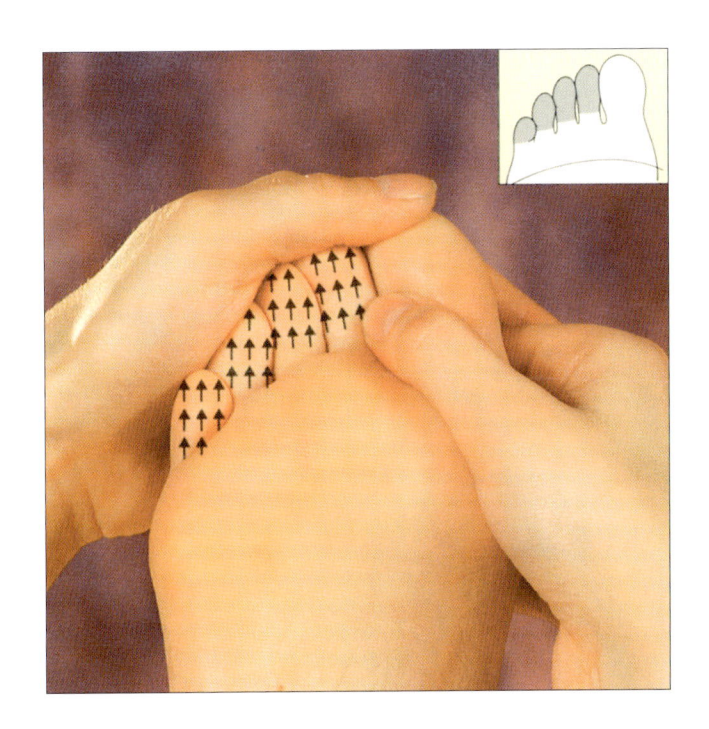

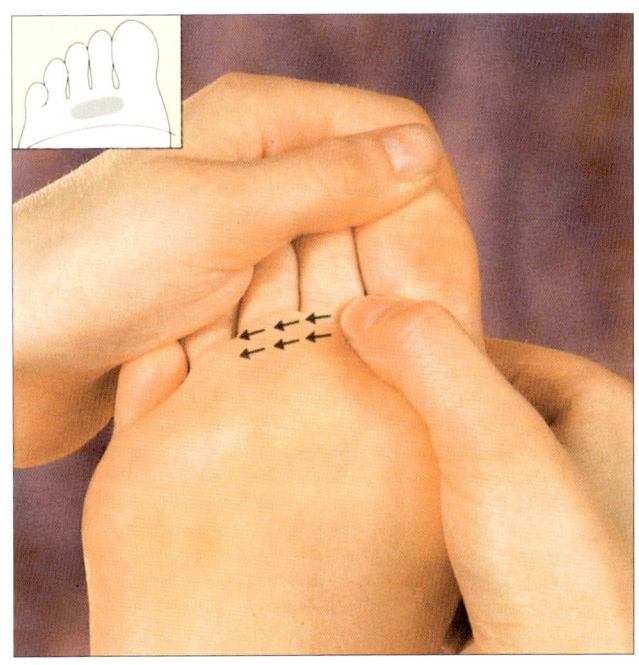

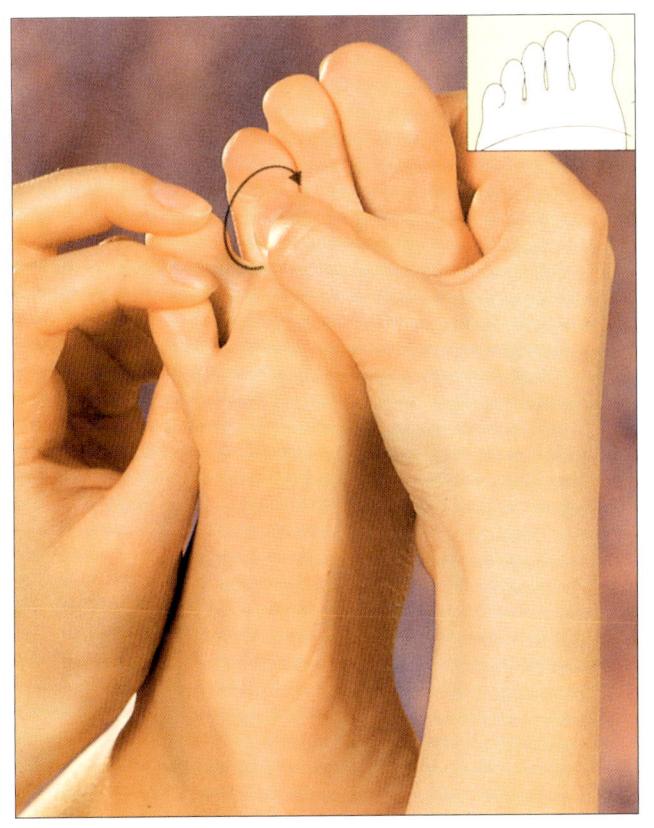

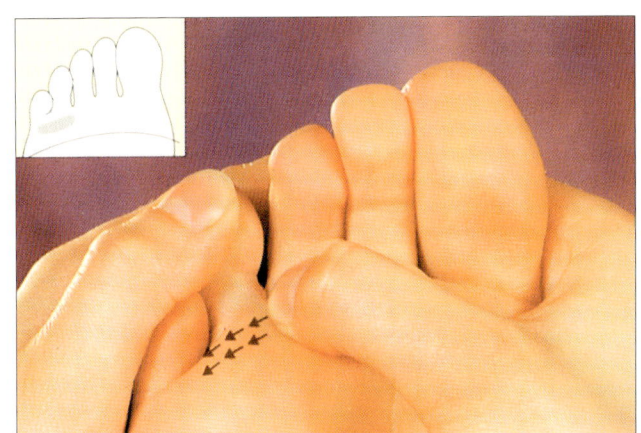

11　指の付け根に沿ってサム・ウォーキングを続けて、中指と薬指の間のところまで行きます（写真下段左）。ここが耳管の反射区です。親指をこの反射区に置いてやさしく回します。

12　耳の反射区をトリートメントするには、耳管の反射区から薬指と小指の付け根にかけてサム・ウォーキングします（写真下段右）。

足にある頭と頸の反射区

13 甲状腺の反射区は親指の付け根の下にある膨らんだ部分の上半分です。左手で足の上部を支え、トリートメントする手の親指で、半円を描くようにサム・ウォーキング（親指歩行）します。

14 手の位置をかえずに、親指の付け根にある副甲状腺の第1反射区に圧力をかけます（写真右上）。甲状腺の反射区の外端にトリートメントする親指を置いて、数秒間やさしく回します。

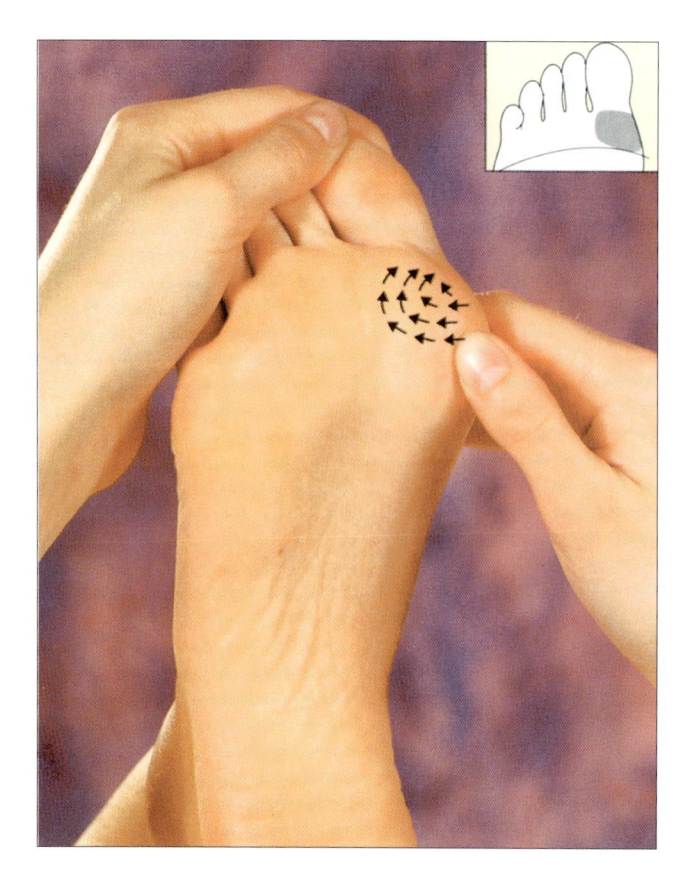

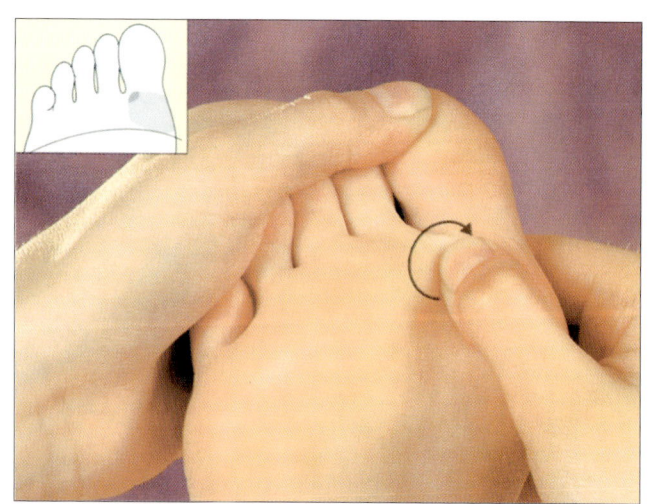

15 左手で足の上部を支え続け、甲状腺の反射区の下方外端へトリートメントをしている親指を動かします（写真右中）。ここに副甲状腺の第2反射区がありますので、指をやさしく回します。

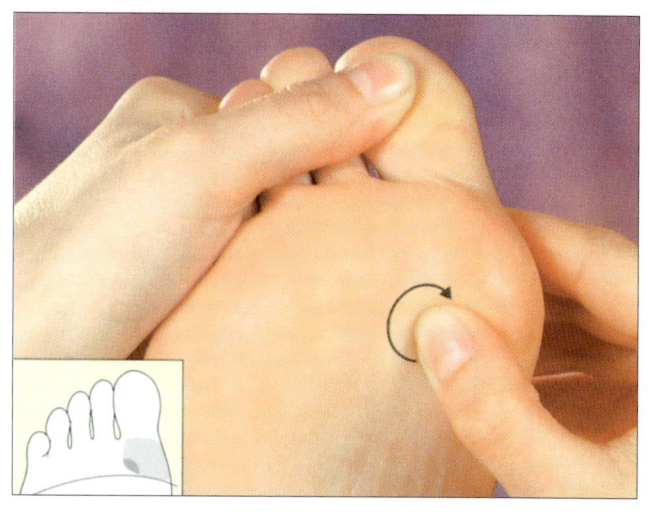

16 歯の反射区は足の親指を除いた4本の指の背側にあります（写真右下）。支えている左の手の位置を上部から足の中央にかえます。トリートメントする右手で、足の人差し指と中指の背側をフィンガー・ウォーキングします。再び手をかえて、足の薬指と小指をフィンガー・ウォーキングします。

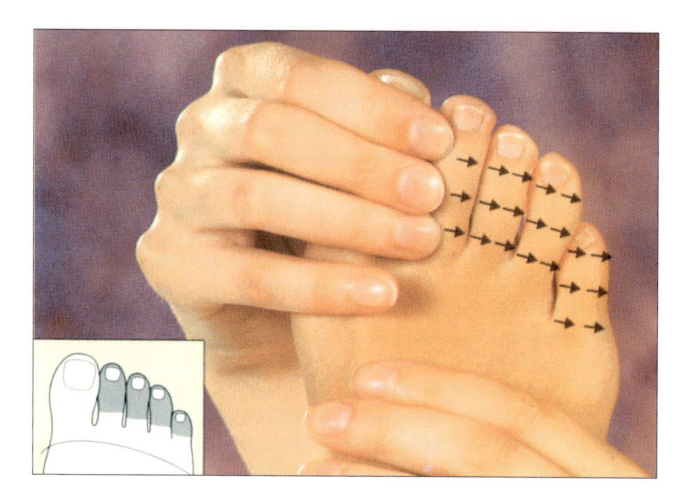

手にある頭と頚の反射区

　足と違って手には横軸ゾーンがなく、縦軸ゾーンだけが存在します。親指の付き具合や位置が足とは異なるからです。反射区の位置を一層わかりやすくするために、腰線（ウエスト・ライン）を加えて考えることが必要です。手の腰線は小指と手首の中間の所に始まって、親指第2指骨関節のすぐ下の所へと続いています。頭、頚、肩の反射区はすべてこの腰線より上にあります。縦軸ゾーンで言えば、第1〜5までの全部のゾーンの指骨あたりに現れます。足と同じ決まった順番でトリートメントを行うことが大切です。

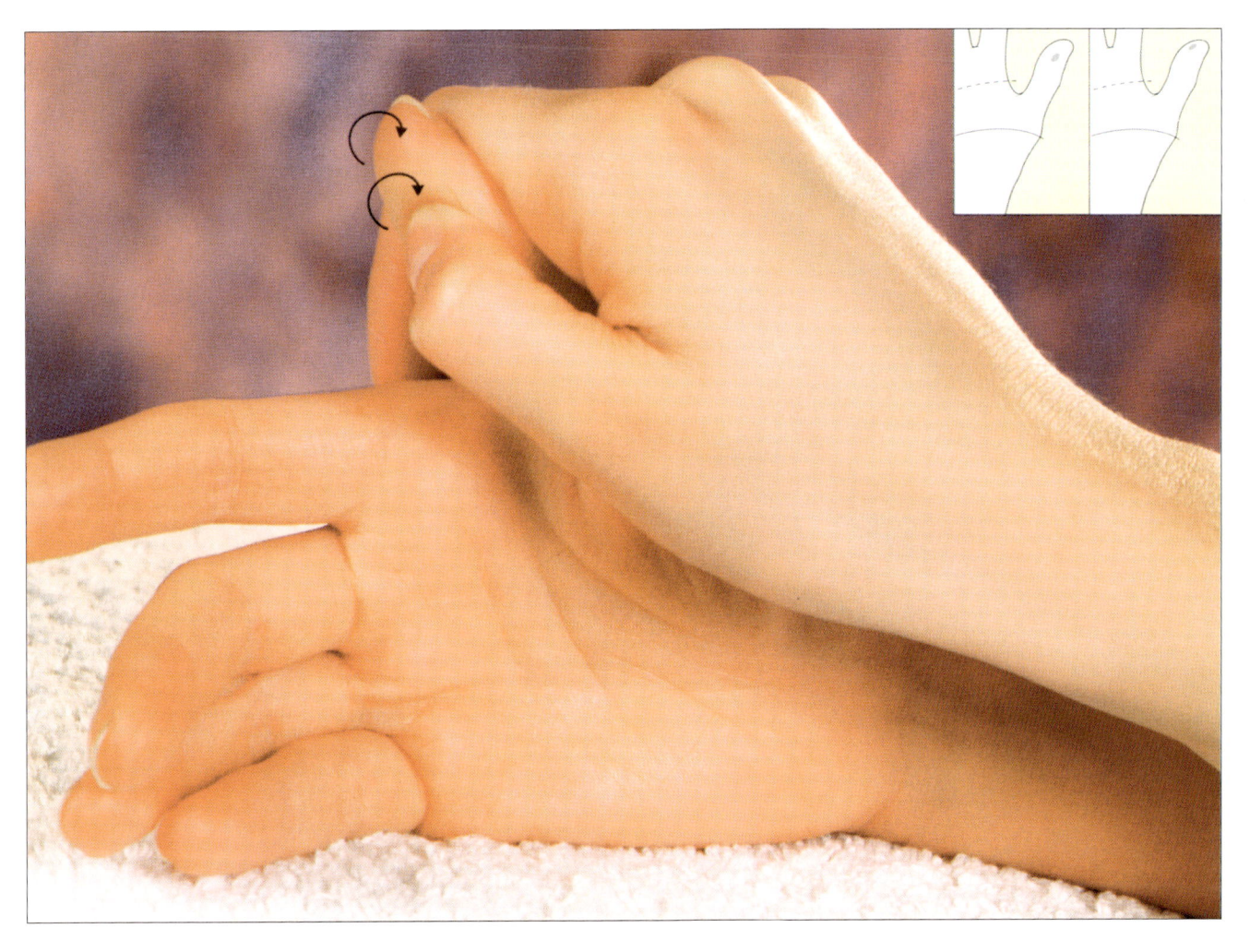

1 下垂体の反射区からトリートメントを始めます。この反射区は親指のやわらかい膨らんだ部分のほぼ中心にあります。トリートメントをしている手の指で親指を支え、トリートメントをしている親指で下垂体の反射区を圧迫し、その場所で親指をやさしく回します。患者の手背を左手で支えてください。この反射区は感覚が鋭いので、患者が苦痛をおぼえた場合は圧力を減らします。
松果体の反射区をトリートメントするには、トリートメントをしている手の指はそのままで、親指だけ患者の親指の内側最上部へと動かしてください。親指でこの反射区を圧迫し、その場所で指をやさしく回してください。トリートメントをしている間は、親指を第1関節で曲げた状態にしておきます。

2 松果体の反射区のトリートメントが終わったら、トリートメントをしている親指を患者の親指の付け根へと動かし、内側縁においてください。後頭部の反射区はここから始まります。左手で患者の手を支持してください。患者の親指を付け根から先端に向かって少しずつ平行移動しながら反射区全体を右手親指でトリートメントします。トリートメントする親指は曲げた状態を保ちます。

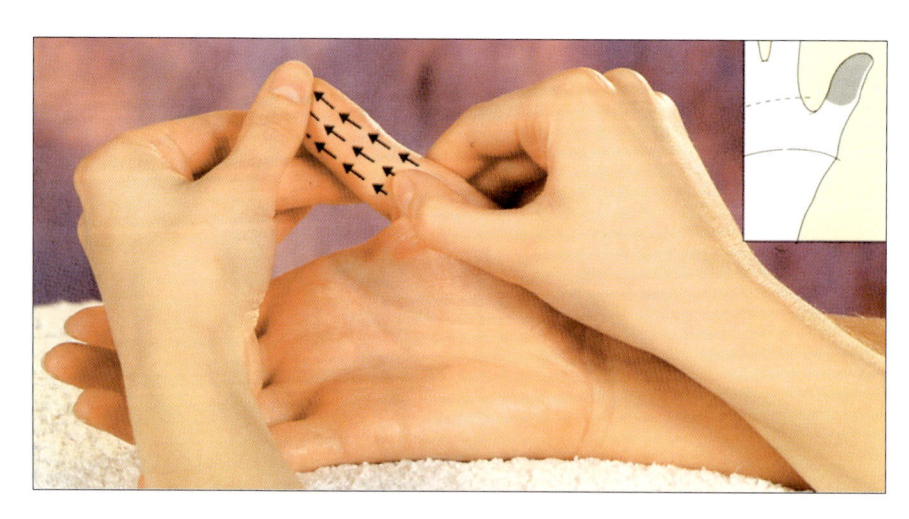

3 次に頸と頭の横の部分、そして脳頂の反射区へ移ります。反射区の場所は親指側面の縁沿いと親指の先端部です。左手で患者の手掌を自分の方へ傾けます。トリートメントをしている手の指で親指を支えます。患者の親指側面を付け根の所から親指先端へとサム・ウォーキングします。さらに親指の先端部を横方向へサム・ウォーキングします。

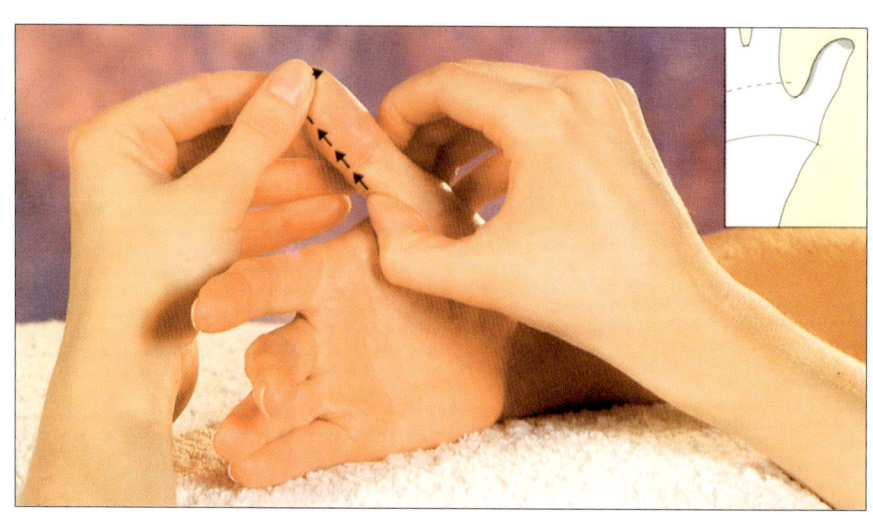

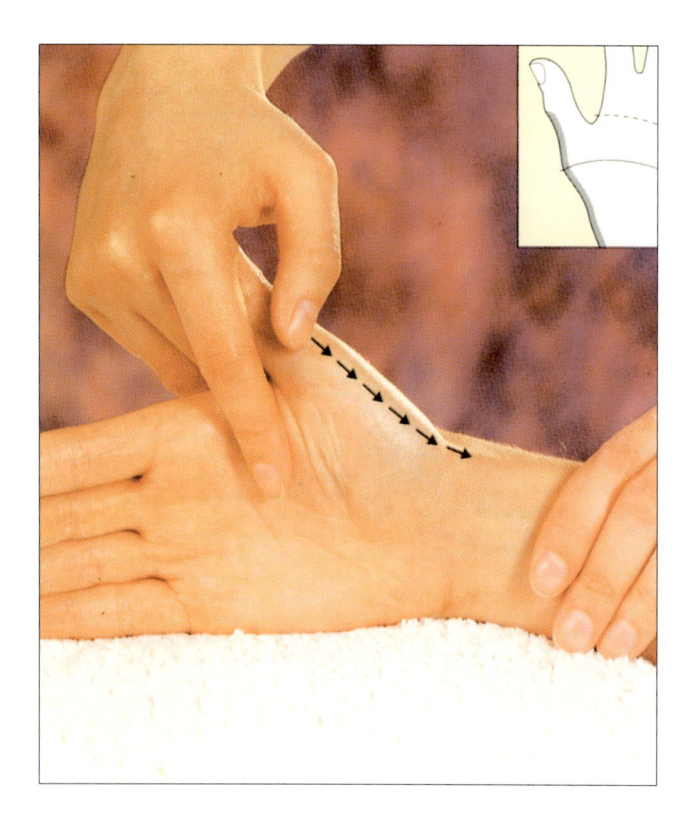

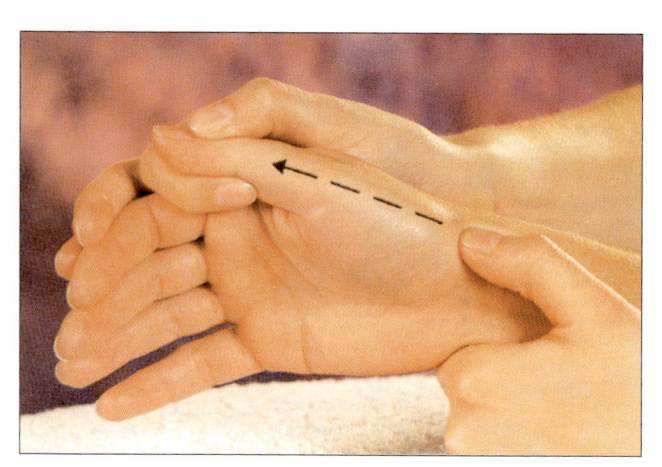

4 脊柱の反射区をトリートメントするには、患者の手を支えている手で患者の手背が見えるようにします（写真下段左）。舟状骨が橈骨とつながっている所まで親指の側面縁をサム・ウォーキングします。そこで手をかえて左手の親指を使って脊柱の反射区をスライディングして戻ります（写真下段右）。

5 次は頸の反射区です。左手で患者の手背を支えます。頸の反射区の始まる親指付け根の側面からトリートメントを開始して親指付け根を一周します。サム・ウォーキングで行いますが、歩行間隔は狭く一定になるようにします。

6 手をかえて、親指の背側にある顔の反射区へと移動します。患者の手を右手で支え、指の背側をサム・ウォーキングで少しずつ平行移動します。反射区を残らずトリートメントしてください。

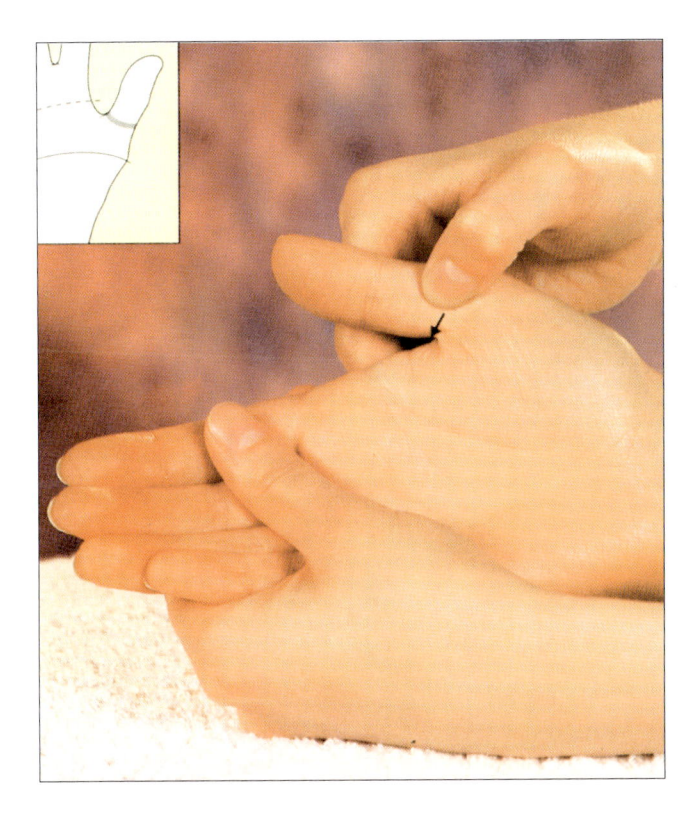

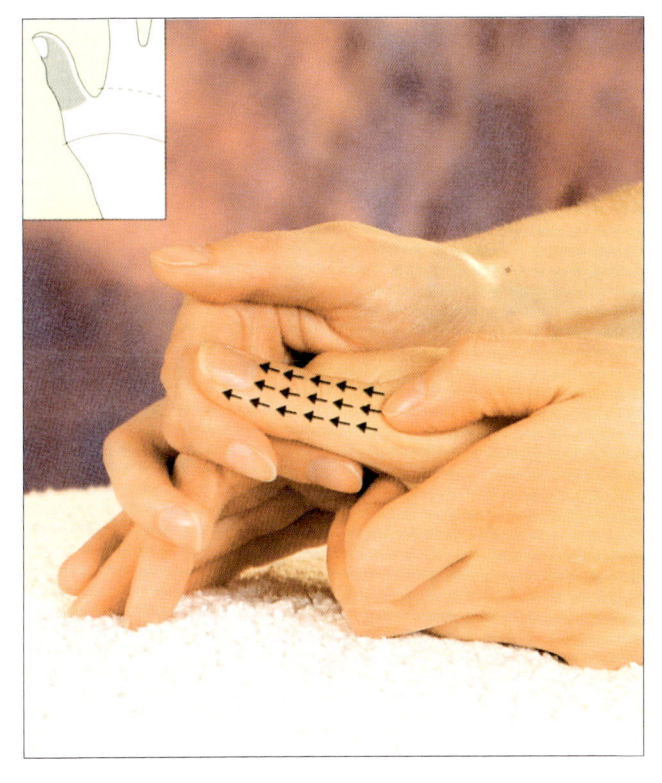

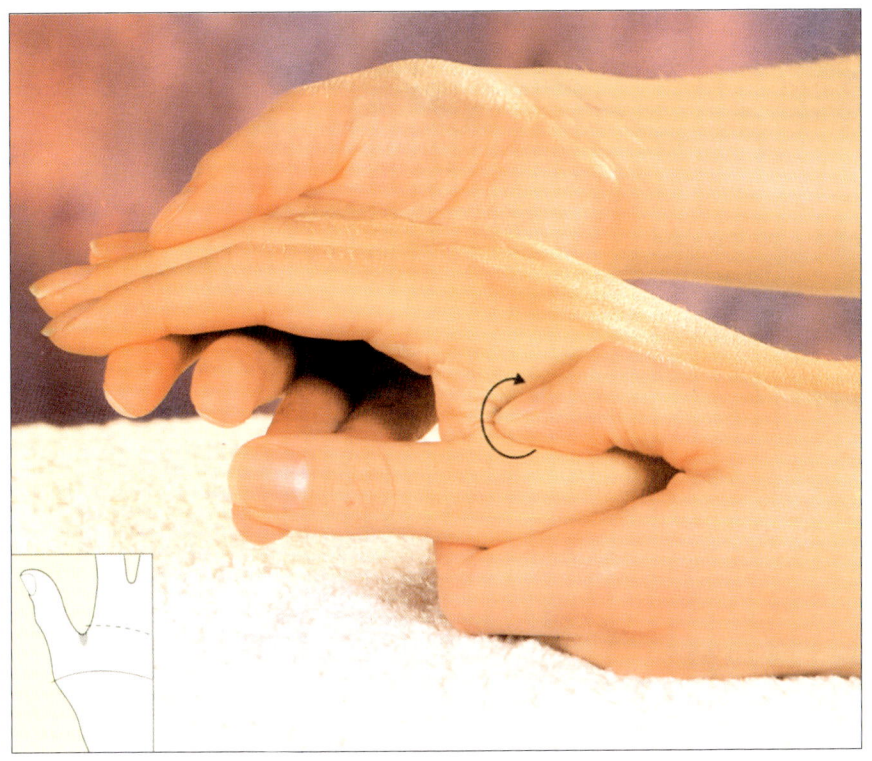

7 右手で患者の手を支えます。トリートメントをしている手の親指を患者の親指と人差し指の間の部分に置きます。ここに声帯の反射区があります。トリートメントをしている手の指で患者の親指を支え、数秒間声帯の反射区でやさしく親指を回します。この反射区は喉の異常で苦しんでいる人にとって大切な反射区です。この反射区が敏感な患者の場合、反射区は痛みを伴い、クリクリした感じがあります。そのような場合は圧力を減らしてください。クリクリする感じがなくなるまでトリートメントをします。

手にある頭と頸の反射区 ◀ 53

8　声帯の反射区のトリートメントを終えたら患者の手を裏返します。今度は患者の手背を右手で支えます。副鼻腔の反射区は親指を除く4本の指の前部と横の部分にあり、ここをサム・ウォーキングで少しずつ平行移動します。

9　手の位置をかえます。人差し指の付け根に右手親指を置き中央部に沿って中指付け根へとサム・ウォーキングします。ここが目の反射区です。

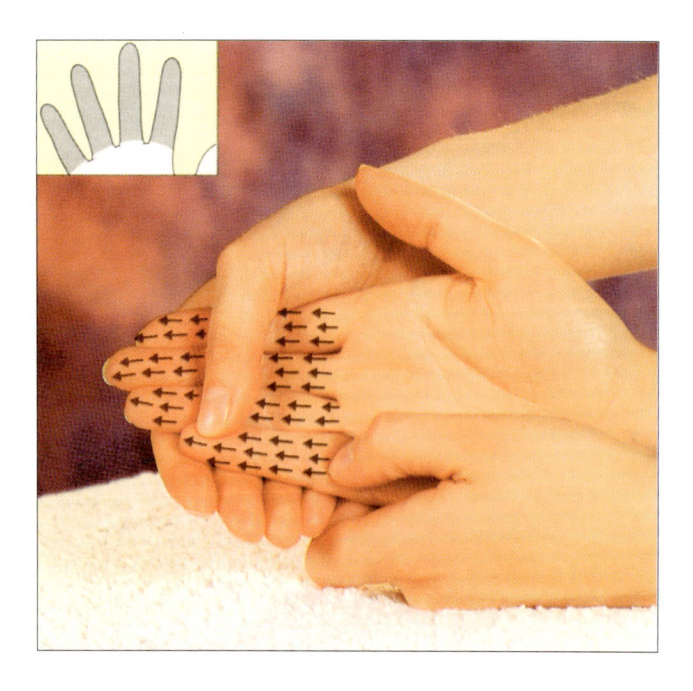

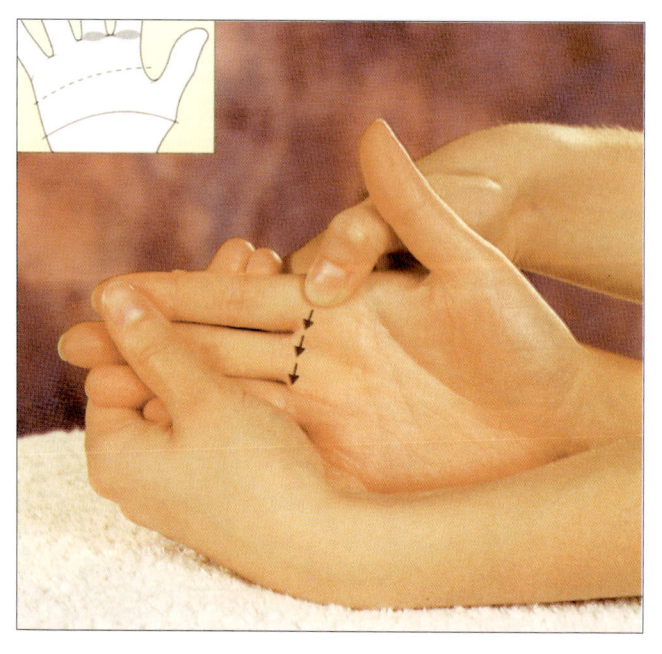

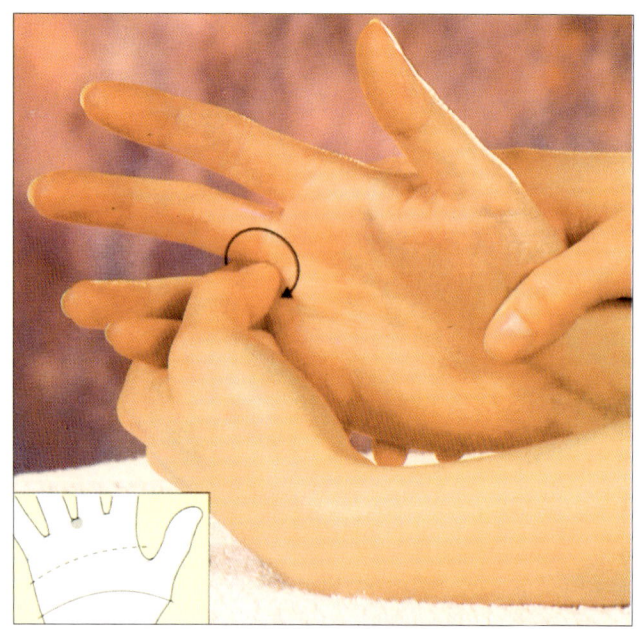

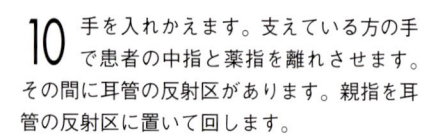

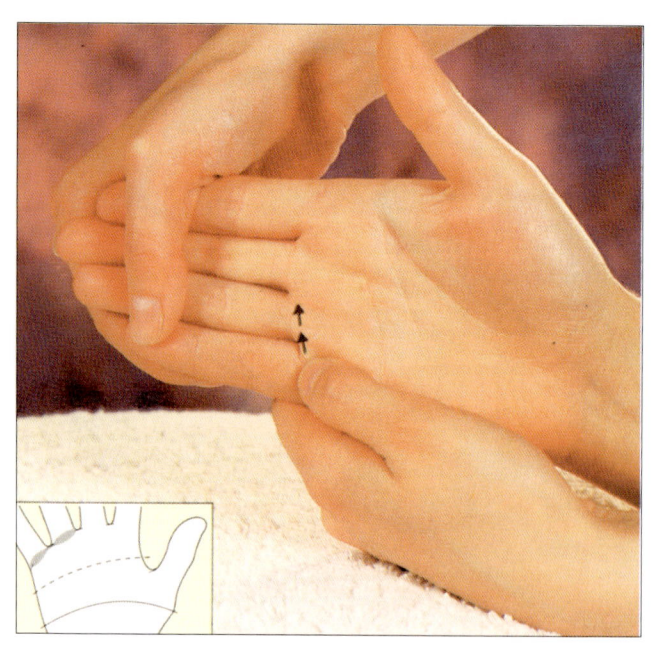

10　手を入れかえます。支えている方の手で患者の中指と薬指を離れさせます。その間に耳管の反射区があります。親指を耳管の反射区に置いて回します。

11　耳の反射区をトリートメントするには、支えている方の手で患者の指を少し後ろに反らせます。患者の小指横の部分から中指付け根にかけてサム・ウォーキングします。

12 甲状腺の反射区は親指の指骨の基部あたりにあります。右手で親指を反らすようにします。左手の指を患者の手の下において、手の横の部分から反射区をサム・ウォーキングします。

13 引き続き右手で親指を支持しながら、左手の親指を副甲状腺の反射区で回します。副甲状腺上部反射区は甲状腺反射区の内側上部にあり、下部反射区は甲状腺反射区の内側下部にあります。

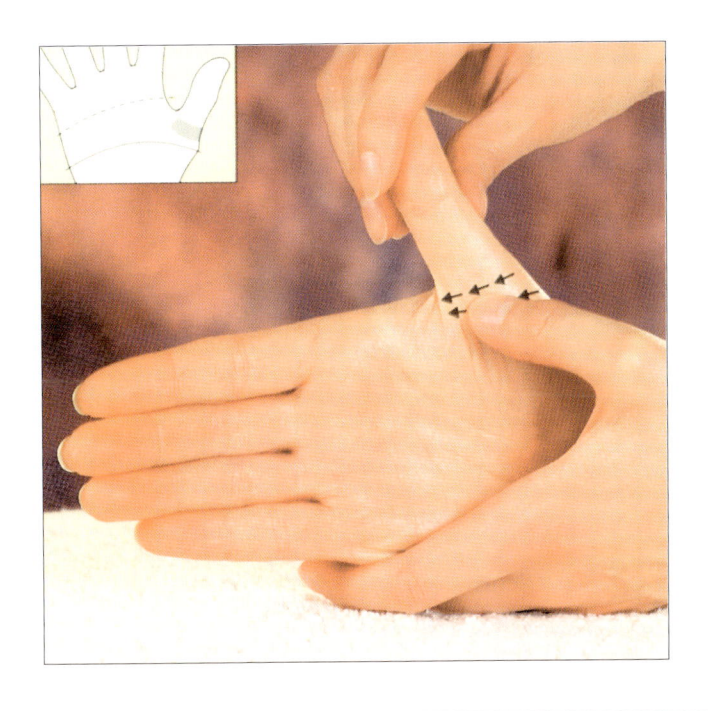

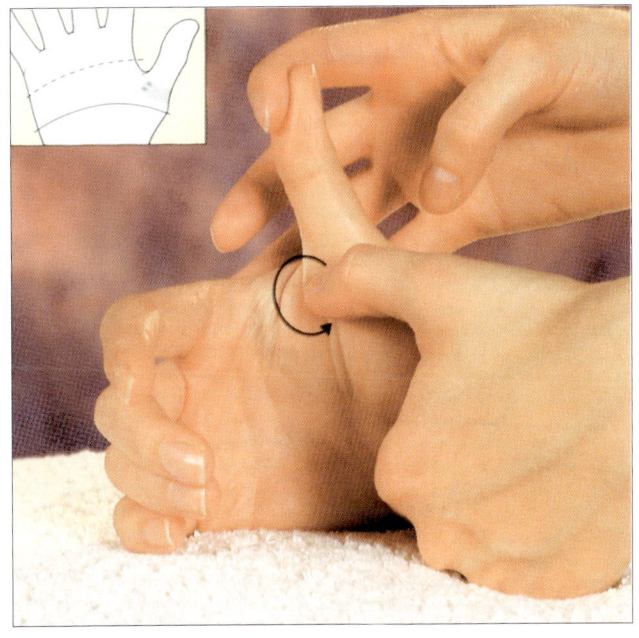

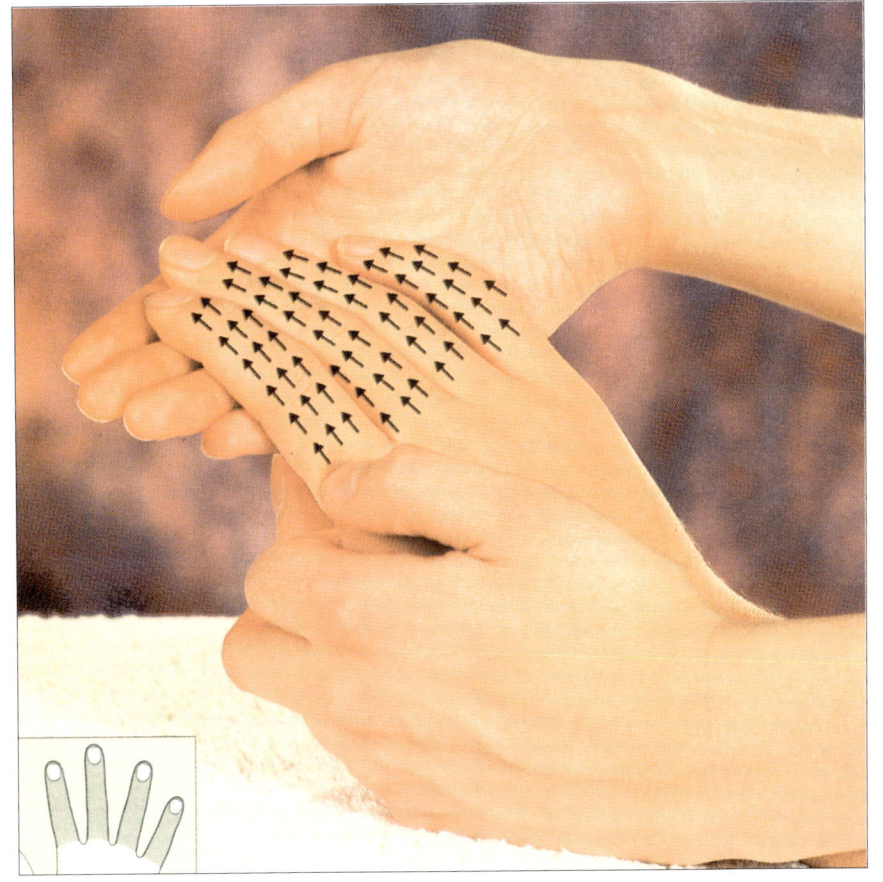

14 患者の手掌を下に向けてスツールに置きます。右手を指の下において患者の手を支えます。トリートメントをしている方の手で、歯の反射区をサム・ウォーキングします。患者の親指を除いた4本の指の背側に、先端に向かって平行移動を繰り返します。人差し指から始め小指までトリートメントします。門歯の反射区は親指と人差し指の背側ですが、親指は顔の反射区でもあり、すでにトリートメントは済んでいます。犬歯の反射区は人差し指の背側です。小臼歯の反射区は中指の背側です。第1、第2臼歯の反射区は薬指の背側です。第3臼歯、つまり親知らずの反射区は小指の背側です。

手にある頭と頸の反射区

肩と胸の反射区

　肩と胸に関連する反射区は両足と両手にあって、第1横軸ゾーン線と横隔膜を示す線との間に見られます。足と手の付け根から横隔膜の間の部分です。肩の反射区からトリートメントを始めます。それから腕、肘、肺の中の気管・気管支、胸腺、心臓、胸骨・肋骨と続けて、横隔膜の反射区で終了します。心臓の反射区は左足と左手にだけ現れますので、身体の左半分をトリートメントするときに施術します。異常が感じられる反射区は記録を取るようにしましょう。そうすれば一通りトリートメントが済んだ後その反射区に戻り、再度トリートメントをすることができます。反射区に痛みがある場合は、患者に過度の痛みを与えないように、弱い圧力を繰り返し続けて加えます。第3部で人は皆電磁場つまりオーラ内にいることを学びます。反射区に強い痛みがある場合、オーラ内でのトリートメント同様、たいてい反射区は望ましい結果を生みます。患者の足の皮膚にわずかに触れるだけで、親指が優れた働きをします。このやり方で足のいずれの部分にもトリートメントすることができます。

肩

　肩は球関節で、球関節を動かしているのは筋肉です。また球関節がきちんとした場所にあるのは多分に筋肉によるものです。肩の関節は上腕部の骨つまり上腕骨と、肩の扁平骨つまり肩甲骨で構成されています。肩の痛みの原因はさまざまで、関節そのものに起因しない場合も多いです。痛みの原因としては、関節炎、腱炎、棘上筋症候群、五十肩などいろいろ考えられます。

腕と肘

　腕は上腕骨（肩の関節を肘の関節に連結）、橈骨と尺骨（肘と手首を連結）、そして手首で前腕につながっている手で構成されています。テニス肘、関節炎など身体のこの部分に関連する痛みがあるときこの反射区は重要になってきます。

気　管

　気管は空気が出入りする管で、長さ約12㎝、直径2.5㎝です。気管は食道より身体の前面を通り、第4胸椎の後あたり、つまり心臓の一番上の部分とほぼ同じ高さの所で終わっています。そこで気管は2本に分かれ、そこからは気管支と呼ばれます。気管支の1本は右肺に、もう1本は左肺に入ります。気管はC型輪状の軟骨が多数並んでいて、この軟骨が気管の壁を支え、気管内をいつも解放して空気がよく通るようにしています。甲状腺峡部が気管の上部4つの輪状軟骨を横切っています。峡部は甲状腺の右葉と左葉を結び付けている細い甲状腺組織です。2本の気管支は何度も分岐を繰り返し、ついには気管支樹と呼ばれているものになります。

肺

　肺は右肺と左肺があり、この2つの肺は胸腔内に並んであります。円錐形をしていて、肺の色は灰色をおびています。左肺は右肺よりわずかに小さく、深い切りこみによって2つの葉にわかれています。右肺は3つの葉にわかれています。両肺とも胸膜という薄い膜で覆われています。各肺につながる気管支は分岐して細気管支となり、ついには肺胞と呼ばれる小さな空気の袋となります。

肺胞により肺はスポンジ状を呈します。息を吸い込むと胸腔は広がり、伸び縮みする肺は広くなったスペースを空気で満たすために広がります。息を吐き出すと胸郭は元の大きさに戻り、空気は肺

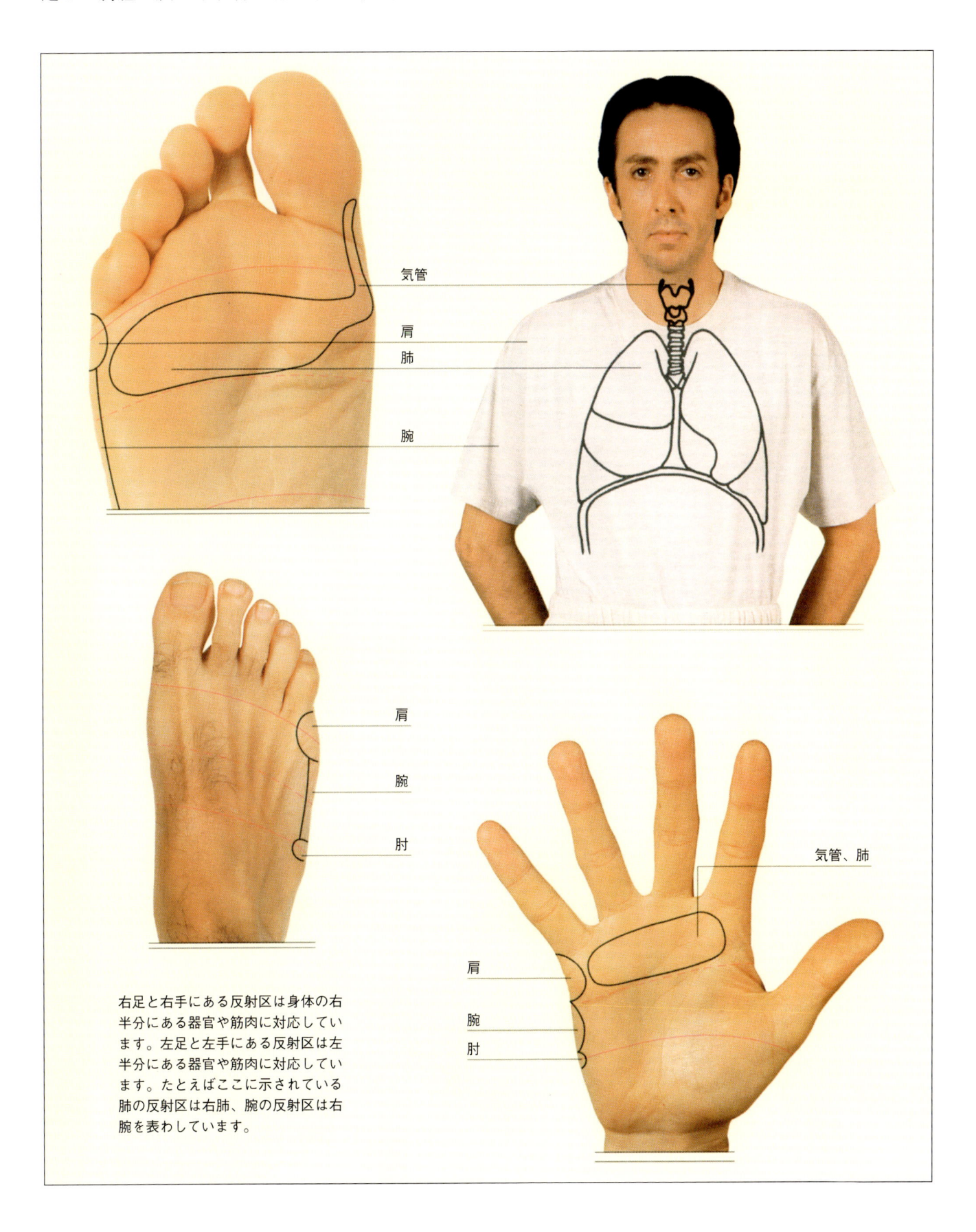

気管
肩
肺
腕

肩
腕
肘

気管、肺

肩
腕
肘

右足と右手にある反射区は身体の右半分にある器官や筋肉に対応しています。左足と左手にある反射区は左半分にある器官や筋肉に対応しています。たとえばここに示されている肺の反射区は右肺、腕の反射区は右腕を表わしています。

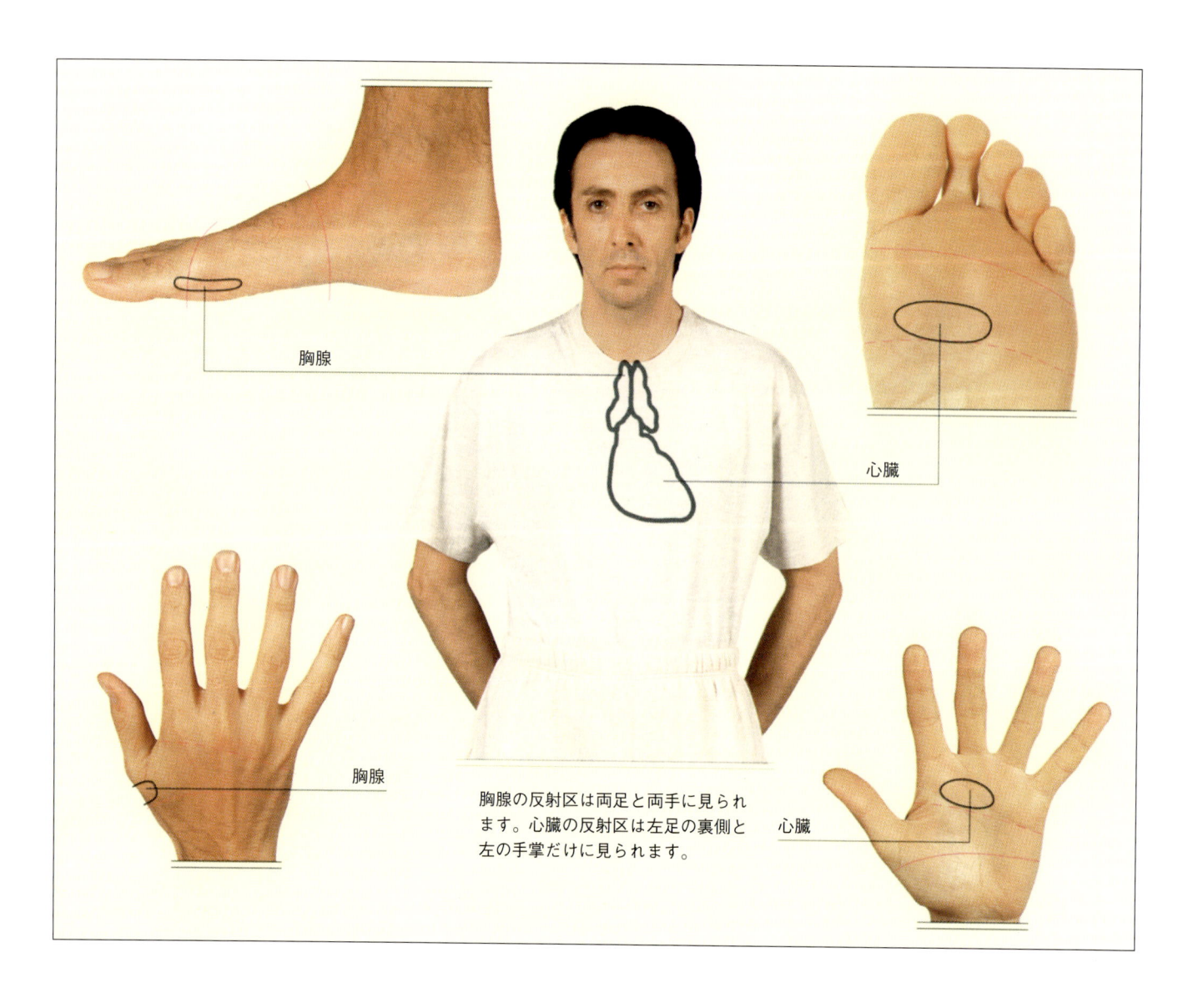

胸腺の反射区は両足と両手に見られます。心臓の反射区は左足の裏側と左の手掌だけに見られます。

から押し出されます。鼻呼吸することが大切です。鼻にある細かな繊毛がフィルターの役目をしています。呼吸器系疾患に、肺の反射区は重要です。

胸　腺

胸腺は胸腔の中にあり、胸骨の後、心臓の前、右肺と左肺の間に位置します。胸腺は主としてリンパ組織からなり、リンパ球（白血球の一種）の生成に関与します。

出生時において胸腺は比較的大きく、思春期まで大きくなり続けます。胸腺は免疫システムの発育を助長すると考えられています。思春期以降胸腺は次第に小さくなり退化します。幼児期に生成されるリンパ球は自分（自己）と異物（非自己）を識別し、身体を病気から守る働きをします。

免疫システムが正しく働かないとき、特に思春期前の子供の場合、胸腺の反射区は重要です。

心　臓

心臓はほぼ筋肉でできた円錐形の器官で、循環器系の中心臓器です。心臓は胸のほぼ中心にあり、心臓の3分2は胸骨の左側にあり、残りの3分の1は右側にあります。心臓は基本的に2つの隣り合ったポンプからできていて、血液は心臓の右側から出て肺へと送り出されます。肺では不用物質のうちの炭酸ガスが除かれ、酸素が取りこまれます。新しく酸素を取りこんだ血液は心臓の左側に戻り、そこから全部の器官と組織に送り出されます。全身に血液を送り出すことは大変な仕事なので、心臓の左側は右側より大きく力強い動きをします。

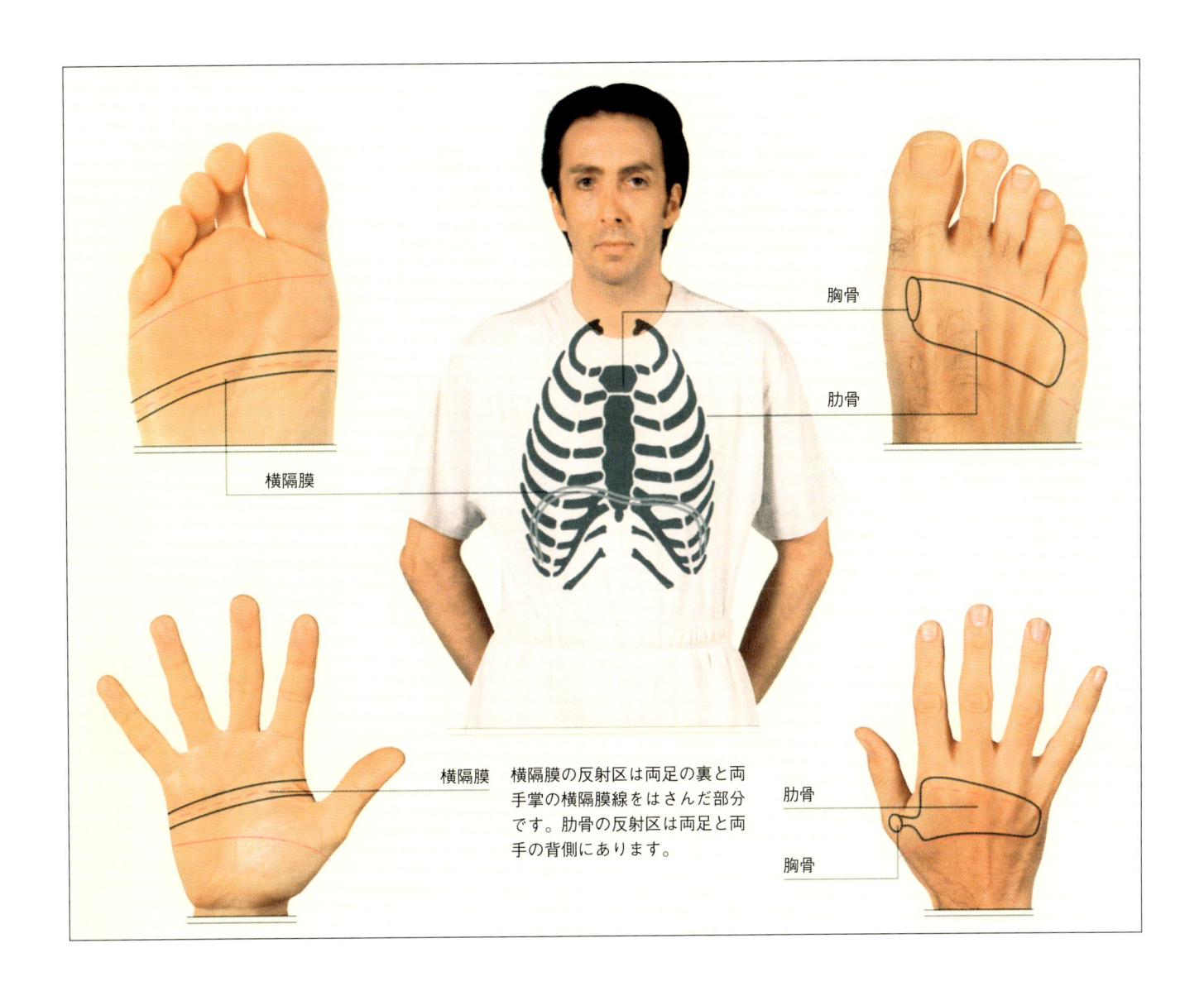

横隔膜の反射区は両足の裏と両手掌の横隔膜線をはさんだ部分です。肋骨の反射区は両足と両手の背側にあります。

心臓疾患や循環器系の病気には、この反射区をトリートメントすることが大切です。

肋　骨

　肋骨は12対あり、胸腔を形作っています。上位7対の肋骨は胸骨と細長い軟骨で関節的連結をしており、真性肋骨と呼ばれています。その下の3対は胸骨と直接はつながっていないので、仮肋と呼ばれています。11対、12対目の肋骨は胸骨とつながっていないので、遊離肋骨と呼ばれています。肋骨はすべて脊柱と関節でつながっています。

胸　骨

　胸骨は扁平な細い骨で、長さは約15cmです。胸骨は胸郭の前面の中心にあります。胸骨には肋骨や筋肉がつながっています。肋骨と胸骨の反射区は肋骨や胸骨に損傷が起きた場合重要になります。

横隔膜

　横隔膜は胸腔と腹腔の境にある大きなドーム状の仕切り壁で、呼吸にとって大切な役割を果たしています。横隔膜は筋肉と膜からなり、胸腔に付着しています。付着しているところは胸骨の下端前面、肋骨の下位6本（両側）、そして腰椎骨の上位2本などです。空気を吸いこむと横隔膜は扁平になるまで下方に引っ張られ、吐くとき横隔膜と胸の筋肉は緩みます。裂孔ヘルニアや呼吸器系疾患があるとき、横隔膜の反射区は重要になります。

足にある肩と胸の反射区

　頭と頚の反射区については既に学習しました。ここでは肩と胸の反射区について学習します。肩と胸の反射区はすべて横隔膜の線より上に現れます。横隔膜の線の位置を見つけるには、親指付け根の下にある膨らんだ部分の一番下を通って足底を横切る線を想像します。肺の反射区をトリートメントするときに、皮膚の下に固いものを感じるときがあるかもしれません。原因として空気の汚染や患者のタバコの吸い過ぎが考えられます。定期的にトリートメントを受ければ症状を改善することができます。

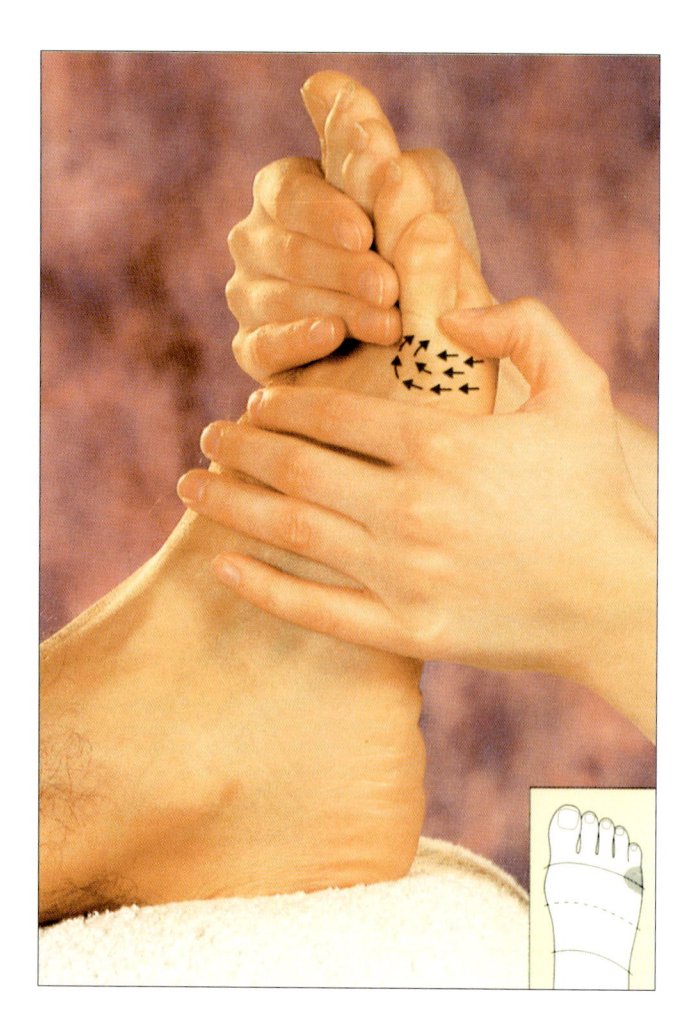

1 肩の反射区からトリートメントを始めます。反射区は小指の付け根から脇の部分にかけてあります。足を右手で支え、トリートメントをしている手の親指を小指の付け根の外縁に置いてください。それから半円を描くようにサム・ウォーキングを繰り返します。やり残した部分のないようにトリートメントします。反射区に痛みがある場合はトリートメントの時間を少し長くします。

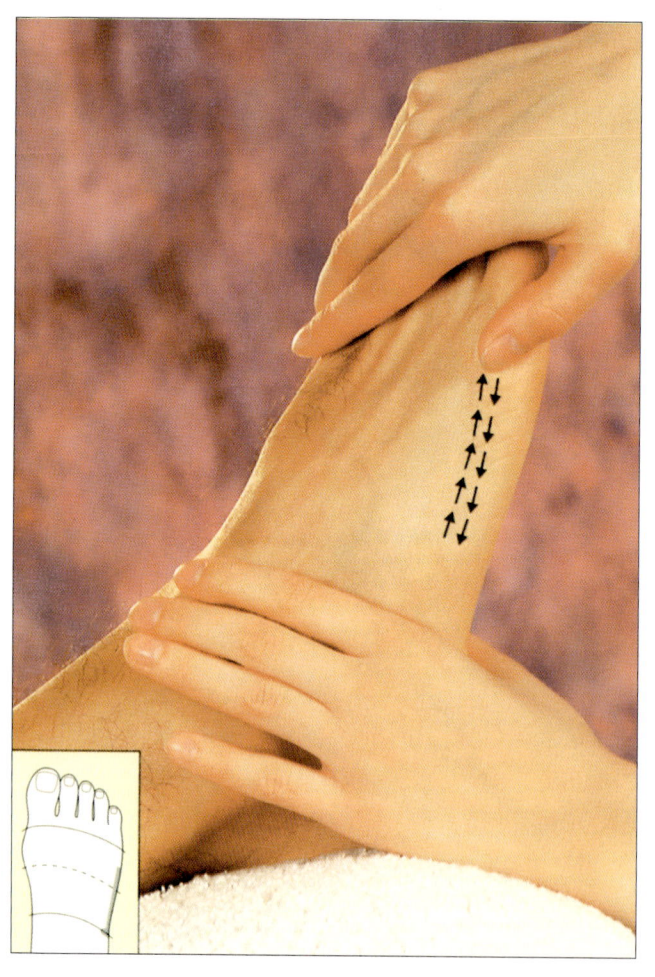

2 腕と肘の反射区は足の脇の部分と背側にあり、肩の反射区から第5中足骨の脇の部分にかけてあります。支えている手が足首関節の上で休めるように手をかえてください。右手の指を足背におきます。脇の部分から始めて反射区をサム・ウォーキングで下行します。それから手をかえ左手でサム・ウォーキングしながら反射区を上行します。

3 左手で足と指を支え、気管の反射区をトリートメントします。親指付け根の正中線に近い脇の部分から膨らんだ部分の正中線側端にかけてサム・ウォーキングします。

4 右肺の反射区は右足の第1から第5までの全部の縦軸ゾーンに現れます。左肺の反射区は左足にあります。反射区を横方向にサム・ウォーキングを繰り返します。

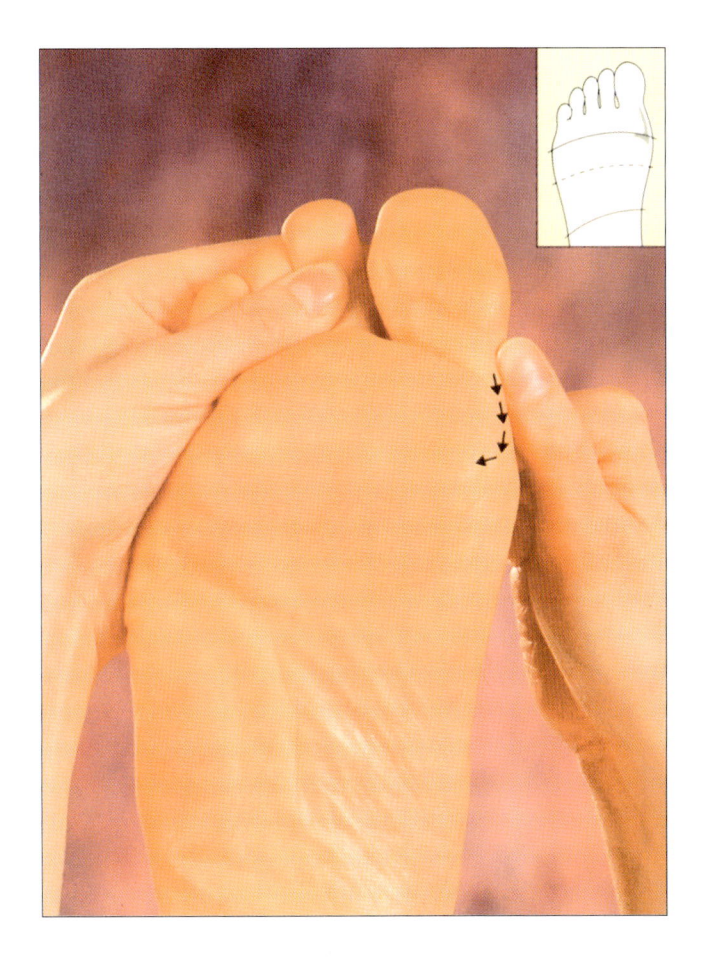

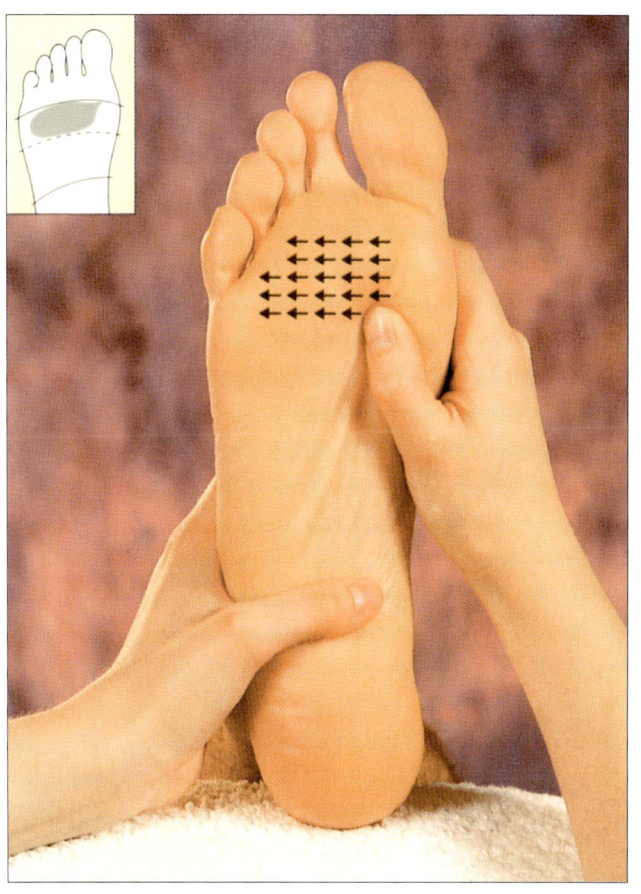

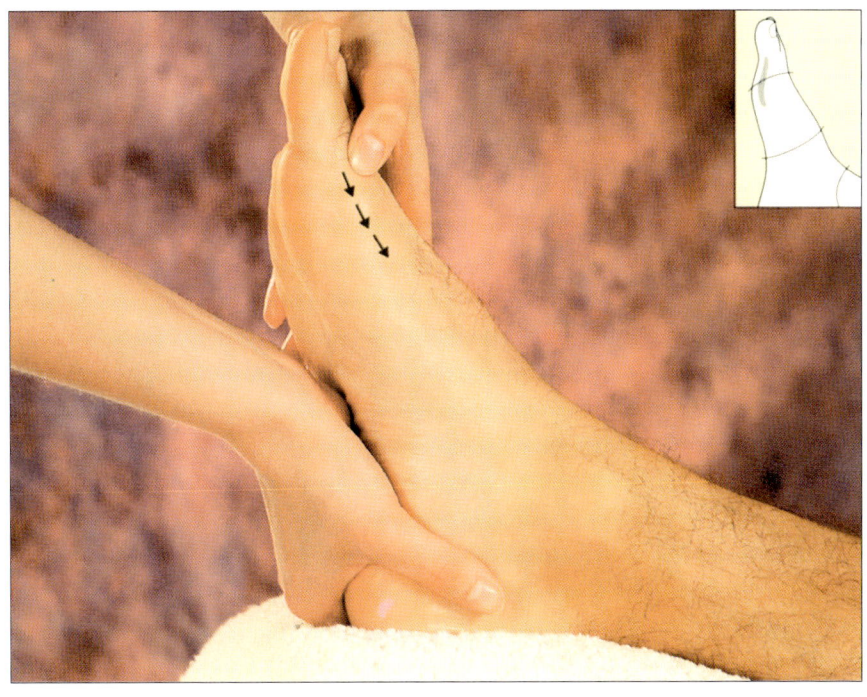

5 胸腺の反射区をトリートメントするには手をかえて支える方の手で足のかかとを包むようにします。親指は内側にきます。左手でやさしく足を施術者の方へ曲げてください。左手親指を足の第1縦軸ゾーン前部に置きます。親指付け根の側面から始めます。付け根から第3指骨の端まで足の前部をサム・ウォーキングします。胸腺は免疫システムの一部であり、胸腺の反射区は思春期前に最も大きな働きをします。

足にある肩と胸の反射区 ◀ 61

6 心臓の反射区は左足だけに見られます。右手で足を支えます。中足骨の第2、第3縦軸ゾーンの部分をサム・ウォーキングします。

7 トリートメントをしている指を足背にある肋骨の反射区に持って行きます。支えている手の親指は足底になります。第5中足骨から始めてフィンガー・ウォークで足を横切るようにします。

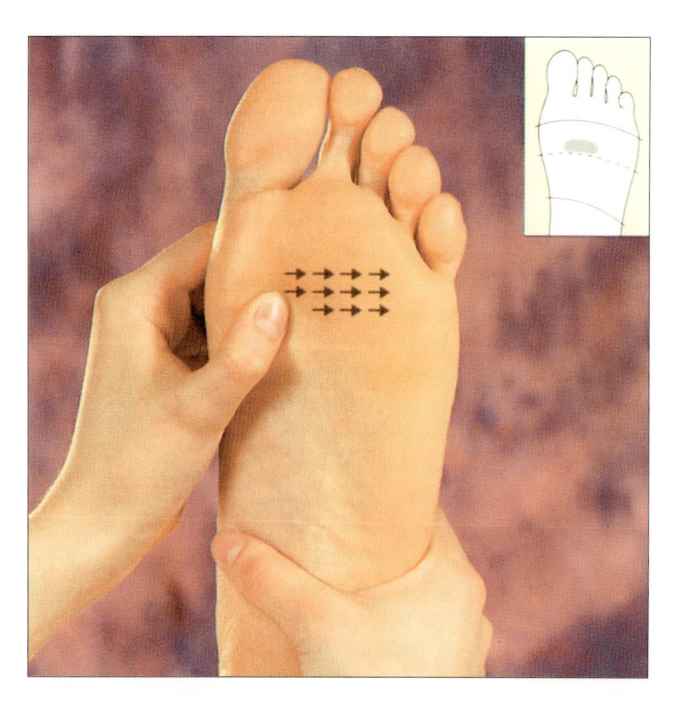

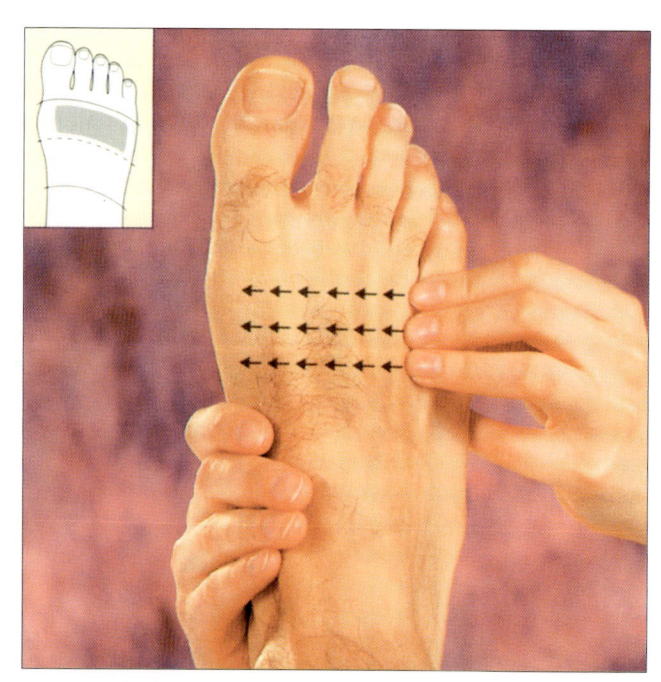

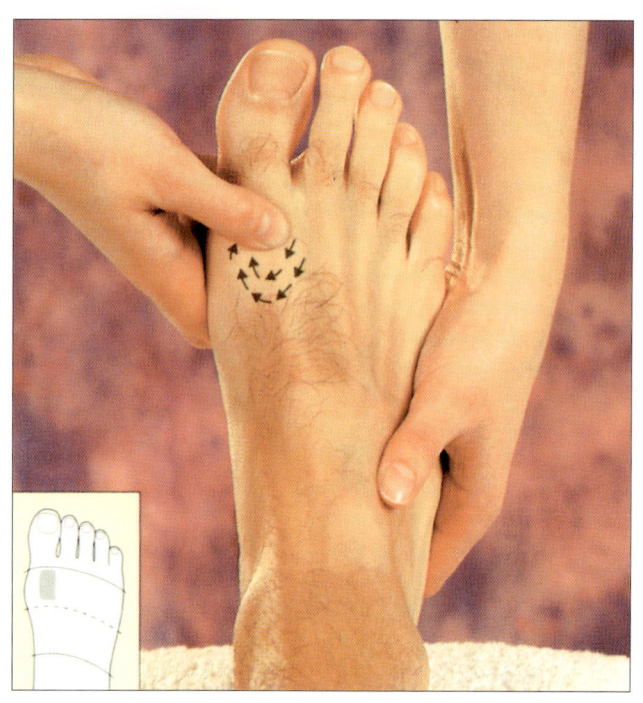

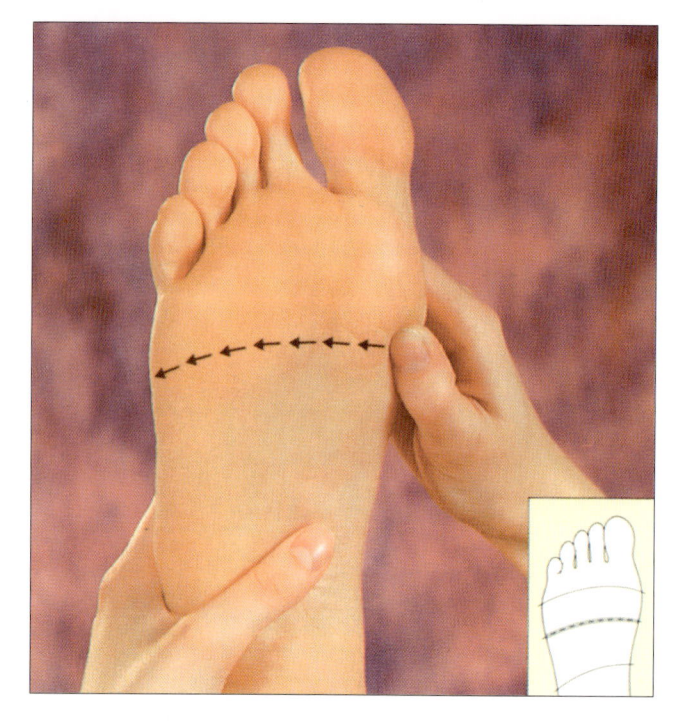

8 足を左手で支えます。右手親指を足の親指の背側付け根の下あたりに置きます。第1縦軸ゾーンのここに胸骨の反射区があります。このあたりをやさしくサム・ウォーキングします。

9 足にある肩と胸の反射区で最後にトリートメントするのは横隔膜の反射区です。右親指で反射区をトリートメントします。横隔膜の反射区は足を横切っている横隔膜の線をはさんで両側にあります。親指下の膨らんだ部分の下から始めます。

62 第2部／段階的トリートメント学習法

手にある肩と胸の反射区

手において肩と胸の反射区は指の付け根と横隔膜の線との間にあります。横隔膜の線は手掌上位4分の1の所を横に走っています。親指の位置は個人差があるので、横隔膜の線は通常示されていません。しかし手の反射区は足の反射区よりずっと小さいので、反射区を探すときには足より正確さが必要です。心臓の反射区は左足と左手だけに現れることを忘れないようにしましょう。心臓疾患を患っている人にとって、この反射区への働きかけは効果があります。

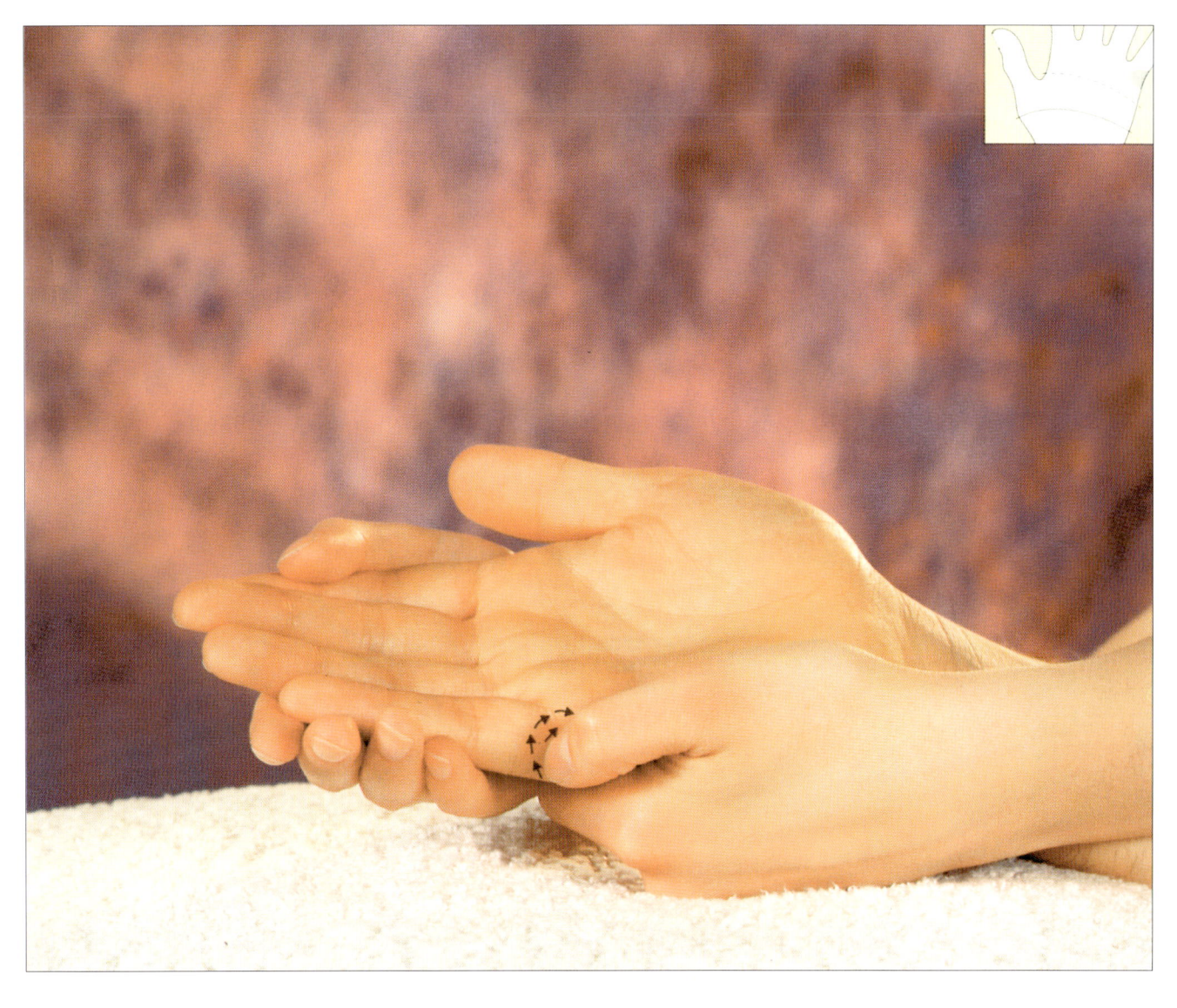

1. 肩の反射区のトリートメントから始めます。反射区は小指の付け根のあたりで、脇の部分から背側にかけてあります。手背を右手で支えます。さらに、トリートメントをしている手の指を患者の手の下に置いて患者の手を支えます。親指で小指の付け根あたりに数回圧力を加えます。

2 肩の反射区のトリートメントが済んだら、手をかえます。患者の手を支えている左手で患者の手を自分の方へ傾けます（写真上段）。右手親指を肩の反射区の側方へ置きます。腕と肘の反射区がそこから始まっています。腰線の所までサム・ウォーキングします。手の位置を再びかえます（写真中段）。左手親指でスライディングしながら反射区をさかのぼります。

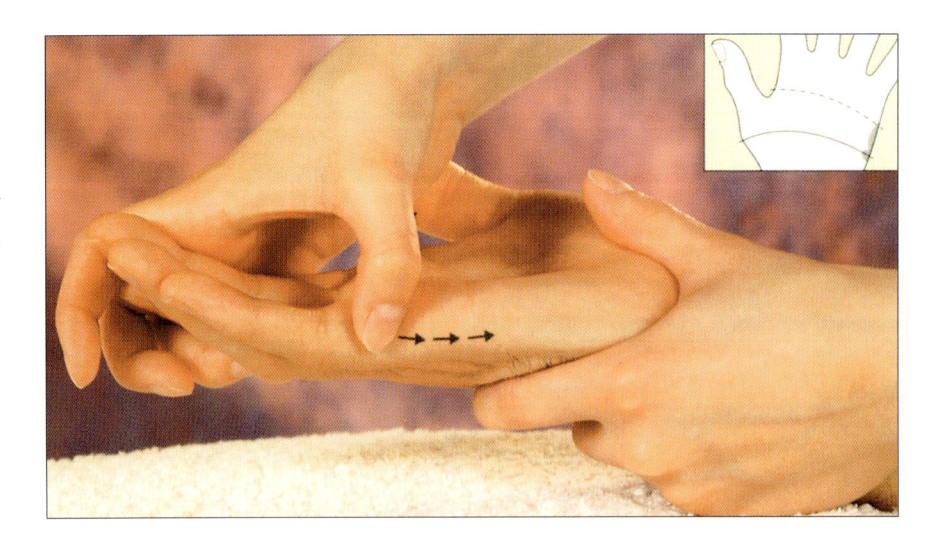

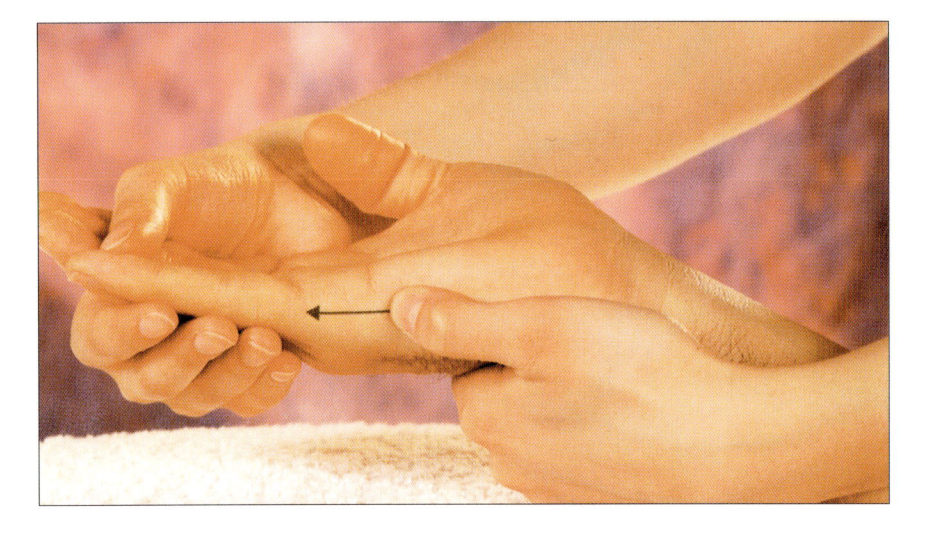

3 患者の手背を、左手とトリートメントをしている手の指で支えることができるように再度手をかえます（写真下段左）。トリートメントをしている手の親指を人差し指の付け根部分の側方に置きます。ここから肺の反射区が始まります。第2縦軸と第5縦軸ゾーンの間かつ指の付け根と横隔膜線との間の部分をサム・ウォーキングします。

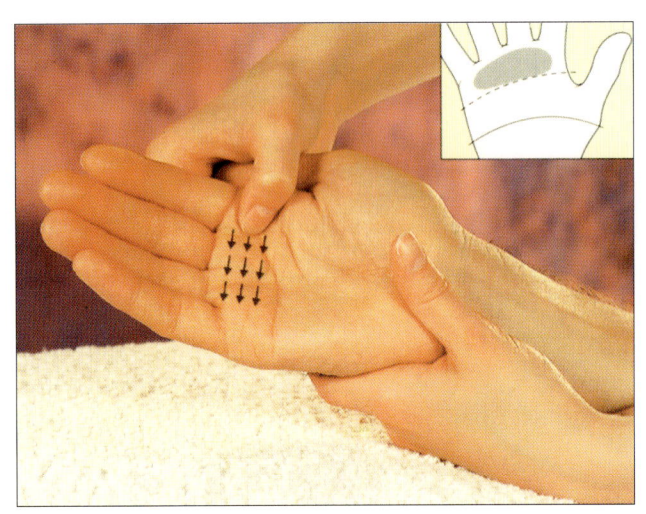

4 胸腺の反射区は親指付け根の膨らみの内側2分の1のところにあります（写真下段右）。患者の手を裏返してください。右手で患者の手掌を支えます。反射区をサム・ウォーキングします。

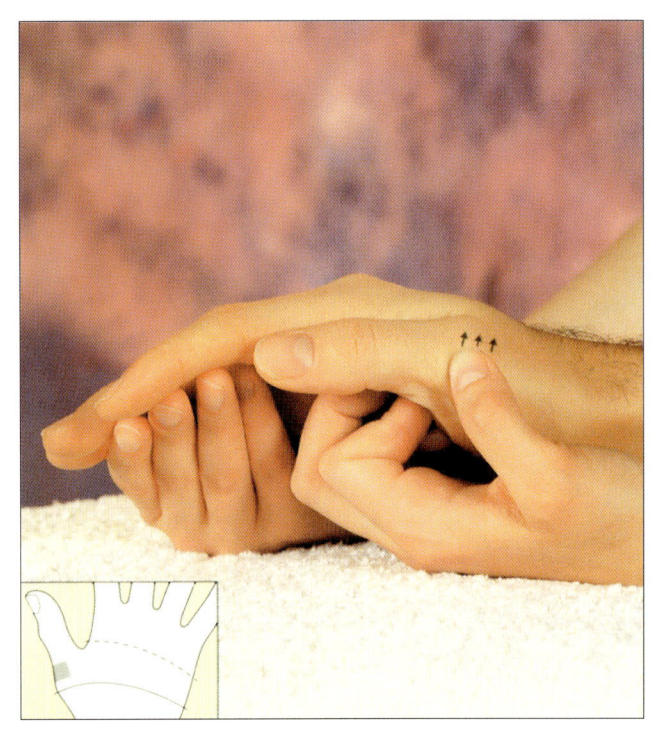

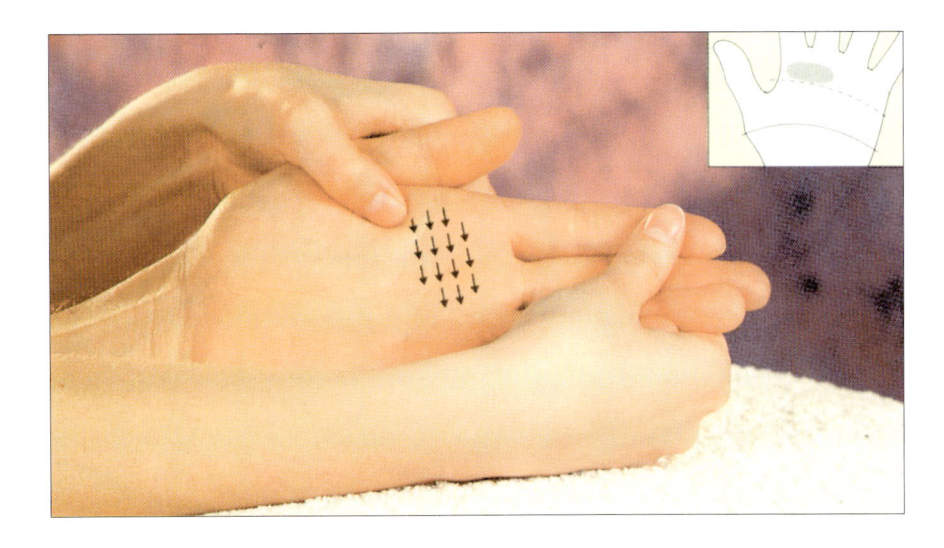

5 胸腺の反射区の次は、心臓の反射区をトリートメントします。心臓の反射区は左の手掌にあります。第2ゾーン、第3縦軸ゾーンの横隔膜線の上にあります。患者の手背を右手で支え、反射区をサム・ウォーキングします。心臓の反射区は左だけに現れることを忘れないようにしてください。

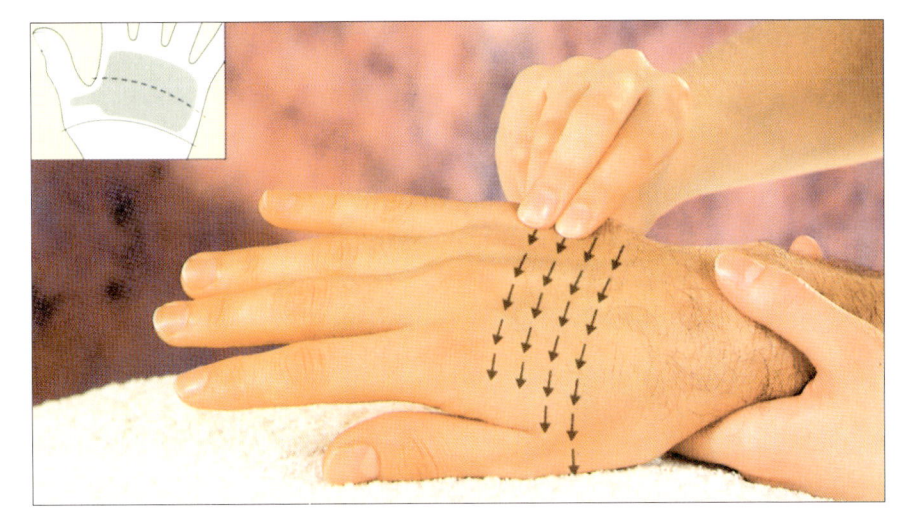

6 次は肋骨の反射区です。手背の第1〜5縦軸ゾーンにまたがっていて、指の付け根から横隔膜線までの部分です（写真中段）。患者の手を左手で支え、右手の人差し指と中指で反射区全体に圧力を加えます。

7 最後に胸骨の反射区をトリートメントします（写真下）。第1縦軸ゾーンにあり、かつ中手骨の骨頭部内側端にあります。支える手の位置は肋骨の場合と変わりません。胸骨の反射区で右手親指をやさしく回してください。

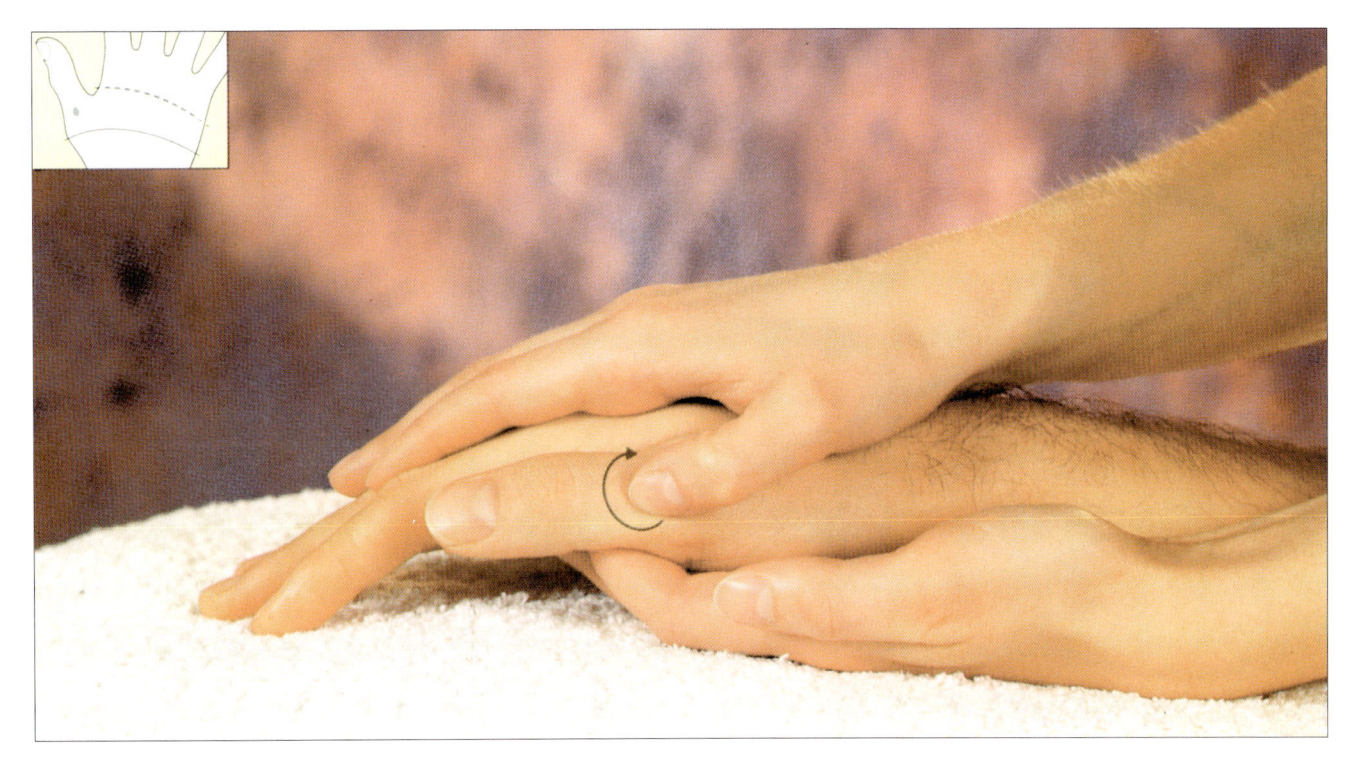

手にある肩と胸の反射区 ◀ 65

腹部の反射区

腹部の反射区は第2横軸ゾーンの横隔膜線から下の部分と第3横軸ゾーンに現れます。骨格から見ると、足では中足骨の下位半分から踵骨の上部までの部分にあたります。手は中手骨の下位半分から手根骨までの部分となります。腹部の反射区には消化器系の反射区がすべて含まれます。各臓器の機能については以下に説明があります。ここに説明のない腹部臓器については下半身の反射区（84ページ）を参照してください。ここでは関連する反射区が足や手の中央部分に現れる腹部臓器を扱い、脇の部分に現れる腹部臓器については84ページで説明します。84ページに説明のある反射区へのトリートメントは、両足底や両手掌へのトリートメントが済んでから行います。

腹腔神経叢

脊髄神経の前枝は（2つを除いて）身体のそれぞれの構造に直接届いているわけではなく、近くの神経とつながることによって身体の両側にネットワークを作っているのです。そのような網状組織を叢と呼びます。腹腔神経叢は神経が太陽の光のように放射状に走っているために太陽神経叢とも呼ばれており、胃の後側にあります。緊張やストレスを和らげてリラクゼーションが必要な場合にこの反射区は大切です。

肝　臓

肝臓は身体の中で一番大きな器官です。腹部の上部、横隔膜のすぐ下にあって、大部分は身体の右側に位置します。右葉と左葉に分かれていますが、右葉は左葉より大きく、左葉は先細りの形をしています。肝臓はまるで化学工場のように複雑な働きをしています。小腸から来た毒素を解毒し、消化を進める胆汁を生産し、ビタミンやグリコーゲンを蓄えます。肝臓はまた酵素、コレステロール、複合タンパク質、ビタミンA、血液凝固因子を生成します。さらに炭水化物、脂肪、タンパク質の代謝にも関係があります。体内の毒素があまりにも増えたり、肝炎や黄疸の場合、肝臓の反射区は重要になります。

胆　嚢

胆嚢は長さ約7.5cmの袋状の臓器で、肝臓の右葉下面に付着しています。胆嚢の働きは肝臓で作られ、脂肪を分解する胆汁を貯蔵・濃縮することです。胆嚢の筋肉が収縮すると、胆汁は胆管を通り小腸へ注がれ、消化作用に参加します。胆石や脂肪の消化に問題がある場合、この反射区は重要になってきます。

脾　臓

脾臓は腹部の左上部にある非常に大きなリンパ腺です。リンパ球（一種の白血球）を生成する他に、脾臓は古くなって変形した赤血球を血液から取り除いて破壊します。身体の防護力を高めたいとき、脾臓の反射区は重要になってきます。

食　道

食道は喉頭の奥から、首と胸を通り胃に続く筋肉からなる管です。飲食物を飲みこむと、飲食物は食道の筋肉のリズミカルな収縮によって食道を通り胃へと入っていきます。食道下部には筋肉の弁があり、筋肉が伸びて弁が開くと食べた物は胃へと入っていきます。一方弁は胃酸が食道へ逆流しトラブルを起こすのを防いでいます。飲食物を飲みこむのが困難な場合、この反射区は重要になってきます。

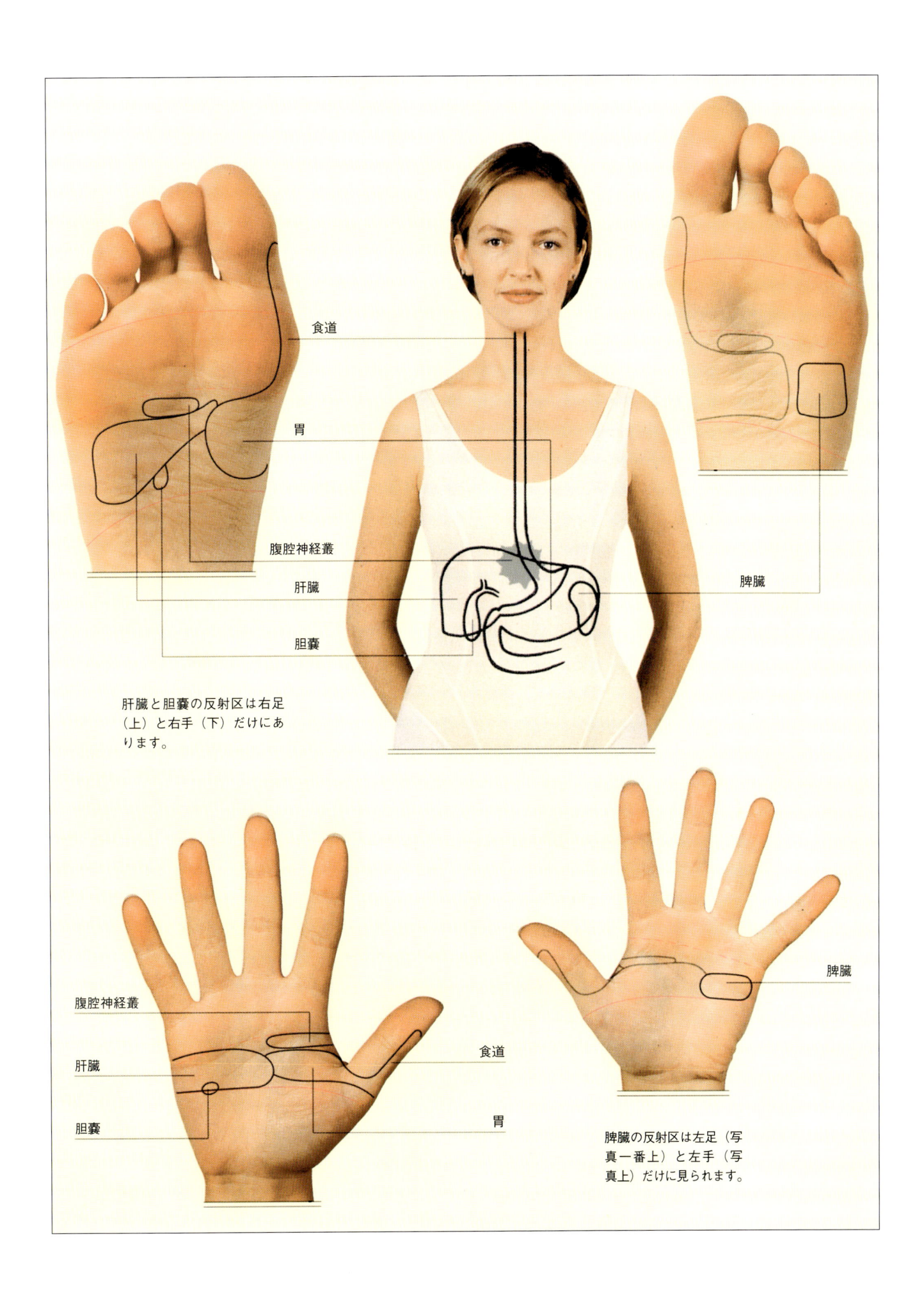

食道

胃

腹腔神経叢

肝臓

胆嚢

脾臓

肝臓と胆嚢の反射区は右足（上）と右手（下）だけにあります。

腹腔神経叢

肝臓

胆嚢

食道

胃

脾臓

脾臓の反射区は左足（写真一番上）と左手（写真上）だけに見られます。

腹部の反射区 ◀ 67

胃

　胃は肋骨下位の後ろにあり、大部分は身体の左側にあります。アルファベットのJに似た形をしています。下方には幽門があり、上方は食道とつながっています。食べた物が胃に入ってくると、胃壁の筋肉が力強く働き始め、塩酸と胃で生成される消化酵素と一緒に食べた物を砕き混ぜ合わせます。主な

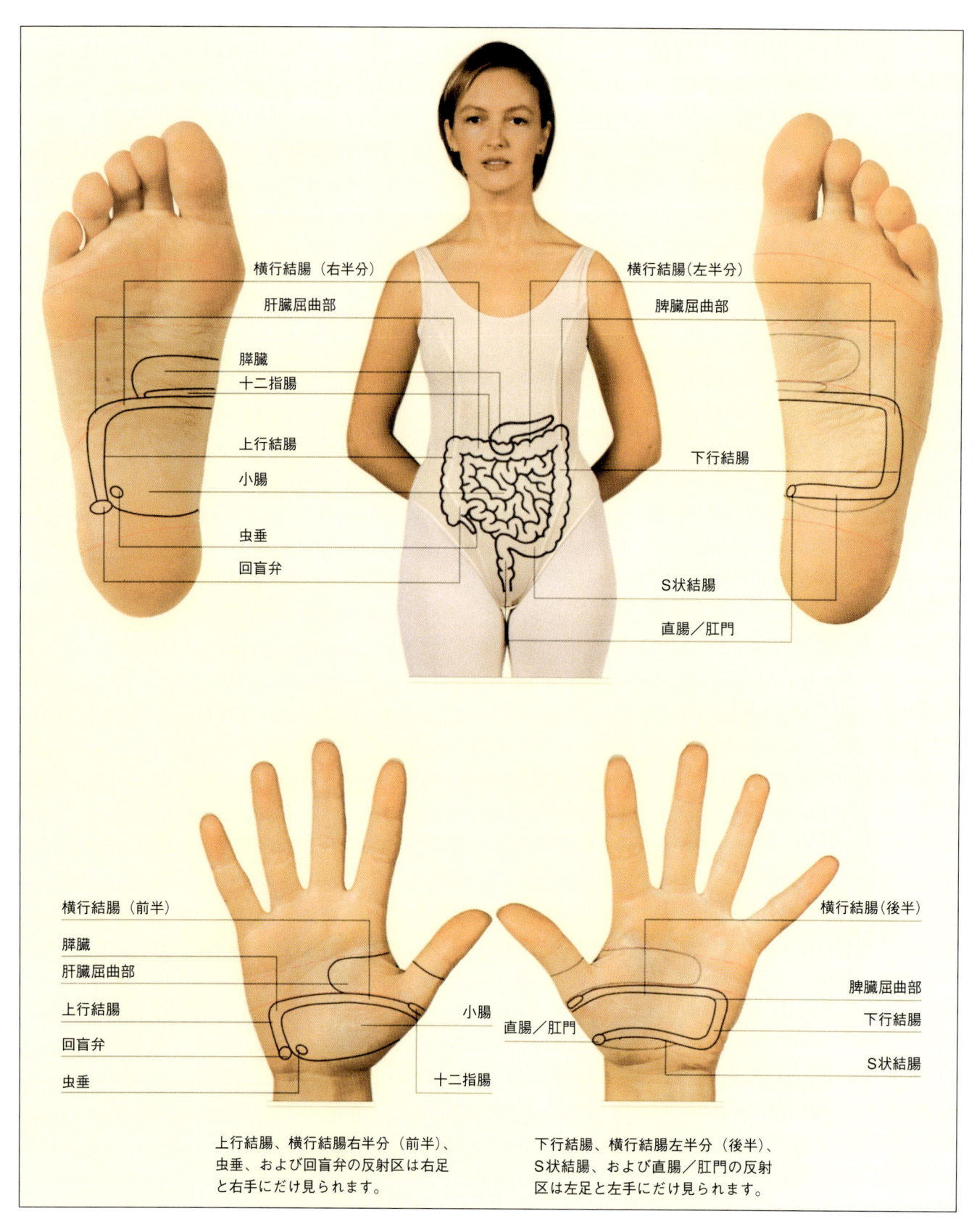

横行結腸（右半分）
肝臓屈曲部
膵臓
十二指腸
上行結腸
小腸
虫垂
回盲弁

横行結腸（左半分）
脾臓屈曲部
下行結腸
S状結腸
直腸／肛門

横行結腸（前半）
膵臓
肝臓屈曲部
上行結腸
回盲弁
虫垂
小腸
十二指腸

横行結腸（後半）
脾臓屈曲部
下行結腸
S状結腸
直腸／肛門

上行結腸、横行結腸右半分（前半）、虫垂、および回盲弁の反射区は右足と右手にだけ見られます。

下行結腸、横行結腸左半分（後半）、S状結腸、および直腸／肛門の反射区は左足と左手にだけ見られます。

消化酵素はペプシンで、肉のようにタンパク質を含む食物を分解します。ペプシンという消化酵素は酸が存在するときだけ活性のペプシンとなります。半ば消化された食物は次に幽門括約筋を通って十二指腸へと送られます。潰瘍、ガン、消化不良、胸焼けなど胃に問題がある場合、また一般的に消化器に問題があるときに重要になってきます。

膵　臓

　膵臓は胃の後方にあります。膵臓は消化を助けると同時にホルモンを分泌するという二重の役目を担う器官で、多くの枝分かれした管を有しています。内分泌器官としてランゲルハンス島細胞からなる小さな房はインシュリンを分泌します。インシュリンは糖の消費を亢進させ、糖尿病の治療に用いられるホルモンです。多くの食物にはグルコースが存在します。身体の細胞はグルコースを主なエネルギー源とします。細胞は必要なエネルギーを確保するため血液から十分なグルコースを吸収しなければなりませんが、インシュリンはこの吸収を亢進させます。インシュリンはまた肝臓の余分なグリコースを取り入れて蓄える働きを活発にさせます。一方消化器として多数の膵臓細胞は膵液を生成し、膵液は膵管を通って十二指腸に送られます。そこで膵液は炭水化物、タンパク質、脂肪を分解します。膵臓の反射区は消化器疾患や高血糖症、低血糖症、糖尿病などにとって重要です。

小　腸

　小腸は長さ約5〜6ｍの管で、十二指腸、空腸、回腸からなります。食物の栄養は、主にこの小腸で血流に吸収されます。半ば消化された食物が胃から十二指腸に送られてきます。十二指腸では酵素が分泌され、一方胆嚢からの胆汁、膵臓からの膵液などによって消化過程が進みます。小腸の壁の筋肉収縮で起こる蠕動によってどろどろになった食物は小腸内に運ばれ、食物の分子が十分小さくなると、それらは腸の薄い内面の粘膜の絨毛を通して血流へと取り込まれ、貯蔵と分配をつかさどる肝臓へと栄養物が運ばれます。小腸の反射区は消化器系に影響する疾病すべてに重要です。この種の疾病にはクローン病、小児脂肪便症や消化器系の異常があります。

虫　垂

　虫垂は芋虫のような形をした袋状の細い管で、長さはおよそ7.5㎝です。大腸の始まりの部分（盲腸）から突起しています。草食動物の虫垂は、人と比べると比較的大きく、消化過程で大切な役割を担っています。人においては、虫垂は人の進化を表わす痕跡器官にすぎません。この反射区は虫垂炎が疑われるとき重要になります。

回盲弁

　回盲弁は粘膜が隆起し、ひだとなったもので、小腸の回腸と大腸の間にあります。小腸の内容物が大腸に入る際、開口を調節し、また大腸から小腸へ内容物が逆流しないようにする役目を担っています。便秘で、この反射区は重要になります。

大腸（結腸）

　大腸は長さおよそ1.5ｍで、主として2種類の臓器で構成されます。結腸と直腸で、直腸はさらにいくつかにわかれます。上行結腸は腹部の右側を上に向かって行き肝臓の下あたりまで来ます。そこで左（肝臓屈曲）に折れ腹部を横切る横行結腸となります。横行結腸は脾臓の下端あたり（脾臓屈曲）まで来ると下へ折れ曲がります。そこからは下行結腸で、腹部の左側を下へ向かって行きます。最後の部分はＳ状結腸と呼ばれます。身体の真中あたりで内側へ曲がり直腸につながります。直腸は長さおよそ12.5㎝で、肛門へとつながっています。腸内の内容物から水分と各種の無機塩が結腸の膜状壁から血流へと吸収されます。食物の

副腎	
腎臓	
尿管	
膀胱	

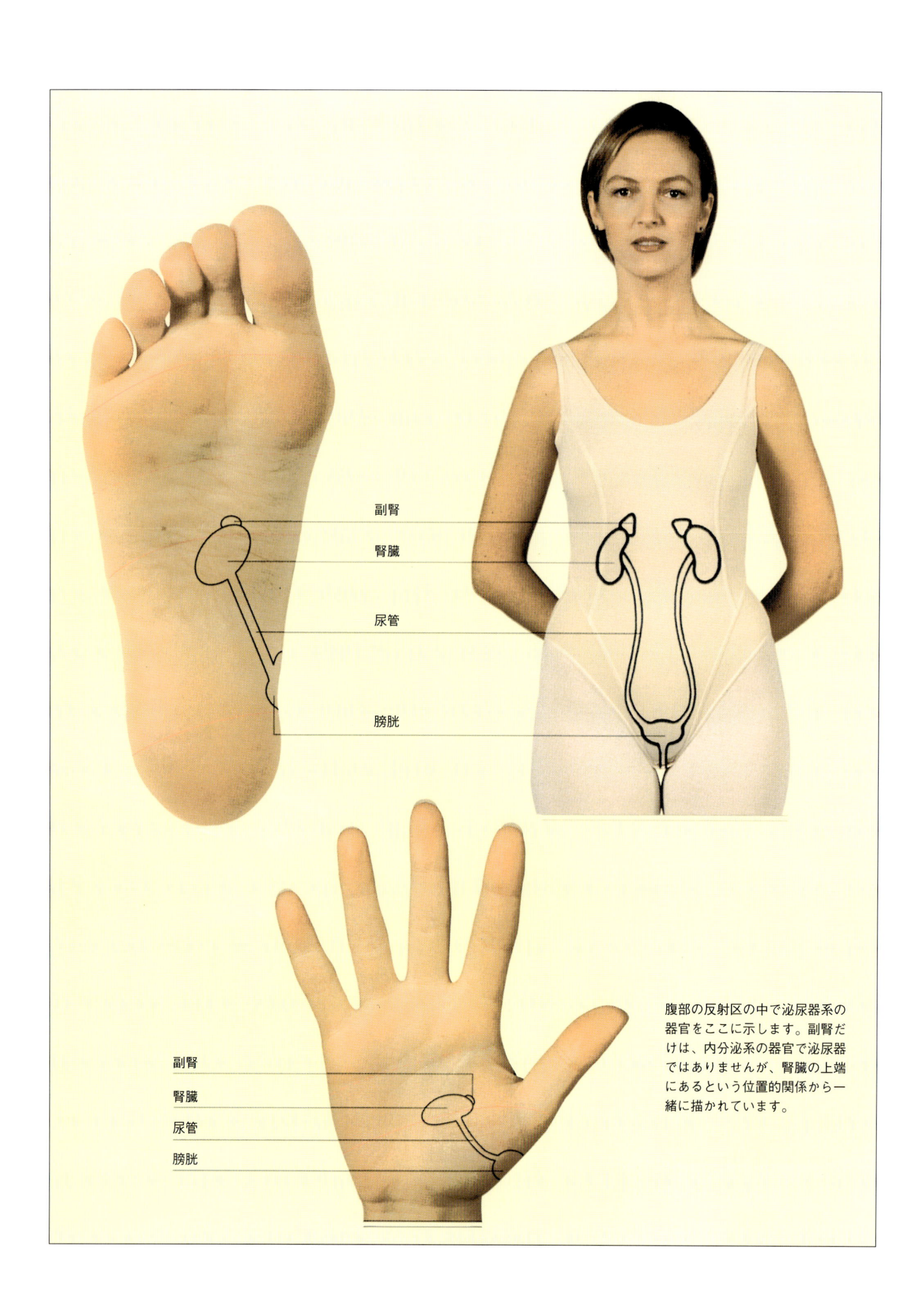

副腎
腎臓
尿管
膀胱

腹部の反射区の中で泌尿器系の器官をここに示します。副腎だけは、内分泌系の器官で泌尿器ではありませんが、腎臓の上端にあるという位置的関係から一緒に描かれています。

カスは適度に固くなって直腸へと移動し、そこから大便として排泄されます。この反射区は便秘、過敏性腸症候群、憩室症、潰瘍性大腸炎、下痢などのとき重要になります。

膀胱

膀胱は筋肉でできた袋で、骨盤腔の中にあります。腎臓から尿管を経て送られてきた尿をためておくところで、膀胱は男性では直腸のすぐ前、女性では膣の前、子宮の下にあります。膀胱の壁は弾力性があり柔軟で、尿がたまるにしたがって伸びます。排尿の際、括約筋はゆるみ膀胱は縮みます。尿管と膀胱の結合部には弁があり、膀胱が収縮するとき尿が尿管へ逆流するのを防いでいます。尿は膀胱から尿道を通って体外へと排出されます。男性の尿道は女性より長く、また精液の通り道でもあります。膀胱の反射区は膀胱炎を含め泌尿器系の疾病すべてにとって重要です。

尿管

体には左右2つの尿管があります。長さはおよそ25～30cmあります。腎臓から膀胱につながっており尿を輸送する機能を果たしています。この反射区は腎臓結石のような障害や尿路の感染症を起こしたとき重要になります。

腎臓

腎臓は内側でへこみを示すソラマメ状で、濃いえび茶色をしています。重さは約150gです。長さは約10cm、幅は約5cmあります。腎臓は腰の高さにあります。肋骨の最下位あたりに位置し、脊柱の左右に1個ずつあります。右の腎臓は左の腎臓よりやや低い位置にありますが、これは肝臓が上から右の腎臓を圧迫しているからです。両方の腎臓とも脂肪に包まれています。脂肪はクッションとなる一方腎臓を支える役もしています。腎臓に血液を供給している腎動脈は次第に細い血管へと枝分かれし、腎臓組織さらに濾過を行う部分へと入って行きます。血液は、細い血管が複雑に入り組んだ迷路部を通り次第に集合して太くなる血管内を流れ、腎静脈へと運ばれ、循環します。腎臓細胞はまた血圧の調節を行う物質を分泌します。腎臓への血液供給が減少すると、この物質はより多く分泌され、腎臓を流れる血液を増やすために血圧が上がります。左右それぞれの腎臓には腎糸球体と呼ばれるごく小さい濾過装置が100万個以上存在し、腎糸球体の中を血液が流れると、老廃物や余分な水分は取り除かれます。この濾液（尿のもとになるので原尿と呼ばれています）は腎糸球体から細長い管（尿細管）を通って腎臓の中心部へと流れます。尿細管は毛細血管に取り囲まれていて、体に必要な物質はこの毛細血管によって原尿から再吸収されます。尿細管を通りぬけると原尿は尿となり、さらに尿管を通って膀胱にためられます。腎臓の反射区は尿路系の感染症やあらゆる泌尿器系の疾病に重要な働きをします。

副腎

副腎は左右の腎臓の上端にかぶさるように付いている小さな三角形の器官です。副腎の内側を形成する髄質と外側を形成する皮質とからなります。皮質は腺細胞が層を成しています。髄質はアドレナリンとノルアドレナリンを分泌します。これらのホルモンには緊急時に身体がうまく対応できるようにする役割に加えて、心臓の働きや血圧を調節する大切な役割があります。皮質は構造は似ていても働きの異なる各種のステロイド・ホルモンを分泌します。副腎の反射区はホルモンのバランスが崩れたとき、ストレスがかかったとき、関節炎、喘息やアレルギー症状があるとき重要になります。

足にある腹部の反射区

　腹部の反射区は足裏の腰線の両側に現れます。反射区の図をよく見て腹部臓器の位置関係を覚えてください。トリートメントする順序を次に説明します。この順序にしたがって少しずつトリートメントを進めていきます。両足ともトリートメントしますが、右足のトリートメントを済ませてから左足を行います。片方の足だけに現れる反射区がありますから注意しましょう。例をあげると、肝臓は右足だけに、脾臓は左足だけに現れます。他にもありますから、気をつけて学習してください。反射区に痛みがあるときは加える力を減らすようにします。

1 左手で足の指を支持し、トリートメントをしている手の親指で腹腔神経叢の反射区を圧迫します。腹腔神経叢の反射区は横隔膜の線の下で、第2、第3縦軸ゾーンの間にあります。この部分を右回りに親指を回しながらやさしく押します。

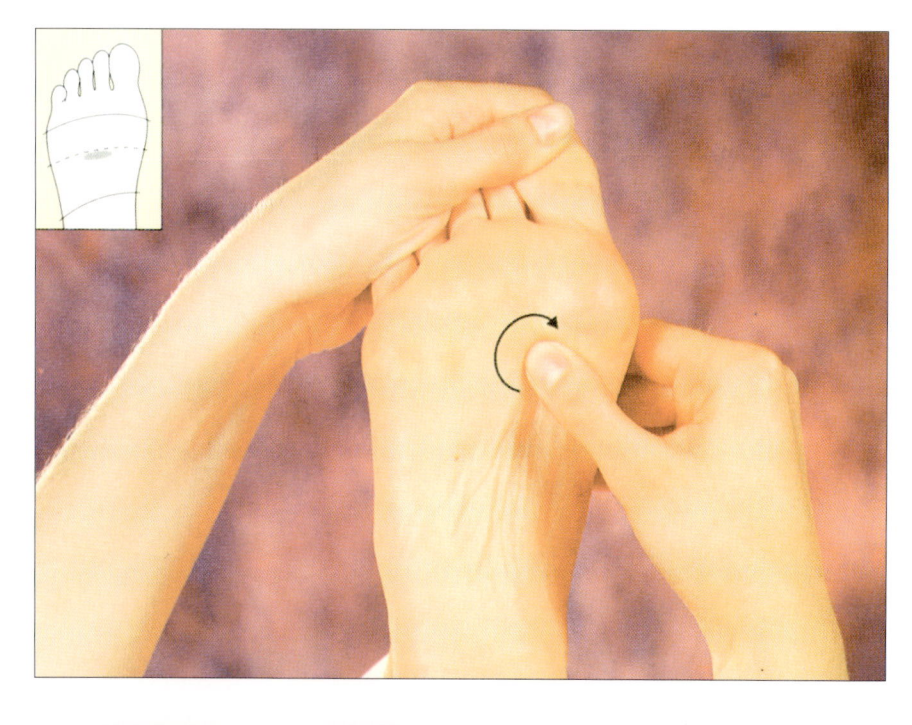

2 肝臓の反射区は右足だけに現れます（写真下段左）。形は不等辺三角形に似ています。最も長い辺は横隔膜の線の真下にありほぼ全部のゾーンにまたがっています。最も短い辺は横隔膜と腰の線の間に位置します。右手で足を持って、反射区を広げるように足の指を少し反らすようにします。左手の親指で、反射区を三角形の形状にしたがって横方向へ繰り返し押して行きます。

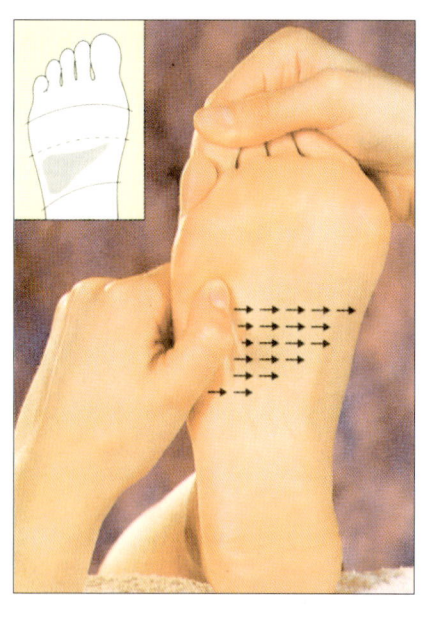

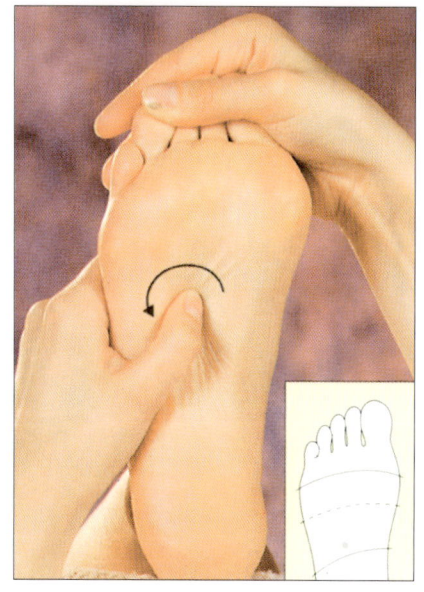

3 支えている手はそのままで、胆嚢の反射区の位置を見つけます（写真左）。胆嚢の反射区は右足だけにあり、肝臓の反射区の下、第3縦軸ゾーンにあります。腰線よりおよそ指1本分上に位置します。大変重要な反射区ですが、非常に小さいので探し出すのが難しい場合があります。反射区の図を参考にして探してください。見つけたら、トリートメントをしている親指をそこで左回りに回しながら圧迫します。

4 脾臓の反射区は左足だけに現れます。この反射区は第4、第5縦軸ゾーンで、横隔膜の下、腰線の上の部分に位置します。両手の位置をかえます。今度は右手がトリートメントを行う方の手となります。足を左手で支え、わずかに足の指を反らします。右手の親指で横方向にサム・ウォーキングを繰り返します。

5 胃の反射区をトリートメントする前に、食道の反射区をトリートメントします（写真左下）。食道の反射区は足の内側の第1ゾーンにあります。親指の付け根から横隔膜の線の下あたりまで続きます。足のかかとを右手で支え、反射区を下方へとサム・ウォーキングしていきます。

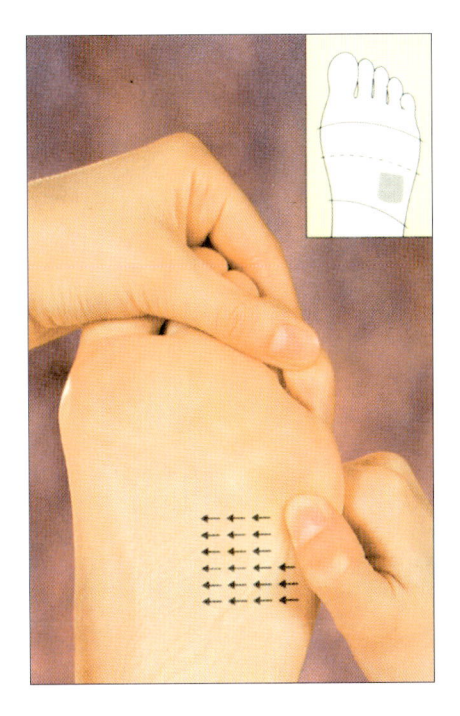

6 食道の反射区の次は胃の反射区をトリートメントします（写真右上）。胃の反射区は両足の横隔膜と腰線の間にあります。右足では反射区は第1縦軸ゾーンに現れます。左足では第1、第2、第3縦軸ゾーンにまたがって現れます。支えている手で足の指を反らし、トリートメントをしている手の親指で横方向にサム・ウォーキングを繰り返し行います。

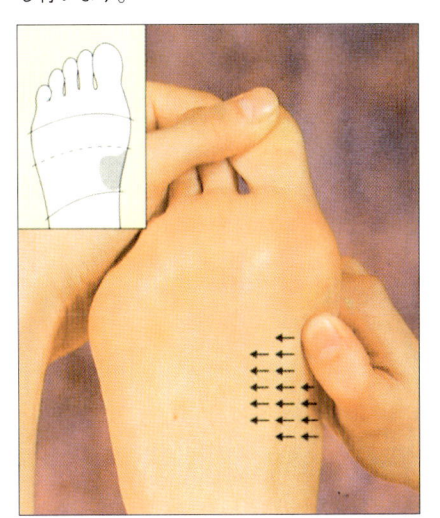

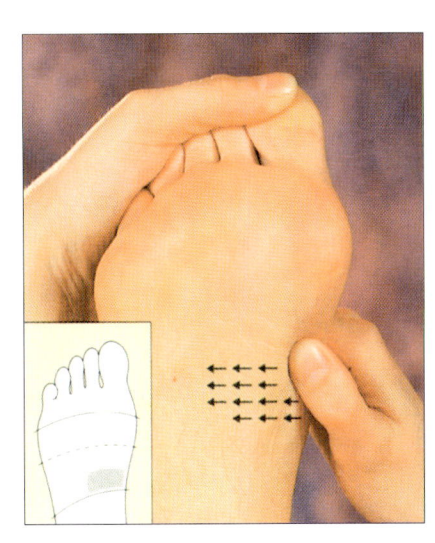

7 膵臓の反射区でも足を左手で支えます（写真右下）。トリートメントをしている手を親指の下にある膨らんだ部分の下に親指の幅だけ下へ移動させます。この膵臓の反射区をサム・ウォーキングでトリートメントします。この反射区は腰線のところまで広がって、左足では第1、第2、第3縦軸ゾーンに、右足では第1、第2縦軸ゾーンにまたがって現れます。

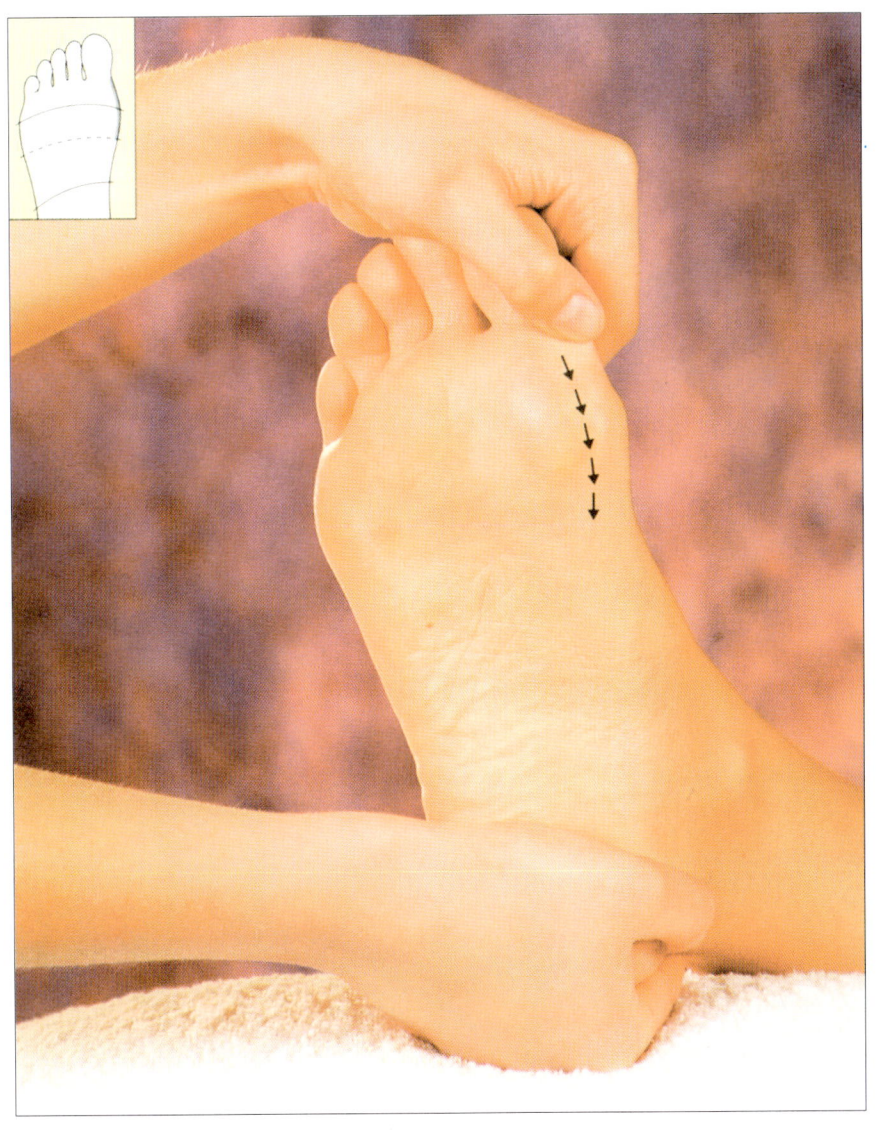

8 支えている手で足の指を反らします。こうすると足底にある腱が見つけやすくなります。トリートメントをしている親指を第1ゾーンの下方に動かして腱の内側、すなわち腱が腰線と交わるところへ持っていきます。ここが十二指腸の反射区にあたります（写真右上）。この反射区で指を右回りにやさしく回してください。

9 小腸の反射区は足の内側、腰線の下にあります。両足とも足根骨に始まり第1、第2、第3、第4縦軸ゾーンにまたがっています（写真左）。右親指で、この反射区の一番上の部分を横に圧迫して行きます。それから手をかえ、今度は左手でサム・ウォーキングしながら戻って行きます。このように手を交互に使ってトリートメントを繰り返し、区域全体を圧迫します。

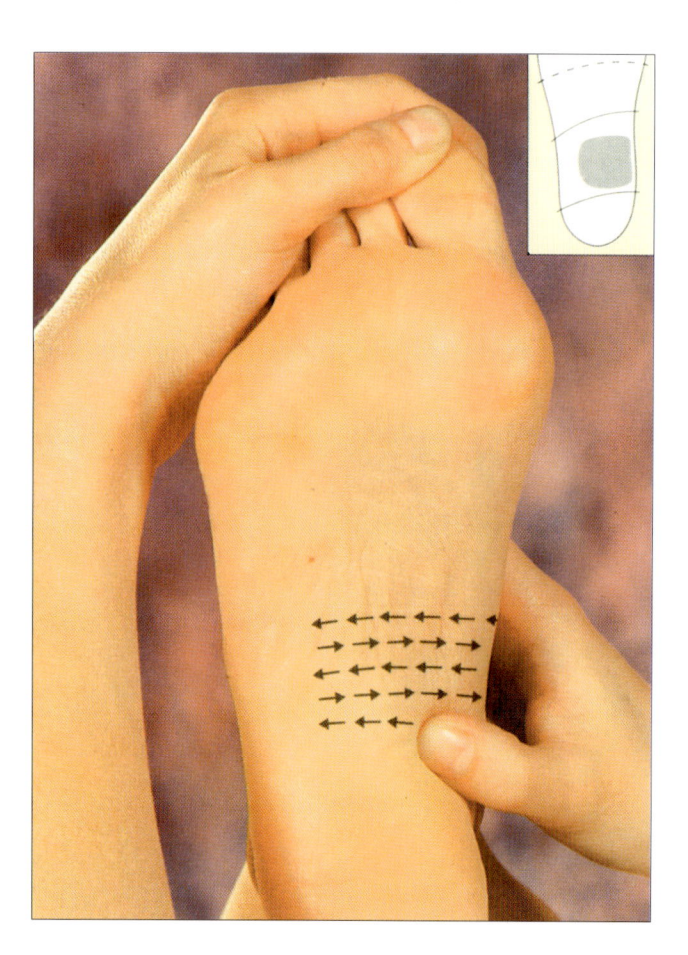

10 次は虫垂の反射区です（写真右下）。虫垂の反射区は足根骨の上、第4ゾーンで、骨盤底のすぐ上になります。右足だけに現れます。右手親指をこの反射区で右回りにゆっくりと回してください。

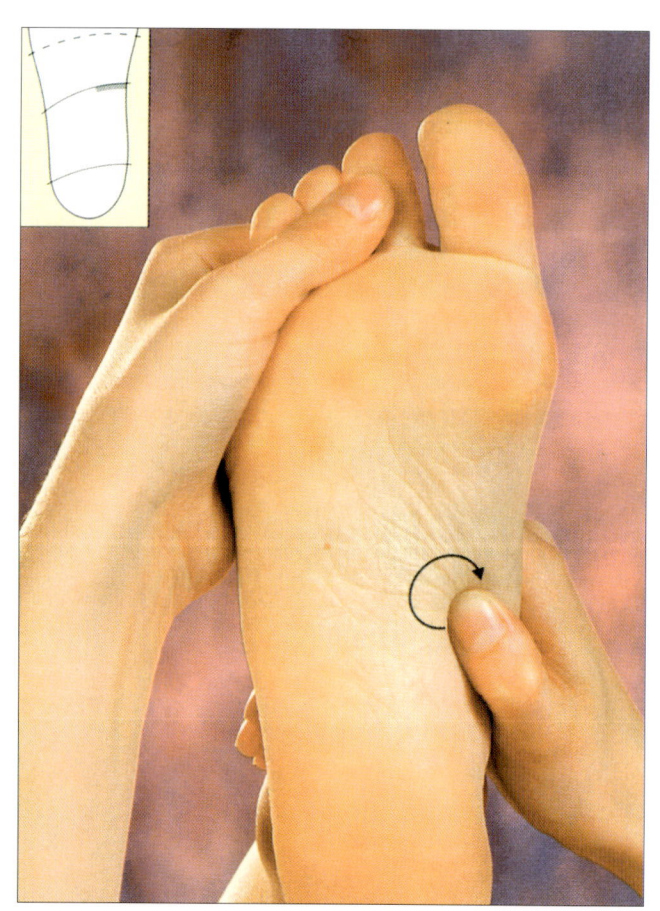

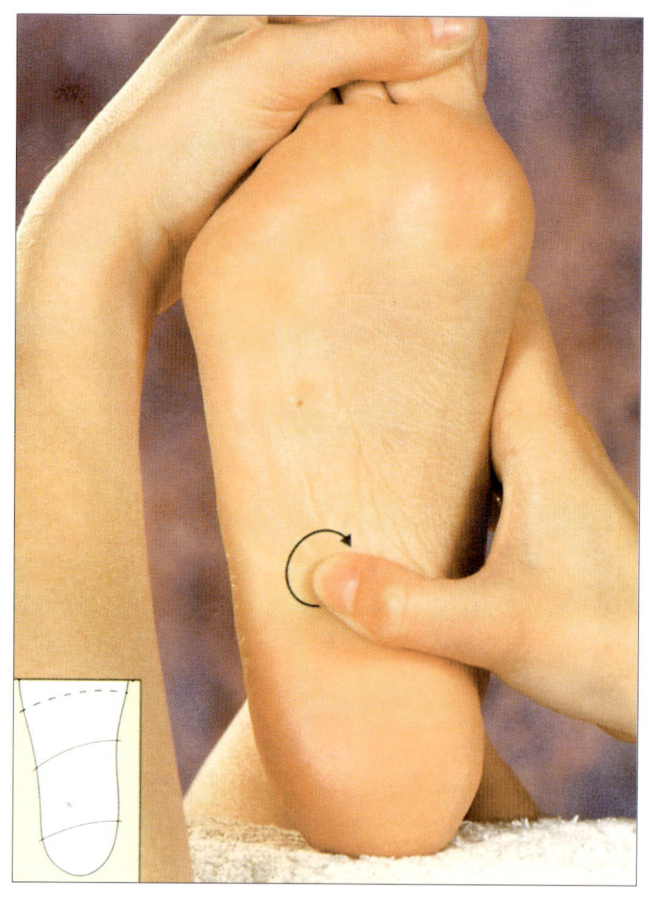

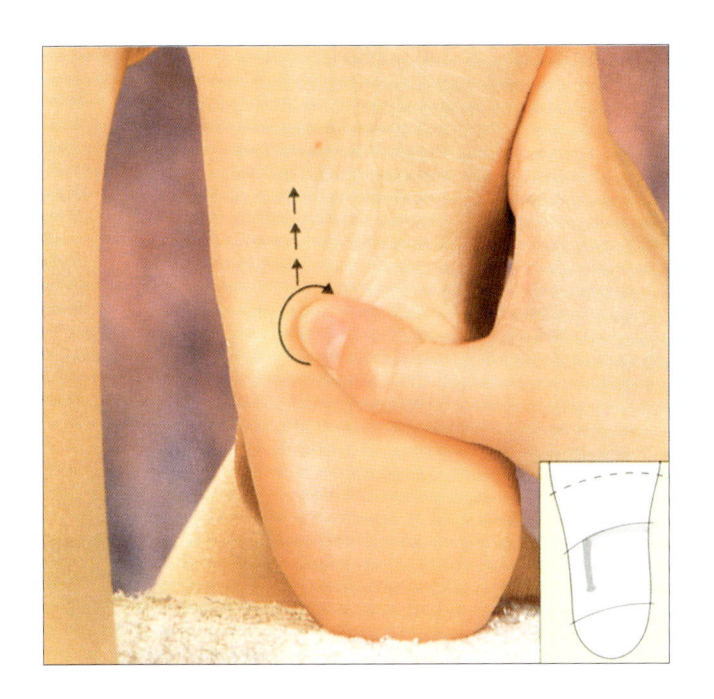

11 回盲弁の反射区は虫垂の反射区の真上に当たり、第4、第5縦軸ゾーンにあります（写真左上）。手をかえずにトリートメントをしている手の親指をこの反射区でやさしく回してください。回し終わったら、第4、第5縦軸ゾーンを腰線の高さまでサム・ウォーキングしながら上って行きます。ここが上行結腸の反射区です。上行結腸、回盲弁、虫垂の反射区は右足だけに現れることを忘れないようにしてください。腰線に達したら肝臓屈曲部をトリートメントするために、そこで3～4回圧力を加えます。大腸はこのあたりで左に折れ曲がり腹部を横切ります。

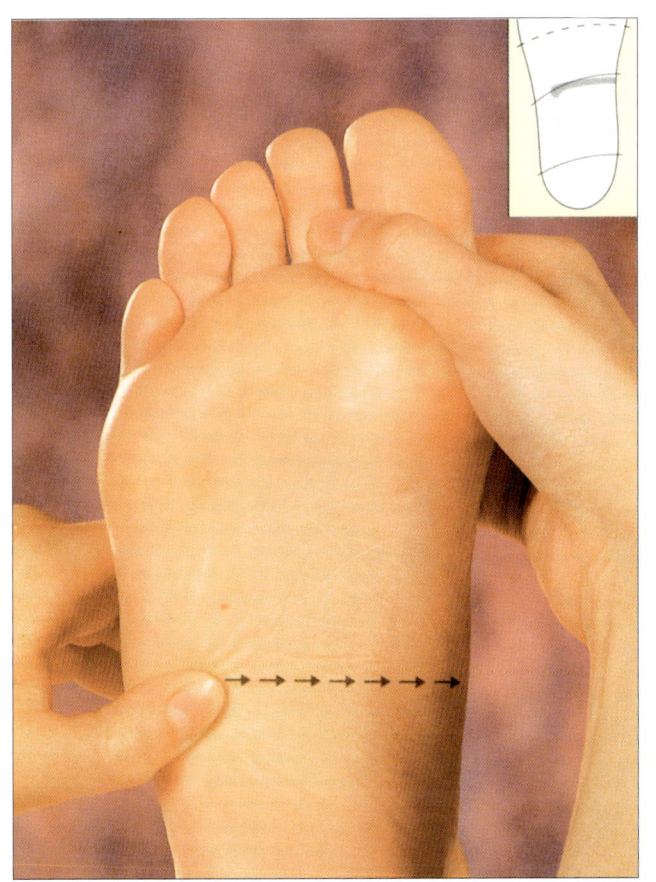

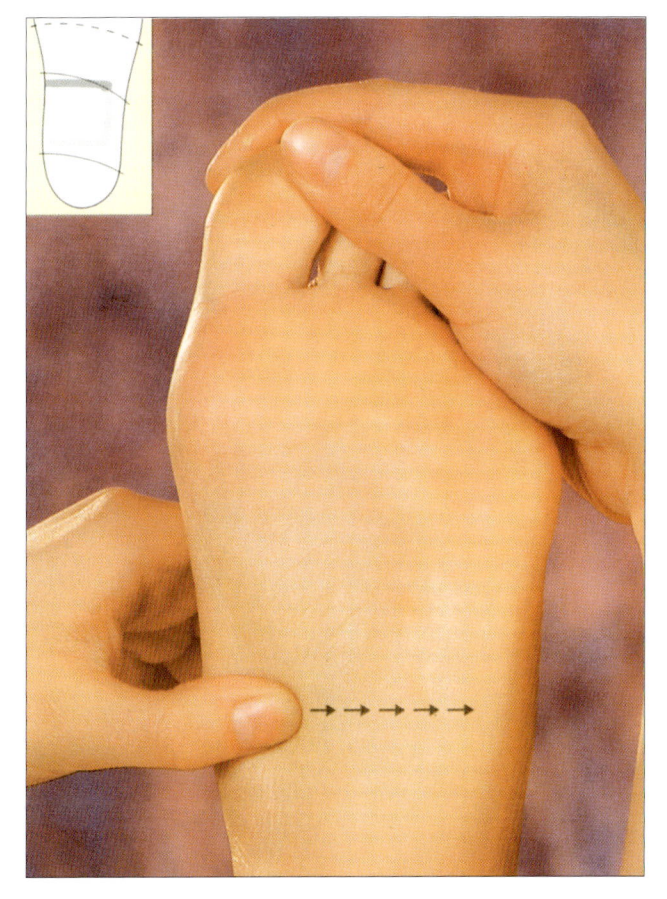

12 手をかえて腰線の高さをサム・ウォーキングしながら全部のゾーンを横切ります。ここが横行結腸の反射区に当たります（写真左下）。身体の右側にある横行結腸前半部の反射区は右足に見られるので、横行結腸の前半部をここでトリートメントします。

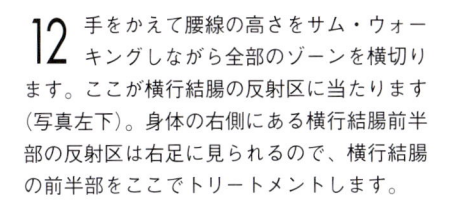

13 横行結腸の残りの部分つまり後半部は左足に見られます。左足にトリートメントを行うとき横行結腸の後半部を行います。足を横切って第5ゾーンの縁（第4ゾーンに近い部分）までサム・ウォーキングします。そこには脾臓屈曲部の反射区があります（写真右）。そこで2～3回やさしく圧力を加えます。

足にある腹部の反射区 ◀ 75

14 下行結腸の反射区をトリートメントするには、足を左手で支えます（写真左）。第4、第5縦軸ゾーンを踵骨基部までサム・ウォーキングします。基部にはS状屈曲部の反射区がありますから、そこを数回圧迫してください。

15 手をかえずに足を横切って第1縦軸ゾーンまでサム・ウォーキングします。そこにはS状結腸の反射区があります（写真右上）。患者が便秘をしている場合にはこの反射区に痛みやコロコロした感じが現れます。

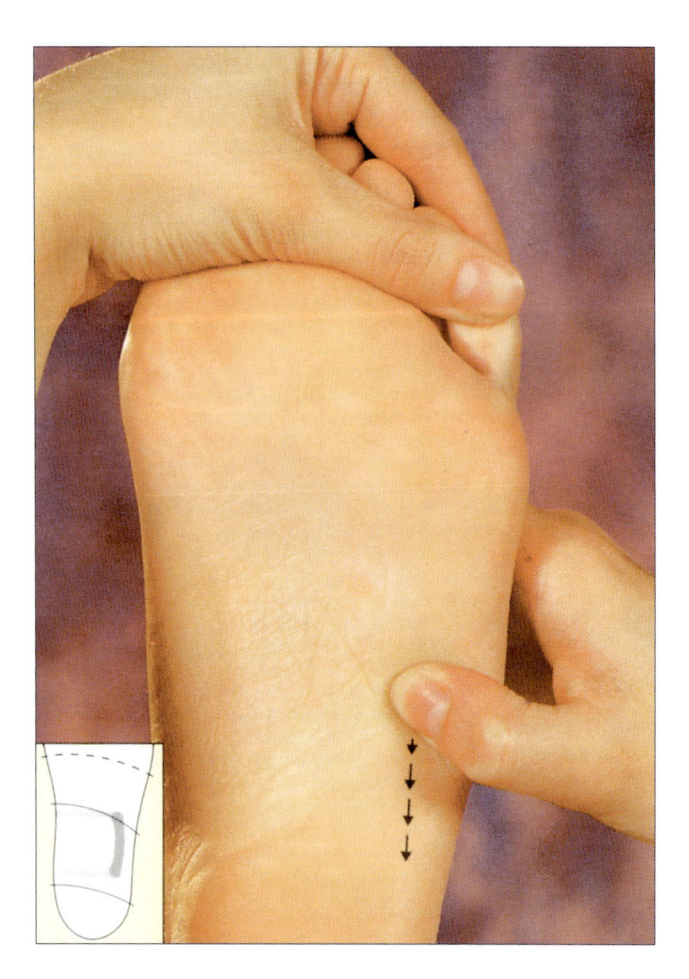

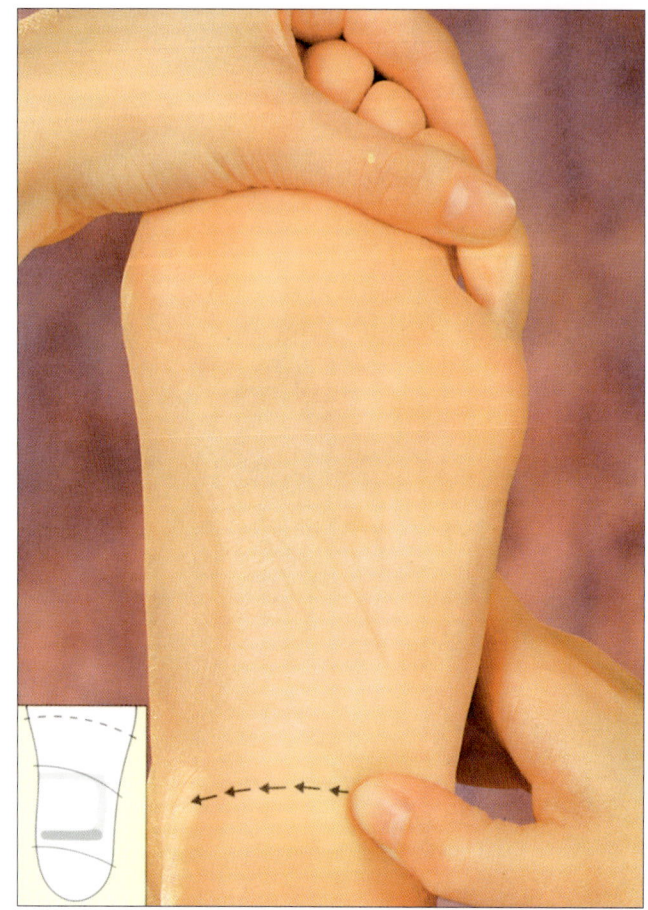

16 トリートメントをしている親指が第1縦軸ゾーンの内側まで来たら、そこで指を数秒間ゆっくりと左回りに回します。ここには直腸と肛門の反射区があります（写真右下）。直腸の末端出口が肛門で、消化されない食物のカスがここから体外に排泄されます。直腸と肛門の反射区は左足だけに見られます。

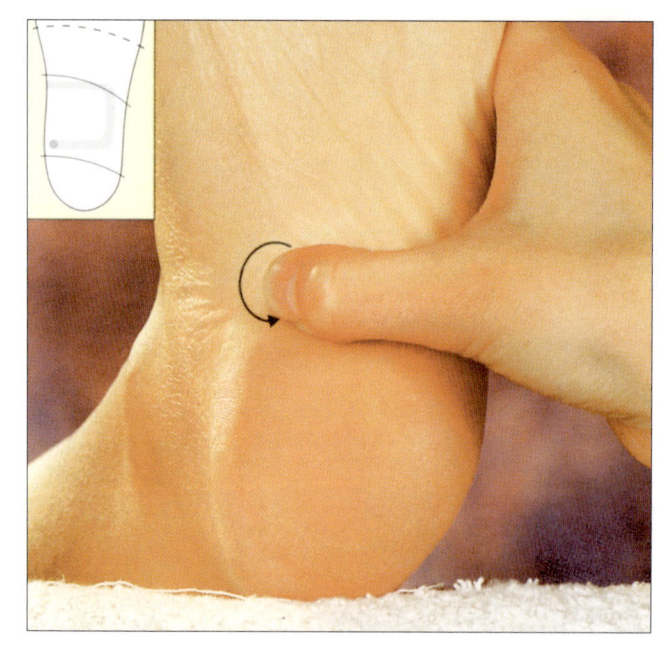

17 トリートメントをしている手で足のかかとを支え、膀胱の反射区を親指でトリートメントします（写真左上）。膀胱の反射区は足の内側のやや膨らんでいる部分です。

18 膀胱の反射区から尿管の反射区にサム・ウォーキングします。尿管の反射区は、膀胱の反射区から第2、第3縦軸ゾーンを斜めに上がって行き腰線のあたりまでです（写真右上）。足指をやさしく反らし、腱の筋道をとらえるようにすると見つけやすくなります。

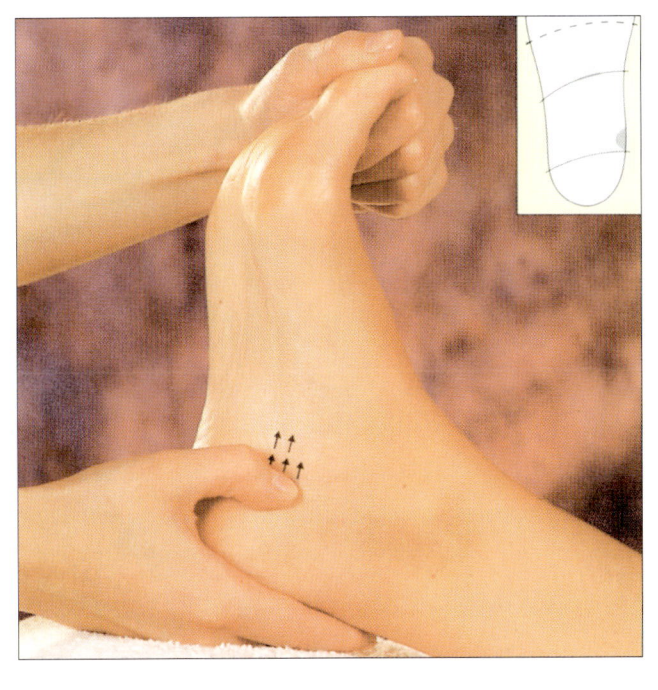

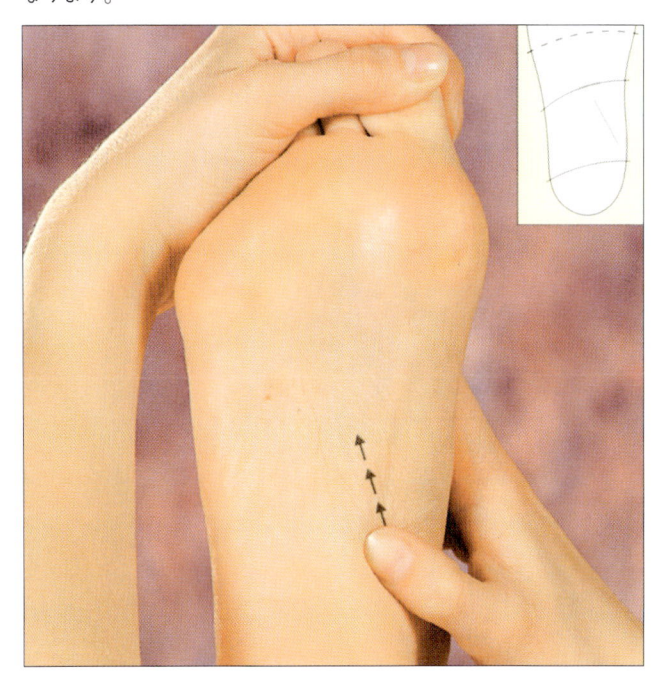

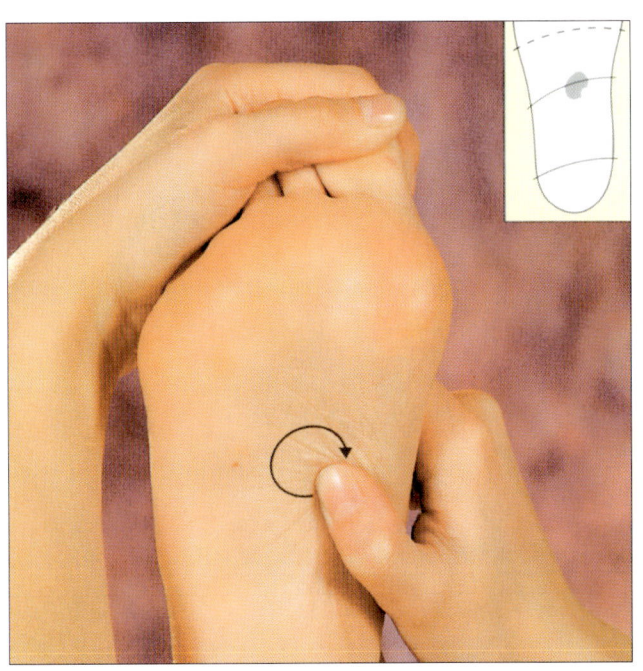

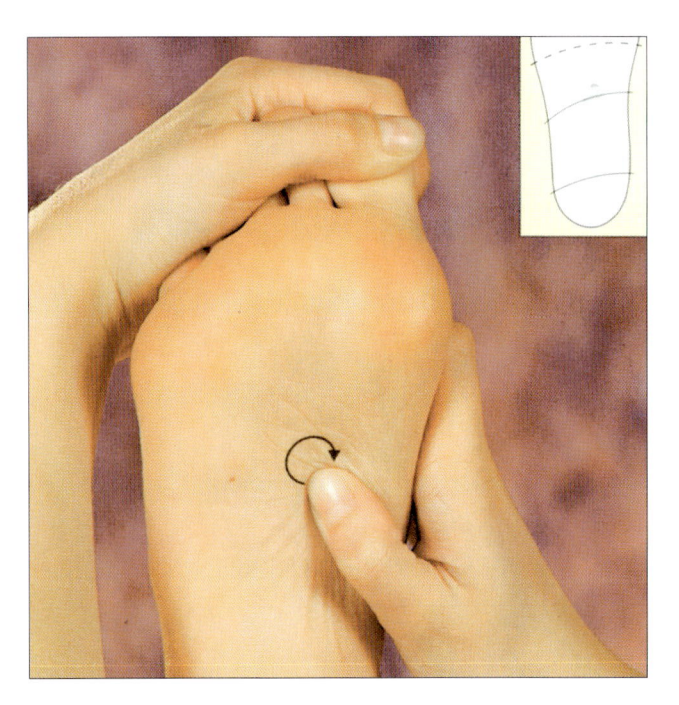

19 尿管の反射区の末端部に右腎臓の反射区を見つけることができます（写真左下）。第2、第3縦軸ゾーンで、腰線の高さにあります。トリートメントをしている手の親指をこの反射区で右回りにゆっくりと回します。

20 右副腎の反射区は腎臓の反射区のすぐそばにあります（写真右下）。第2縦軸ゾーンにあり、腰線の真上です。トリートメントする手の親指をこの反射区にあてて回します。

足にある腹部の反射区 ◀ 77

手にある腹部の反射区

　トリートメントを始める前に、手の横隔膜線と腰線の位置を覚えましょう。反射区を探すとき役に立ちます。小指の付け根と手首との中点から第2縦軸ゾーンに向かって手を横切り、親指の付け根あたりを通る線を想像します。これが腰線です。小指の付け根から手首までの4分の1のところから手掌を横切る直線を想像します。これが横隔膜線です。

1 腹腔神経叢からトリートメントを始めます。腹腔神経叢の反射区は横隔膜線の高さで、第2、第3縦軸ゾーンにあります（写真上）。左手で患者の手を支えます。右手の指を患者の手背に添えます。トリートメントする手の親指を反射区において右回りに回しながら圧迫します。

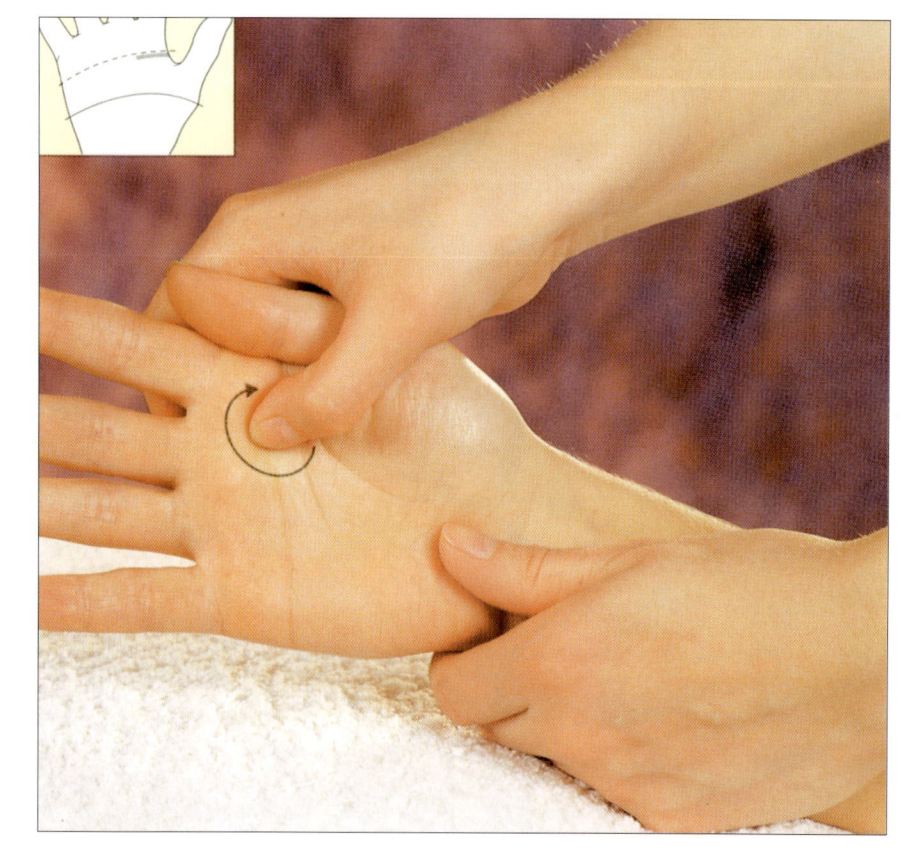

2 肝臓の反射区は右手と右足だけにあります（写真下段左）。横隔膜線と腰線の間に位置し、第3、第4、第5縦軸ゾーンにまたがり、中手骨の下半分あたりにあります。左手の親指で横方向に繰り返し圧力を加えて行きます。第5縦軸ゾーンの横隔膜線の下から始めます。

3 胆嚢の反射区は手掌の腰線の真上、第3縦軸ゾーンにあります（写真下段右）。トリートメントをしている親指をそこで回しながら圧力を加えます。胆嚢の反射区は右手と右足だけにあります。

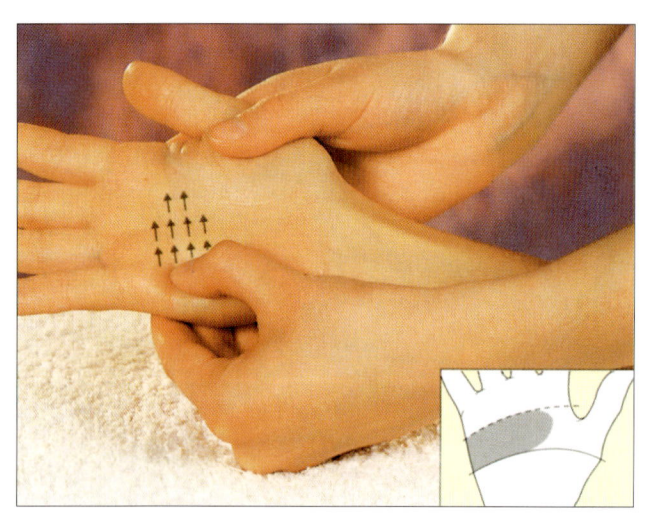

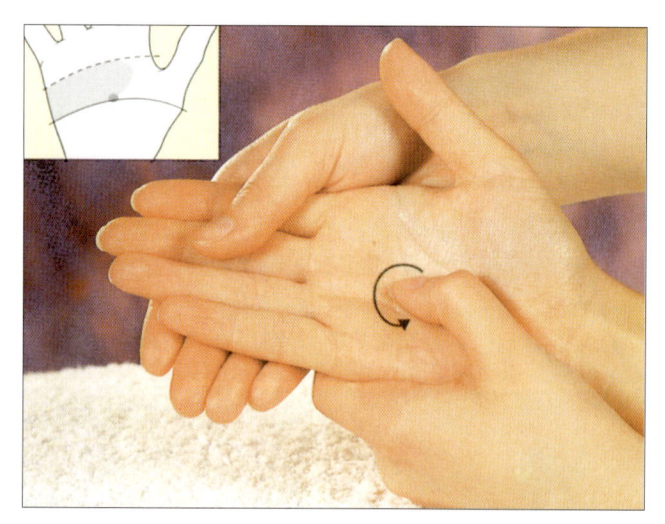

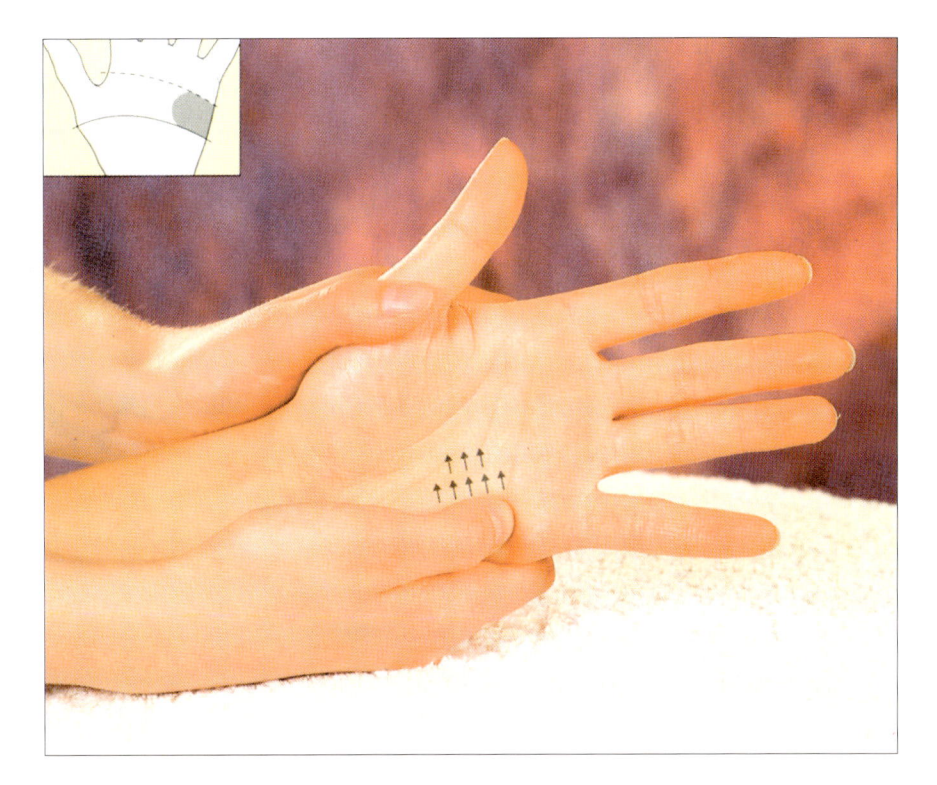

4 患者の手背を左手で支えながら右手親指で脾臓の反射区を横方向に繰り返し圧力を加えます。脾臓の反射区は横隔膜線と腰線の間にあり、第4、第5縦軸ゾーンにまたがっています。脾臓の反射区は左手と左足だけに現れます。第5ゾーンの横隔膜線真下にあたる脇の部分からサム・ウォーキングを始めます。

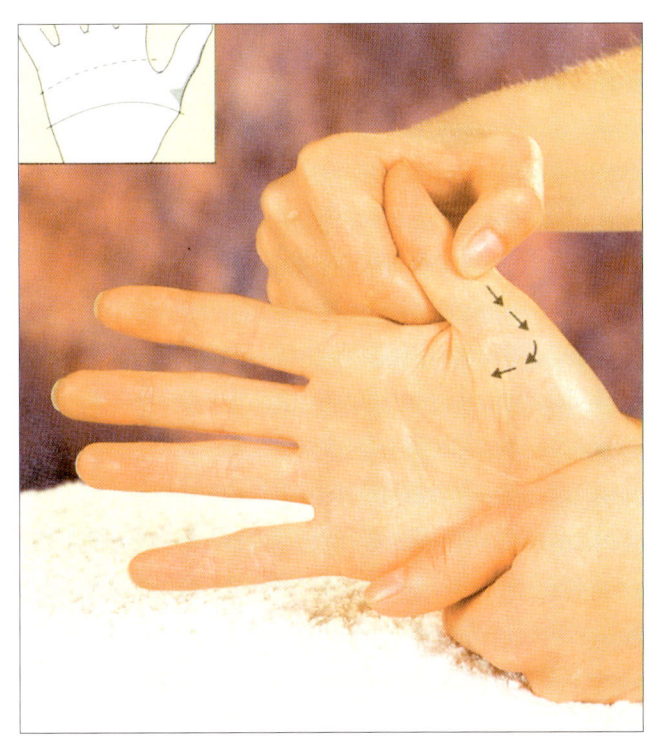

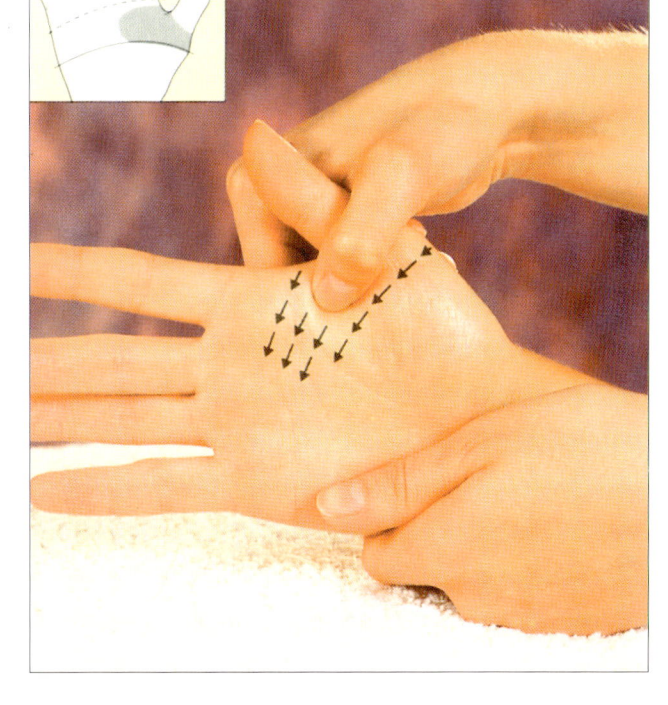

5 食道の反射区は両手の脇の部分に近い所にあります。親指の第1と第2指節間に始まって、親指をまっすぐ下り中手骨の骨頭部へと続いています。左手で患者の手を支え、右手で反射区を下方へサム・ウォーキングします。

6 食道の反射区の端と胃の反射区とはつながっているので、食道の反射区のトリートメントが終わったら続けて胃の反射区をサム・ウォーキングします。胃の反射区は横隔膜線の下、腰線の上にあり、右の手掌では第1ゾーンにあります。しかし左の手掌では第1、第2、第3縦軸ゾーンにまたがっています。

7 膵臓の反射区は右手では第1、第2縦軸ゾーンに現れますが、左手は第1、第2、第3縦軸ゾーンにまたがって現れます。患者の手を左手で支え、トリートメントを行う親指を患者の親指の内側で、腰線より指幅1本分上に置きます。腰線に至るまでの反射区域を横にサム・ウォーキングしていきます。

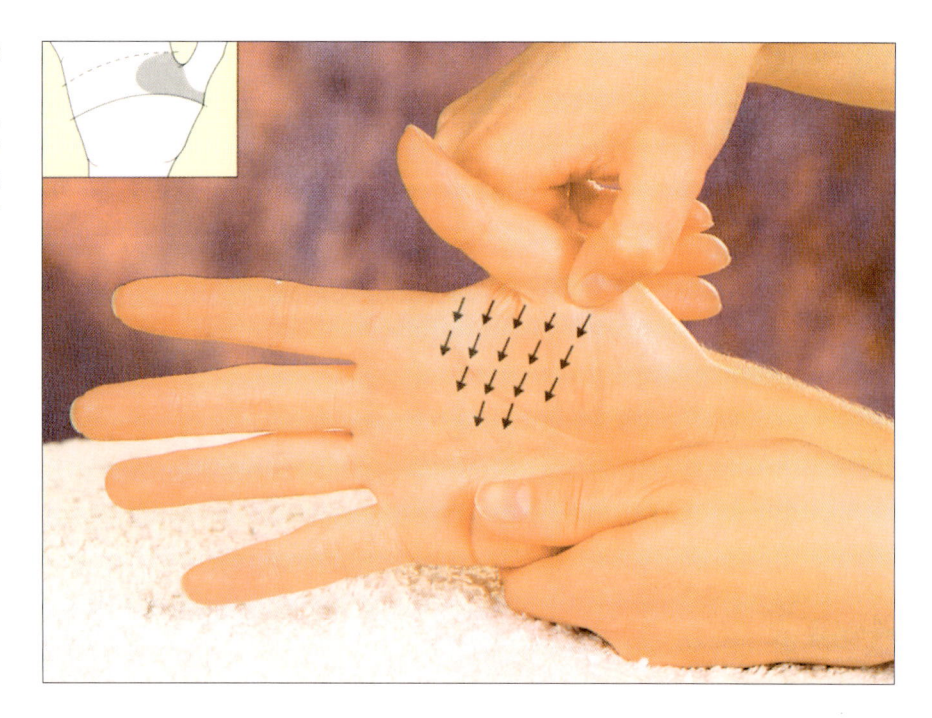

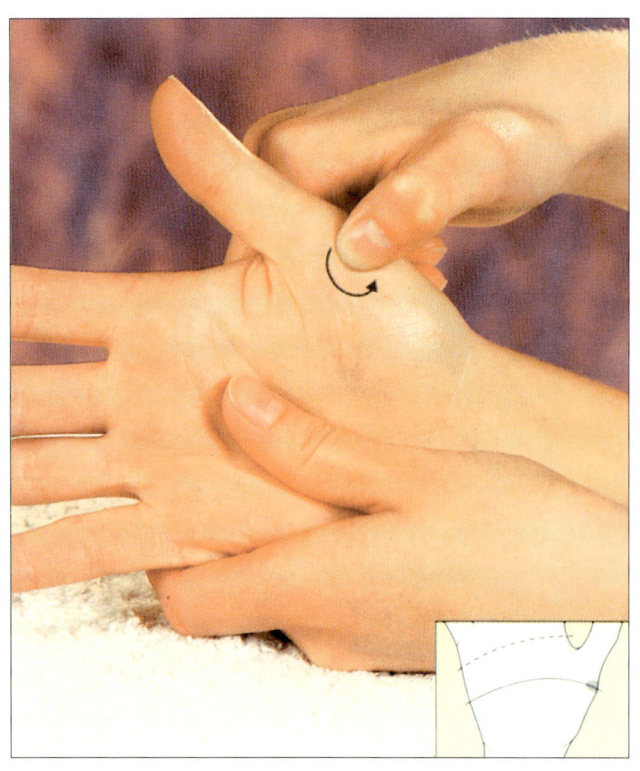

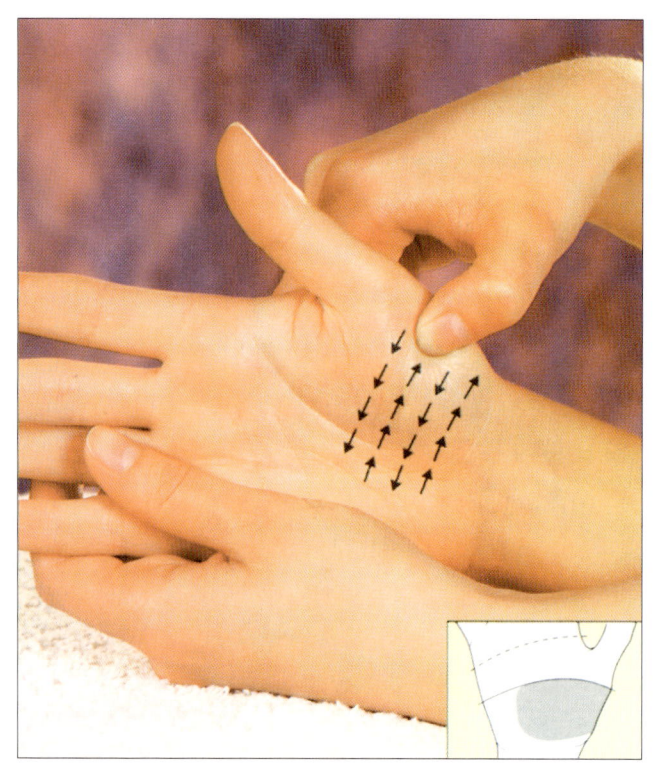

8 十二指腸の反射区は親指の内側の部分に近いところで、腰線の上、第1縦軸ゾーンに現れます。十二指腸は小腸の最初の部分です。左手で患者の手を支え、右手親指を反射区でやさしく回します。

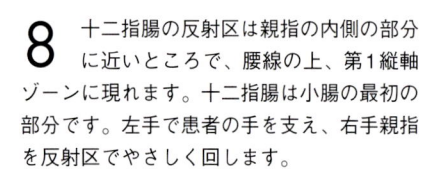

9 小腸の反射区は第1、第2、第3、第4縦軸ゾーンにまたがっています。中手骨のうち腰線より下の部分です。親指の内側の部分に近いところから始め、第4縦軸ゾーンの端まで手掌を横切ってサム・ウォーキングします。そこで手をかえ、サム・ウォーキングで戻っていきます。これを繰り返して反射区全体をトリートメントします。

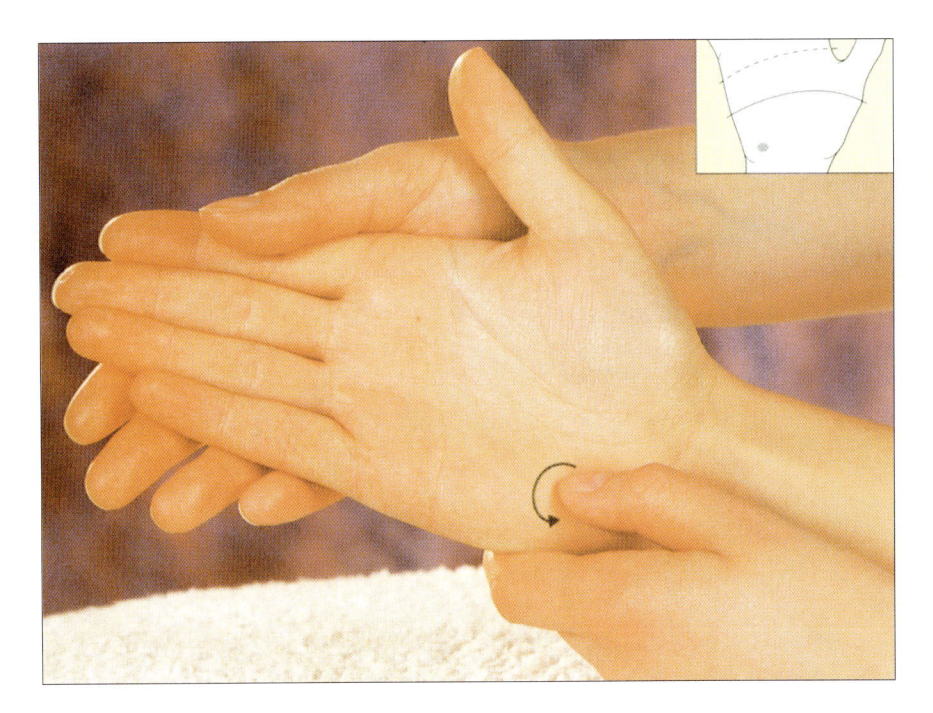

10 虫垂の反射区は右手と右足だけに現れます。そのため左手をトリートメントするときはこの過程を省きます。患者の手を右手で支え、左手の親指を第4縦軸ゾーンの脇の方に置きます。手根骨の上あたりです。左手の親指を除いた4本の指を患者の手背に添えるようにします。虫垂の反射区で親指をやさしく回します。

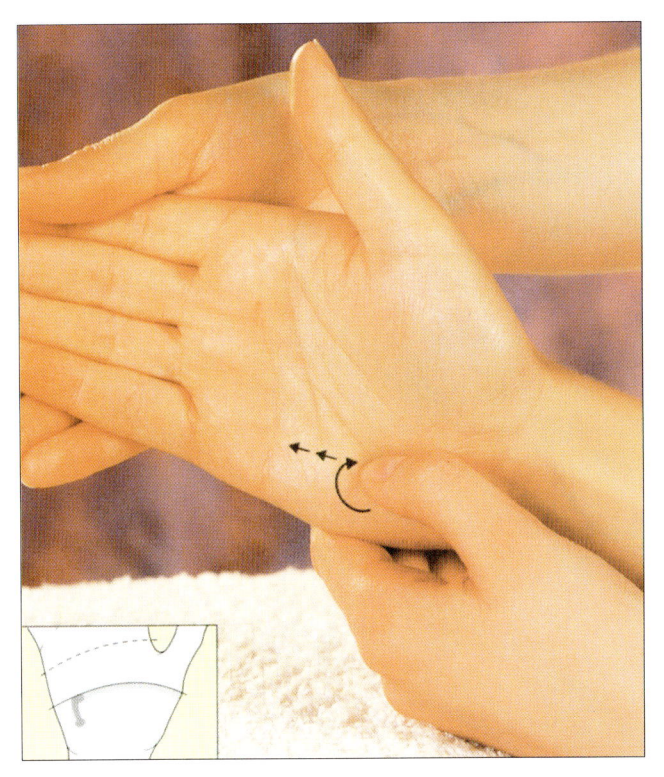

11 トリートメントをしている親指をわずかに上方へ移動します。回盲弁の反射区がありますので、そこでトリートメントをしている手の親指をやさしく回してください。それから肝臓屈曲部までサム・ウォーキングしながら第4、第5縦軸ゾーンをまっすぐ上って行きます。肝臓屈曲部で3～4回圧力を加えてから次に進みます。

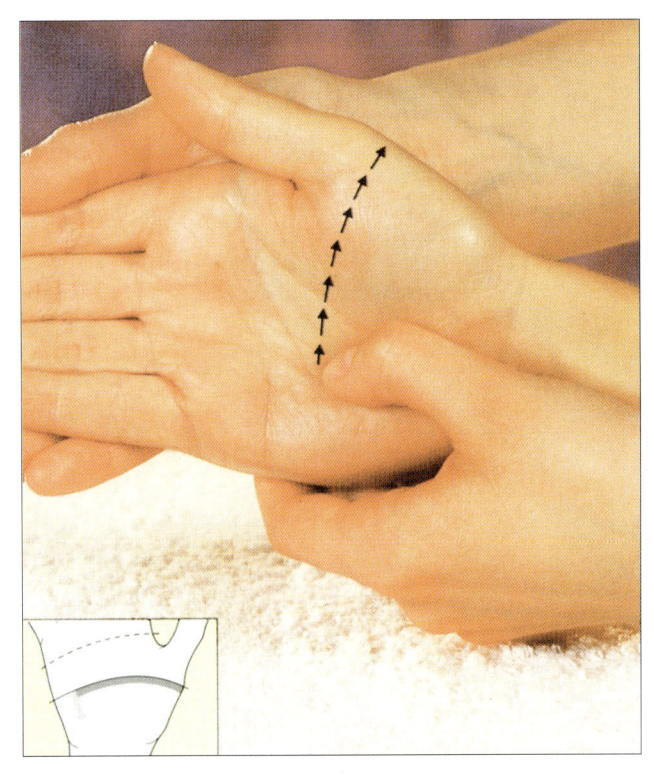

12 患者の右親指の方を向くように、トリートメントをしている親指の向きをかえて手掌を横切ります。肝臓屈曲部から腰線上を第1縦軸ゾーンの親指までサム・ウォーキングしてください。これで横行結腸の前半部をトリートメントしたことになります。

手にある腹部の反射区 ◀ 81

13 横行結腸の後半部の反射区は左手にあります。患者の手を右手で支えます。トリートメントを行う親指を第1縦軸ゾーンの腰線の下に置きます。腰線に沿って患者の手のひらを横切ります。第5縦軸ゾーンの脾臓屈曲部までサム・ウォーキングしてください。

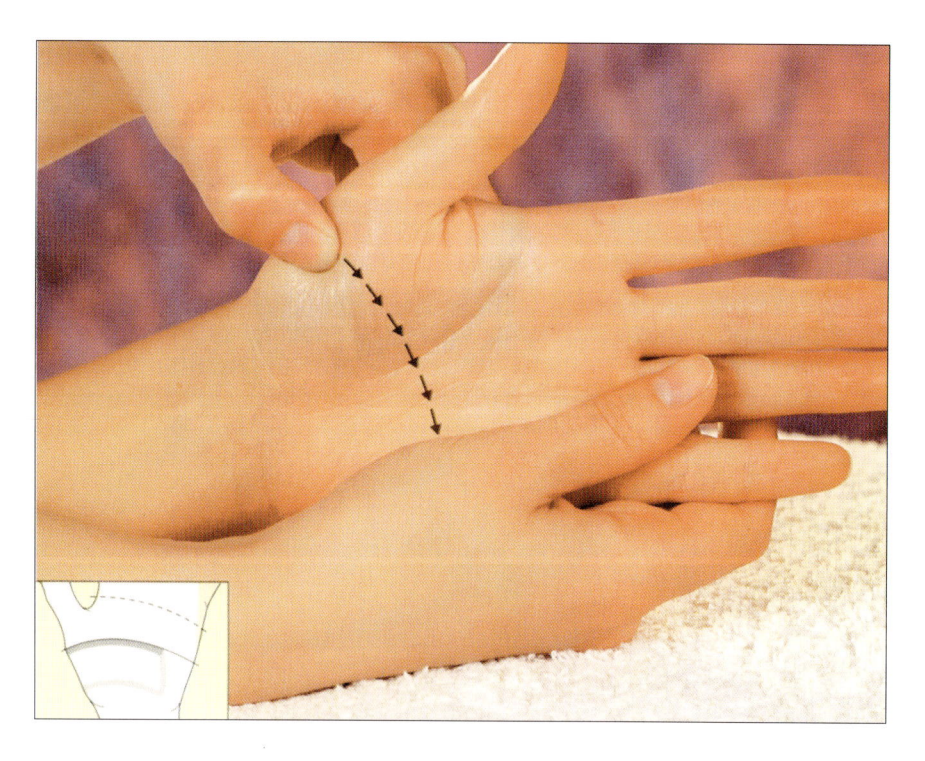

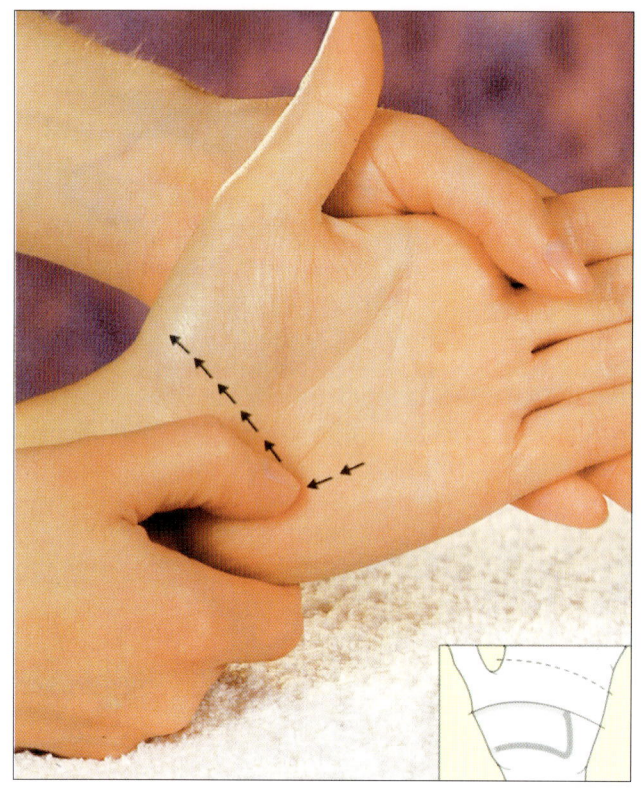

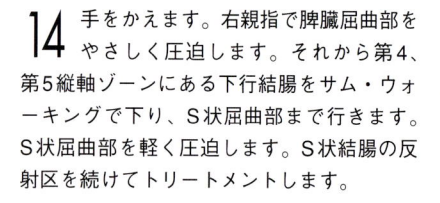

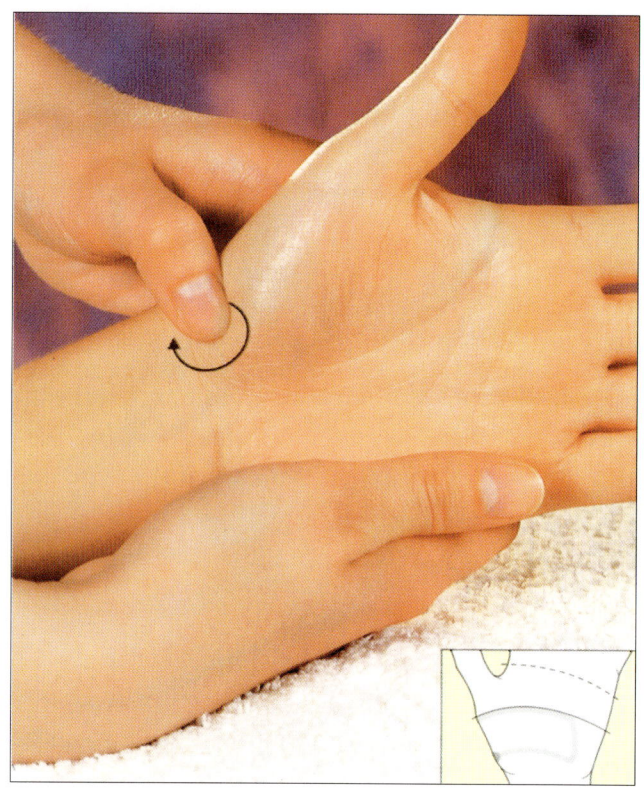

14 手をかえます。右親指で脾臓屈曲部をやさしく圧迫します。それから第4、第5縦軸ゾーンにある下行結腸をサム・ウォーキングで下り、S状屈曲部まで行きます。S状屈曲部を軽く圧迫します。S状結腸の反射区を続けてトリートメントします。

15 手掌の第1から第5縦軸ゾーン全部をまっすぐに横切って第1縦軸ゾーンにある直腸と肛門の反射区に行きます。そこで手をかえ、患者の手を右手で支えます。直腸と肛門の反射区で左親指をやさしく回します。

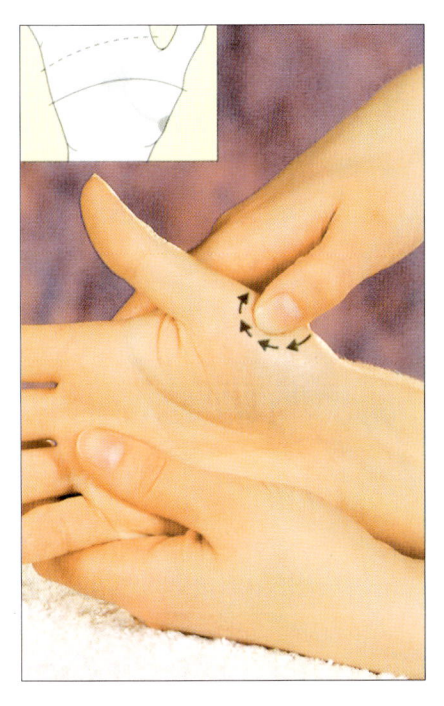

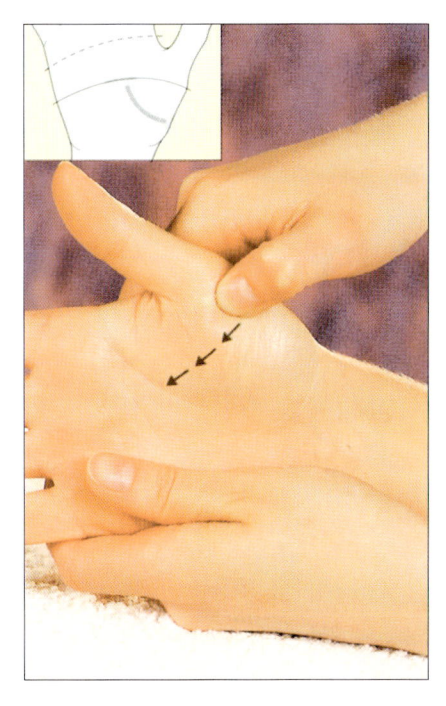

16 患者の右親指内側で、中手骨の骨頭部と手首の関節との中点が膀胱の反射区です（写真上段左）。膀胱の反射区の大きさはおよそ親指の爪ほどで、手掌からぐるっと回って手背にかけてあります。右親指で繰り返し圧迫します。

17 尿管の反射区のトリートメントは、膀胱の反射区をトリートメントしている親指の位置から始めます（写真上段右）。尿管の反射区は第1縦軸ゾーンにある膀胱の反射区から上方へ、第2縦軸ゾーンを斜めに横切り第3縦軸ゾーンの腰線真下まで続いています。そこで右腎臓の反射区とつながっています。腰線に向かって手掌を斜めに横切るようにサム・ウォーキングします。

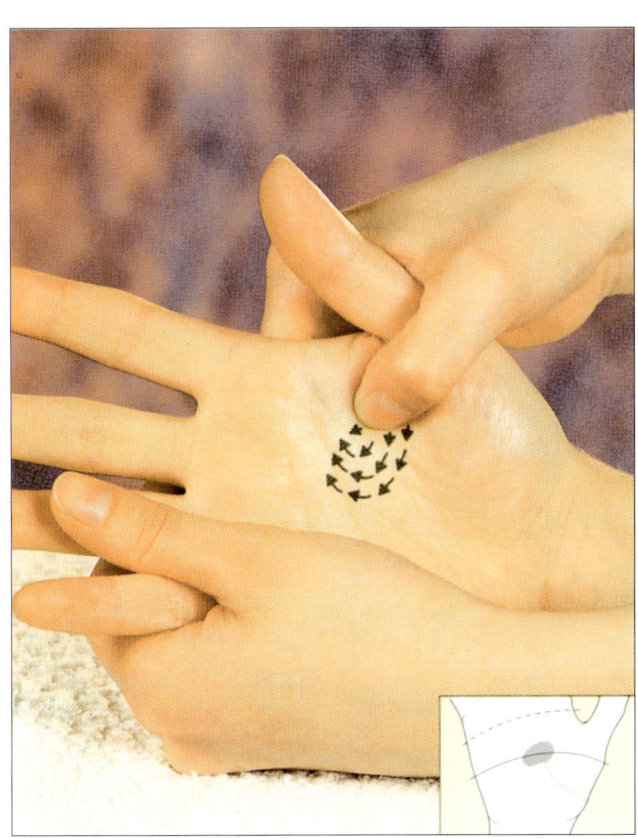

18 腎臓の反射区は腎臓と同じくソラマメ状で、両手の第2、第3縦軸ゾーンに見られます（写真下段左）。尿管の反射区末端から腰線の所までサム・ウォーキングします。腎臓の反射区で右回りに指を回すようにします。

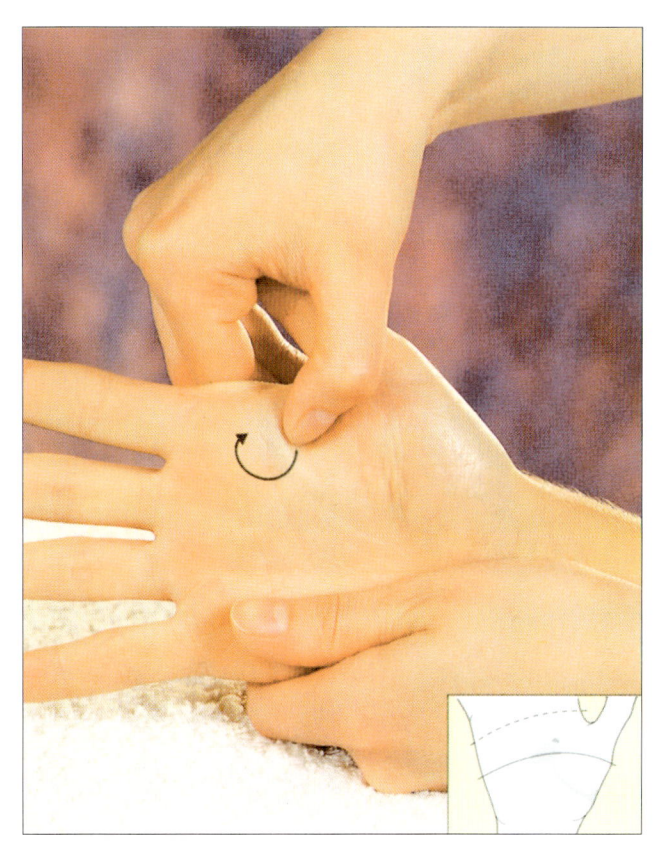

19 右副腎の反射区は第2縦軸ゾーンの腰線の真上、腎臓の反射区近くに見つけることができます（写真下段右）。右回りに親指を回しながら反射区を圧迫します。左副腎は左手に見られます。

手にある腹部の反射区

下半身の反射区

　下半身の反射区は、反射区が腹部の臓器に関連しているという理由から、多くの場合腹部の反射区と一緒に説明されています。しかし消化機能はありませんし、坐骨神経を除いて、下半身の反射区はすべて足や手の外側や内側に見られます。したがって足底や手掌にある反射区のトリートメントが終わってから、下半身の反射区のトリートメントに移るとよいと思います。下半身の反射区には坐骨神経、仙腸関節、骨盤の筋肉、膝、臀部（股関節）、男性と女性の生殖器が含まれます。下半身の反射区は、それらに関連する慢性疾患に対して重要になります。生殖系の反射区は感受性が強いので、常にやさしくトリートメントを行うようにしてください。また妊娠初期16週までは、生殖系の反射区へのトリートメントには非常に注意が必要です。特に流産の経験がある妊婦の場合、生殖系の反射区をトリートメントしてはいけません。

坐骨神経

　坐骨神経は体内で一番太く長い神経で、脚／足の全筋肉とメッセージのやり取りをします。坐骨神経は仙骨神経叢から始まり、脊柱を通って腰臀部を横切り、左右の脚の後面を通っています。神経は膝の真上で二枝にわかれ、さらに下方へ続いています。坐骨神経への圧迫によって坐骨神経痛が起こります。多くの場合、原因は椎間板ヘルニアです。お尻から大腿部の裏側にかけて鋭い痛みが走ります。坐骨神経の反射区に働きかけると、腰の痛みを軽減することができます。

仙腸関節

　仙腸関節は、脊柱を通り骨盤を経て下肢へと体

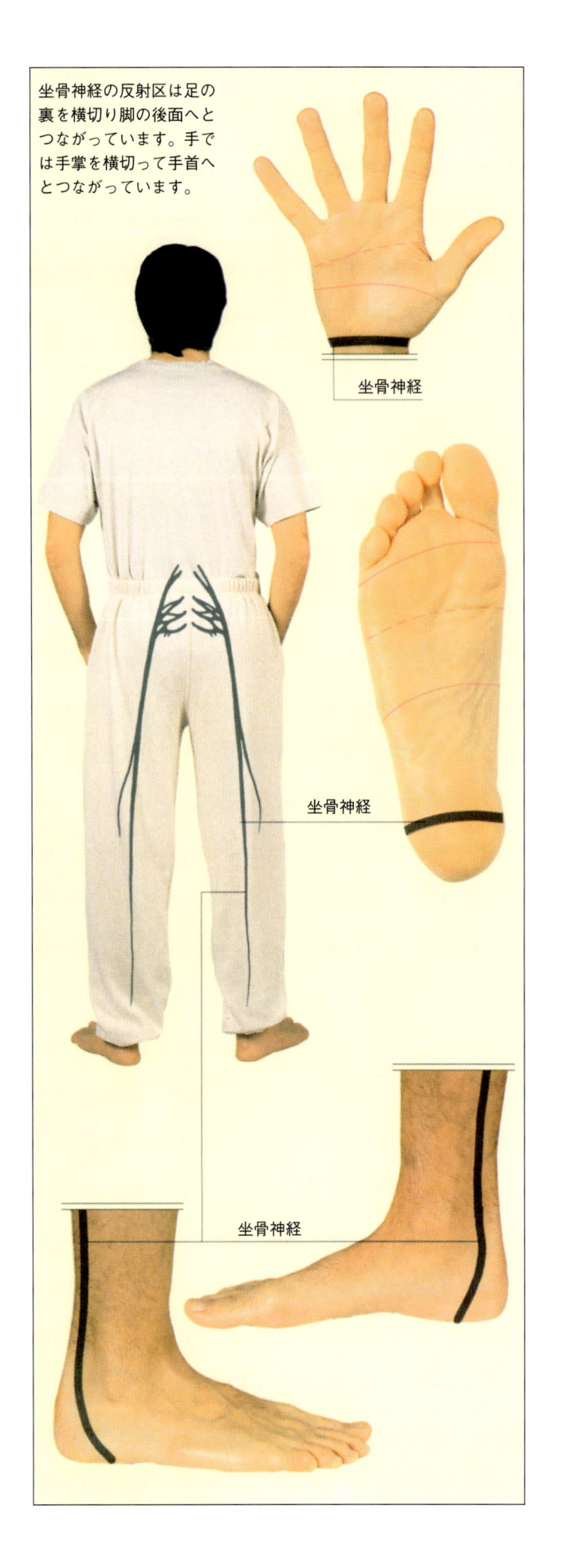

坐骨神経の反射区は足の裏を横切り脚の後面へとつながっています。手では手掌を横切って手首へとつながっています。

坐骨神経

坐骨神経

坐骨神経

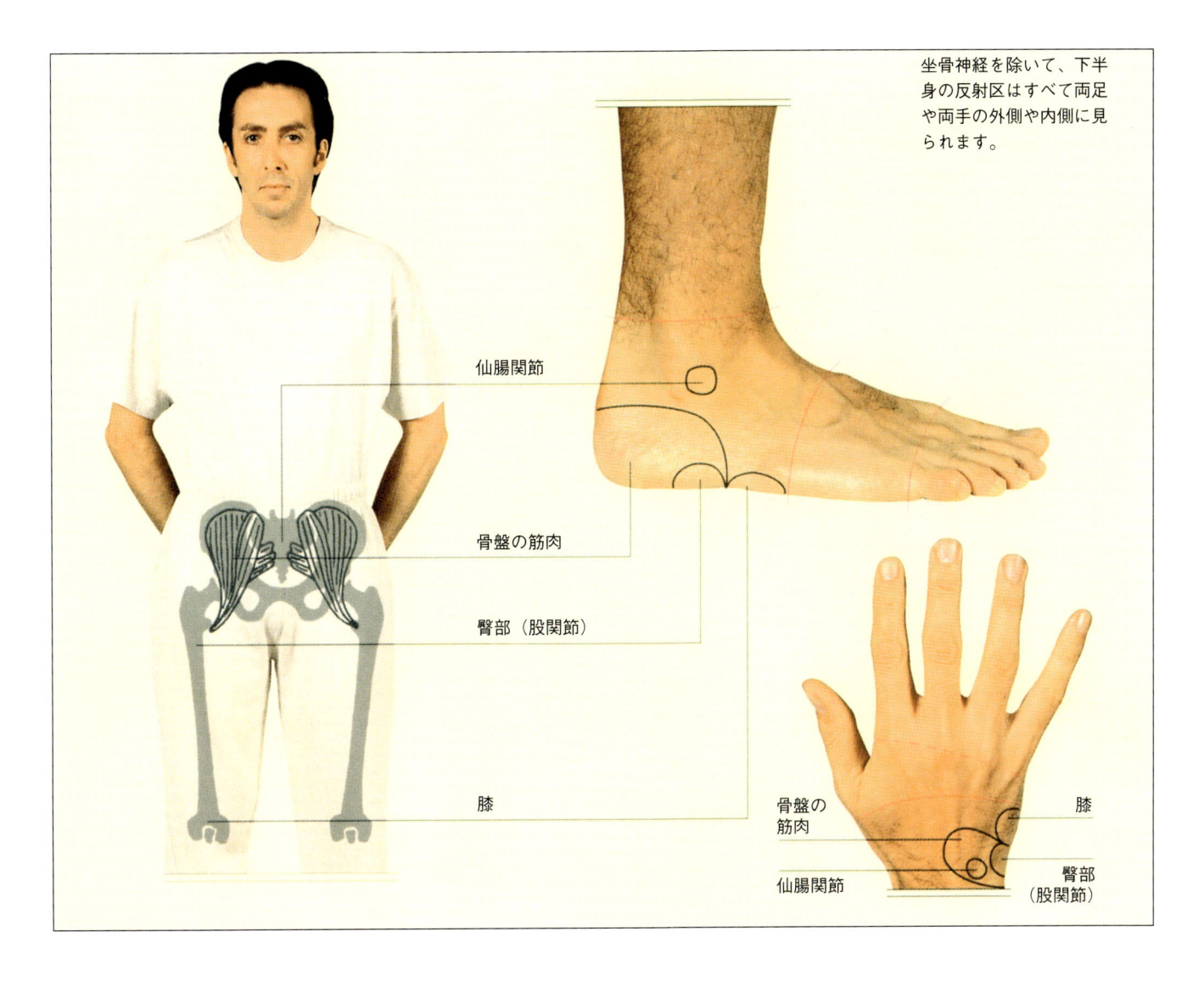

坐骨神経を除いて、下半身の反射区はすべて両足や両手の外側や内側に見られます。

重を伝える重要な関節です。仙骨と腸骨との間にあり、可動性はほとんどありません。坐骨神経痛の場合、また腰や臀部（股関節）に問題が起きたときに重要になります。

骨盤の筋肉

骨盤は腹腔とつながっていて、仙骨、尾骨、恥骨、坐骨が連なって大きなじょうごのような形をしています。脚と脊柱は骨盤によって人が直立姿勢をとれるように連結されています。女性の場合、骨盤はまた生殖器を支え保護するという大切な役目があります。骨盤腔には卵巣が左右一対あり、赤ん坊が生まれるときは骨盤の真中にある穴を通過しなければなりません。男性の場合この穴は小さく扁平ですが、女性では丸く、赤ん坊の頭ほどの大きさがあります。身体のこの部分に関係している筋肉は骨盤底を形成し、骨の構造を支えています。最も重要な筋肉は肛門挙筋です。骨盤部の筋肉の反射区は、腰の痛みや臀部（股関節）や骨盤に問題があるとき重要になります。

臀部（股関節）

臀部（股関節）は体重を支える主要関節で、骨盤が大腿（大腿骨）と出会うところにあります。球関節で、関節を包む関節嚢は大変丈夫です。臀部（股関節）の反射区は腰痛や、関節炎のような股関節異常が起きたとき重要になります。

膝

膝関節は体内最大の関節で、関節異常が起こり

下半身の反射区 ◀ 85

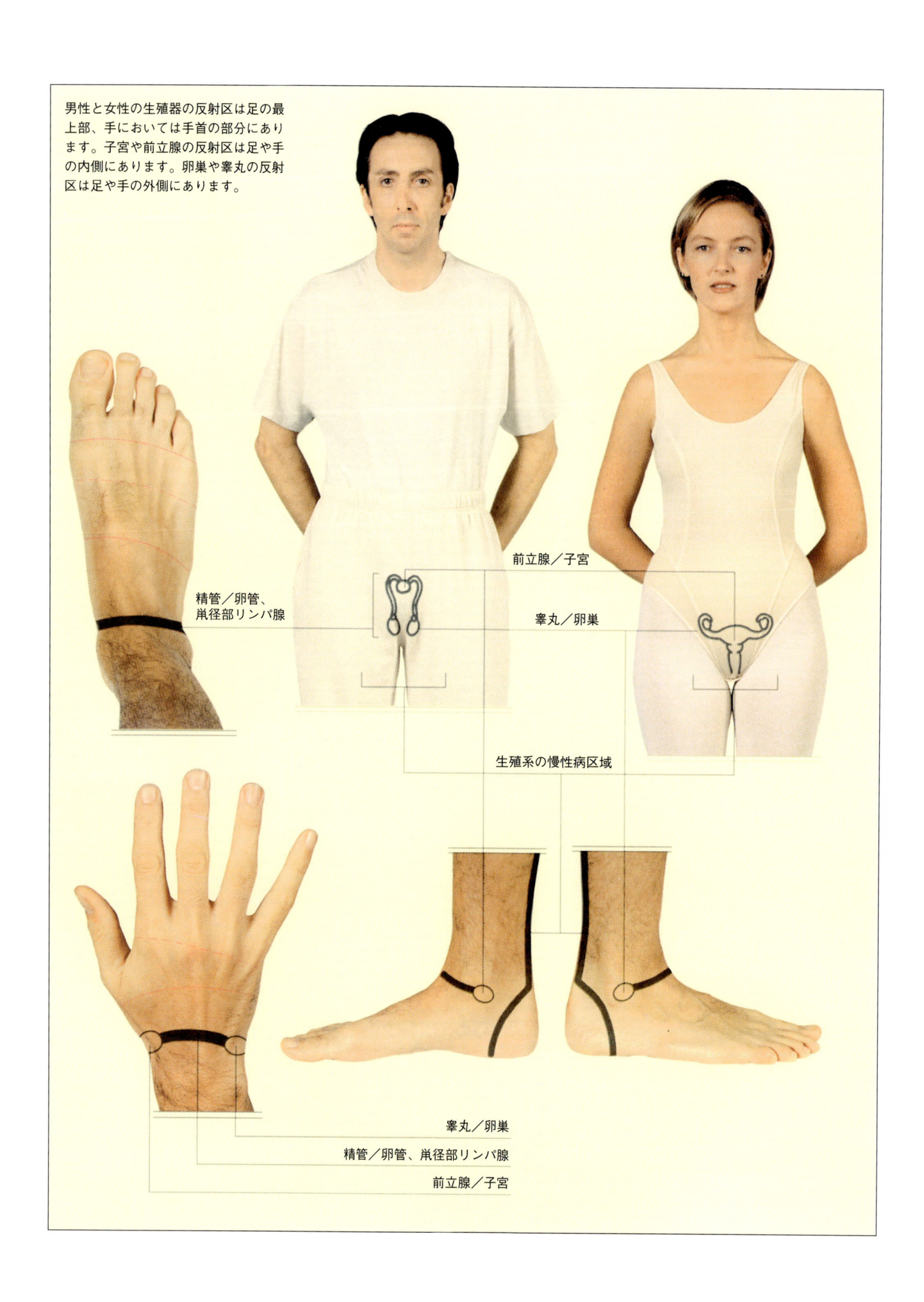

男性と女性の生殖器の反射区は足の最上部、手においては手首の部分にあります。子宮や前立腺の反射区は足や手の内側にあります。卵巣や睾丸の反射区は足や手の外側にあります。

精管／卵管、鼡径部リンパ腺

前立腺／子宮

睾丸／卵巣

生殖系の慢性病区域

睾丸／卵巣
精管／卵管、鼡径部リンパ腺
前立腺／子宮

86　第2部／段階的トリートメント学習法

やすいと言えます。膝関節の安定性は、大腿骨前面の大腿四頭筋の強さと緊張にかかっています。大腿四頭筋は関節を支持する役目もしています。膝関節の反射区は滑液嚢炎、慢性関節リューマチ、膝変形関節炎など各種の関節炎や身体のこの部分に関係した疾患で重要になります。

睾丸と精管

男性の性腺つまり睾丸は、腹部の真下にある陰嚢の中にあります。精子の発育には体温よりわずかに低い温度が必要なので、睾丸は体外にあります。性腺は1本の精索にぶら下がっています。精索は精管つまり精子を運ぶ管と多数の神経や血管からなります。

睾丸の分泌腺にはテストステロンという男性ホルモンを分泌する細胞が集まっています。細胞はまたエストロゲンという女性ホルモンもわずかですが作っています。睾丸を支配しているのは視床下部と下垂体前葉です。睾丸が発達するのは思春期以降です。

左右の睾丸が製造する精子は精巣上体という渦巻き状の管におよそ3カ月間とどまり、その後成熟した精子は精管や精囊に運ばれ蓄えられ、そこで精子は精液の中を泳いでいます。精液の量はテストステロンによって決まります。精子が精液と一緒に射精されない場合、精子は破壊されて体内に再吸収されます。

前立腺

前立腺は三つの主な前立腺葉からなり、膀胱の出口にある尿道を取り巻くような形で存在し、泌尿系の下方器官と密接な関係を持っています。

中年以降前立腺が大きくなると尿道を圧迫して尿道がつぶされ、排尿困難になります。このような前立腺肥大が起きた場合、手術療法が必要です。前立腺葉には多数の管が存在し、分泌物を尿道に搾り出す筋肉があります。特に性交の際、分泌物の加わった精液が射出されます。

前立腺の病気としては主に前立腺の肥大、感染、腫瘍があります。前立腺の反射区をトリートメントすると症状の改善が見られます。

卵巣、子宮、卵管

女性の主な生殖器は二つの卵巣と子宮で、両方とも腹部下方にあります。卵巣は内分泌器官で子宮の両側にあり、卵管という細い管で子宮とつながっています。睾丸と同様に、卵巣は二つの役割を担っています。一つは卵子つまり女性卵細胞を生産することです。もう一つは子供から大人の女性の体へと変化させ、子宮を妊娠可能の状態にするホルモンを生産することです。ゴナドトロピンという下垂体が分泌するホルモンによる刺激によって、卵巣は思春期に活動を始めます。また思春期になると成熟する卵巣の卵胞はエストロゲンを分泌します。このホルモンは乳房を発達させ、子宮や膣、そして残りの生殖器官に影響を与えます。月経周期の中期に、増加したエストロゲンに促されてもう一つのホルモンが下垂体から分泌されます。このホルモンの影響で成熟卵が卵巣外へ飛び出します。成熟卵が出て行った卵胞はプロゲステロンを分泌するようになります。このホルモンは、受精卵の受け入れ準備として子宮内膜を増殖させます。

受精卵は子宮内膜に着床しますが、子宮は中空の西洋梨の形をした器官で、長さ約10cmあり、膀胱と直腸の間に位置します。子宮の下方は子宮頚部と呼ばれ、厚い内壁を持ち細くくびれています。頚部は膣の一番上の部分とつながっています。40週という妊娠期間を経て十分に発育した胎児は、拡大した頚部や膣を通って出てきます。妊娠しない場合、子宮の内膜ははがれおち月経が始まります。

男性、女性とも生殖器官の反射区は、不妊症や生殖器官に関係ある疾患の際、重要になります。

足にある下半身の反射区

　腹部にある残りの器官の反射区つまり下半身の反射区は、足底ではなく左右の足の外側と内側に見られます。例外は坐骨神経の反射区で、これは足底を横切り、脚の後面につながり、アキレス腱の両側まで続いています。男性と女性の生殖器官（前立腺と子宮）の反射区もまたこの腱に沿って見られます。これらの反射区は生殖腺に関係のある慢性疾患に働きかけるとき重要になります。

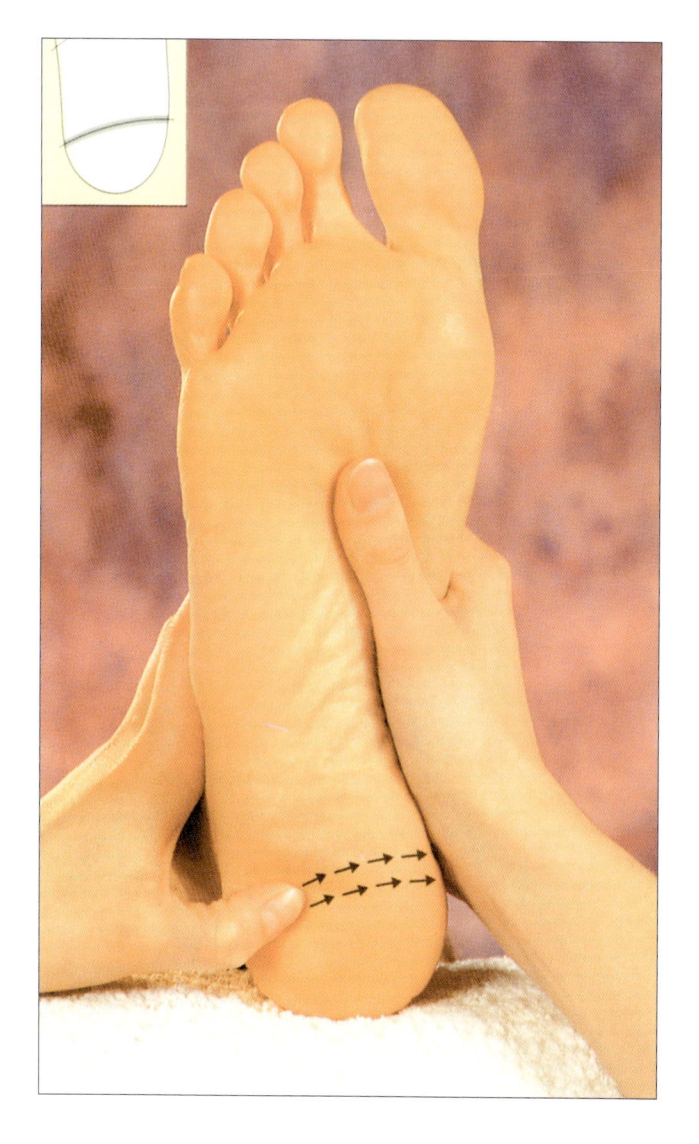

1 坐骨神経の反射区をトリートメントするには右手の指で患者の足を包むようにします。さらにトリートメントをしている手の指で足背を支えるようにします。かかとの膨らみの側方を3等分し、上から3分の1あたりから始めます。かかとを横切ってサム・ウォーキングを2度行います。

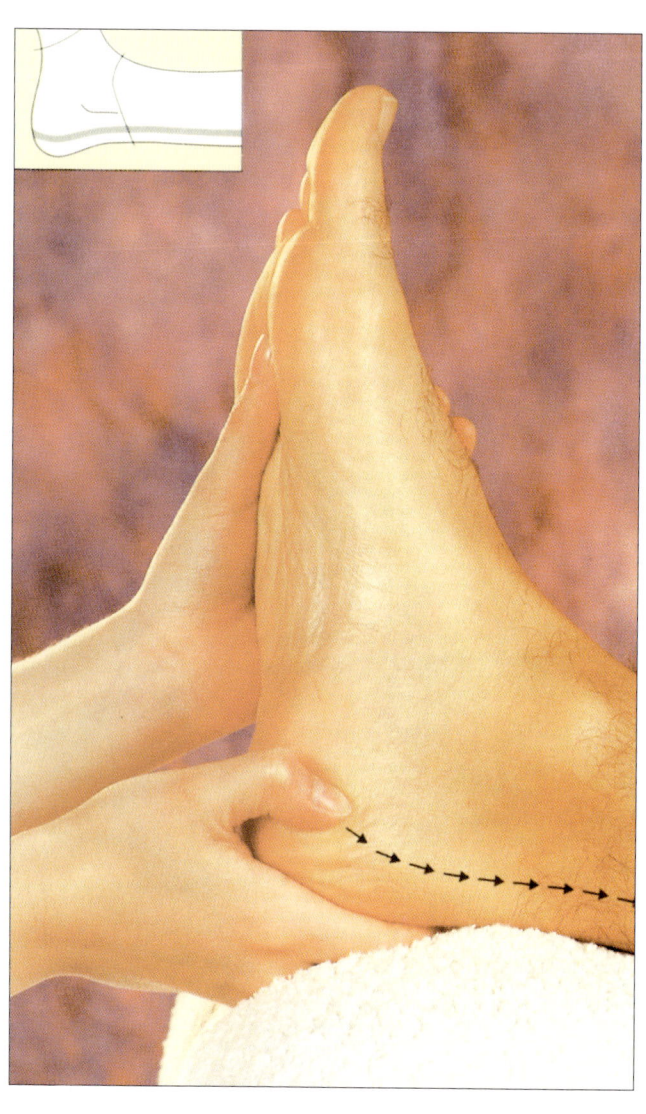

2 左手で足の外側を支持して、足をわずかに傾けます。右手親指を坐骨神経の反射区の内側に置きます。そこから始めてアキレス腱の内側をサム・ウォーキングします。トリートメントしている手の親指を除いた指で、最初は患者のかかとを、その後に足を支えます。

3 手を入れかえます。右手で足を包むようにします（写真上段左）。坐骨神経の反射区の外縁からアキレス腱の外側をサム・ウォーキングします。アキレス腱の一番上まで来たら、坐骨神経の反射区の内側に指を置いて脚の裏側をやさしく圧迫しながらかかとまで戻ります（写真上段右）。

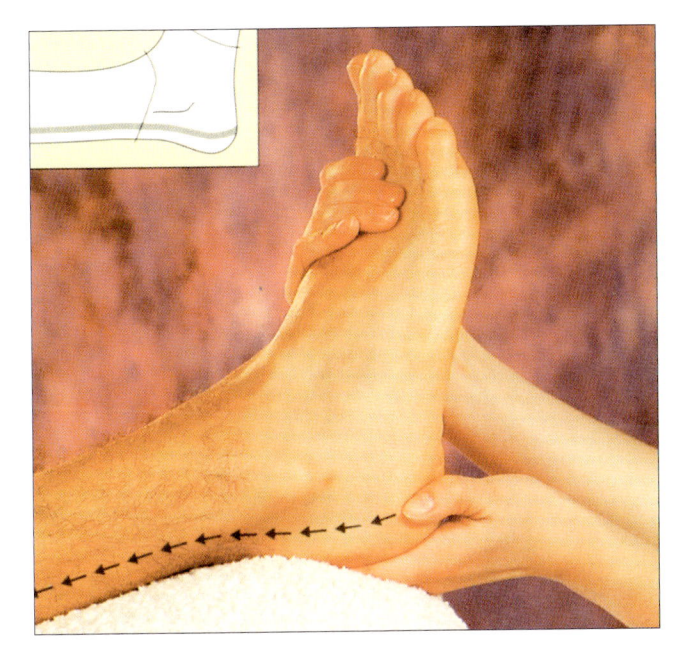

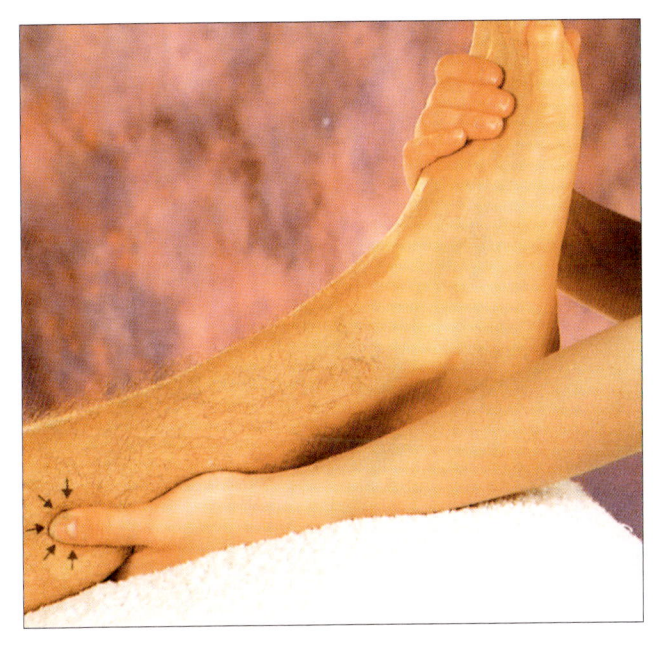

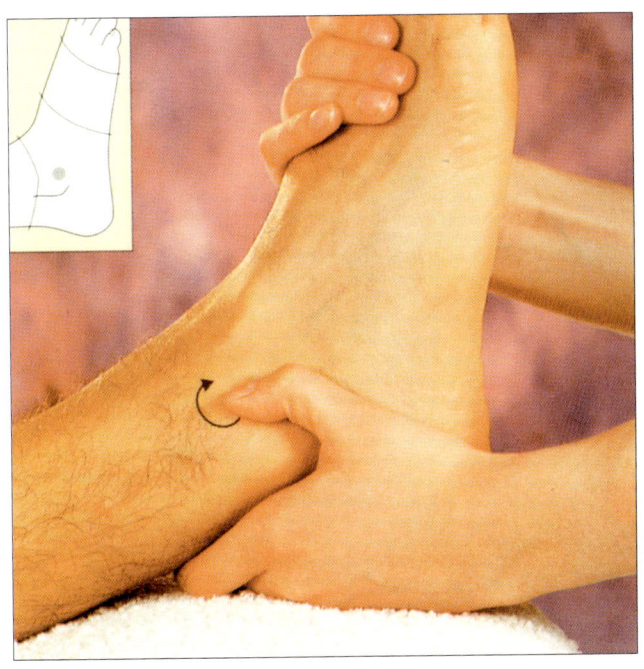

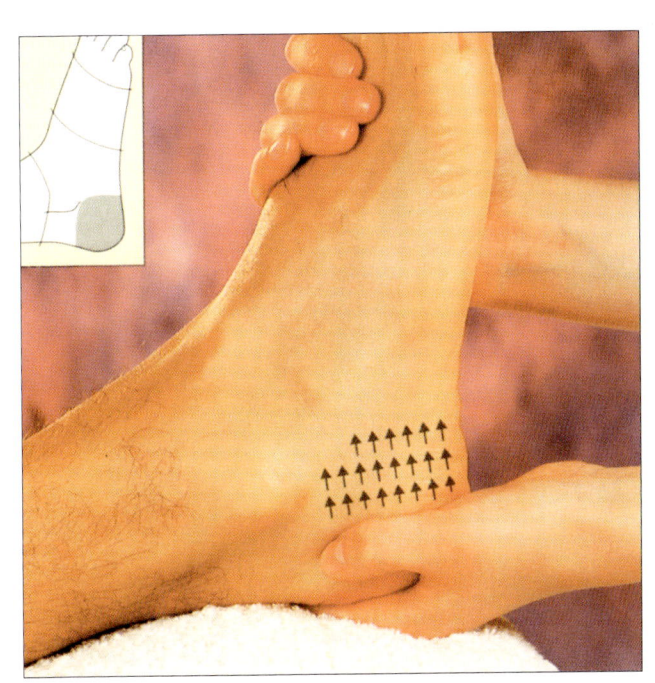

4 右手で患者の足を支え続けます。トリートメントをしている左手の親指を使って仙腸関節の反射区にやさしく円を描くようにします。仙腸関節の反射区は、くるぶしの前方と足の薬指から引いた線とがぶつかるところにあるくぼみです。

5 骨盤の筋肉の反射区は足の外側で、くるぶしの下にあります。右手で足の上部を支持し、左手でかかとを支持します。くるぶし（距骨）付け根から始め、反射区に左手親指で縦に繰り返し圧力を加えて行きます。

6 手の位置をかえずに続けて臀部と膝の関節の反射区をトリートメントします。これらの反射区はそれぞれ2つの半円を描いたような形で足の外側、中足骨の端から踵骨の3分の1にかけてあります。踵骨に近い半円が臀部（股関節）の反射区です（写真上段左）。踵骨に左親指を置いてこの反射区をサム・ウォーキングします。

7 臀部（股関節）の反射区に並んで半円形の膝の反射区があります（写真上段右）。臀部（股関節）の反射区へのトリートメントに続けて、膝の反射区全体をサム・ウォーキングします。

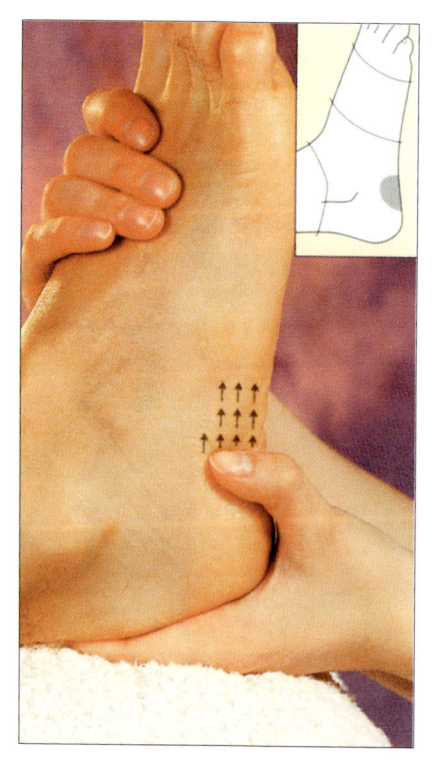

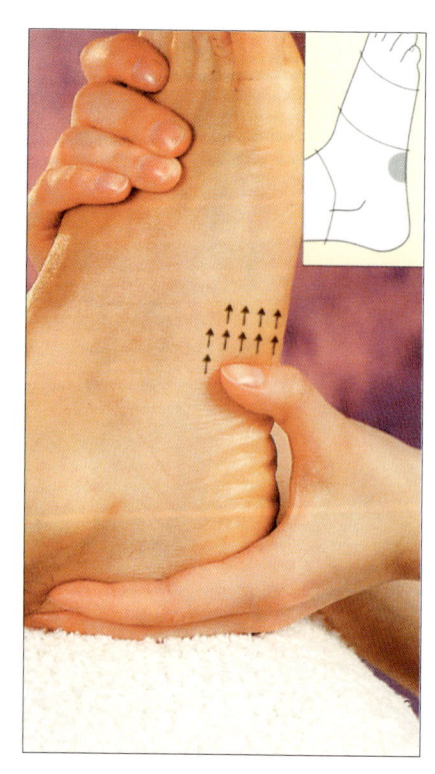

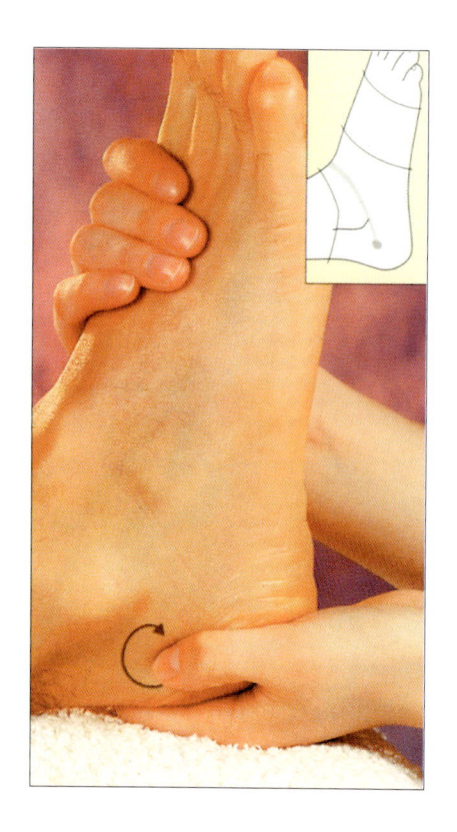

8 手の位置はそのままで、右手で患者の足をわずかに右の方へ傾けます。右卵巣、右睾丸の反射区は、くるぶし外側とかかと後側との間の中ほどにあります。親指をやさしく回してください。

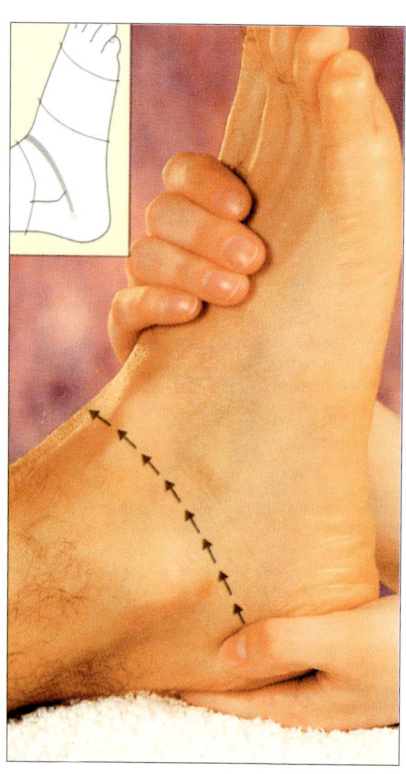

9 足の最上部から、くるぶし外側とかかと後側との間の中点にかけて足の内側をサム・ウォーキングします。ここは右卵管、右精管の反射区にあたります。左卵管、左精管の反射区は左足に現れます。

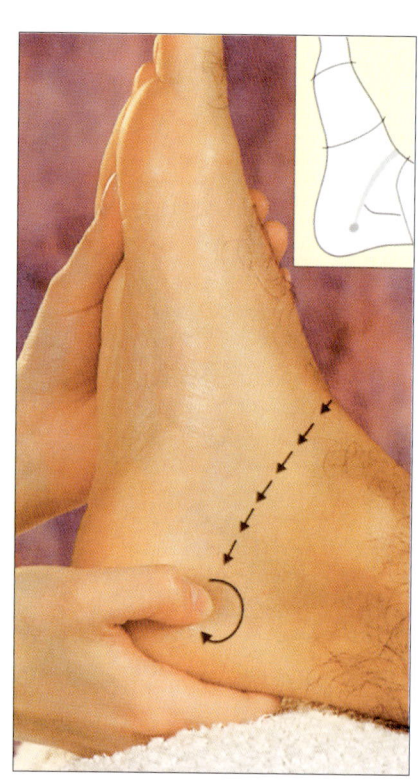

10 子宮、前立腺の反射区をトリートメントするには、トリートメントをしている手と支えている手の両方の位置をかえます。右手親指を反射区に置いてゆっくりと回します。痛みを感じやすい反射区ですから細心の注意が必要です。

90　第2部／段階的トリートメント学習法

手にある下半身の反射区

　手の場合、下半身の反射区は手首の前後と、手の内側と外側の両側に現れます。卵巣、睾丸の反射区、または子宮、前立腺の反射区をトリートメントする場合、軽く圧力を加えるようにします。坐骨神経の反射区は、手の場合は手首のあたりにあります。

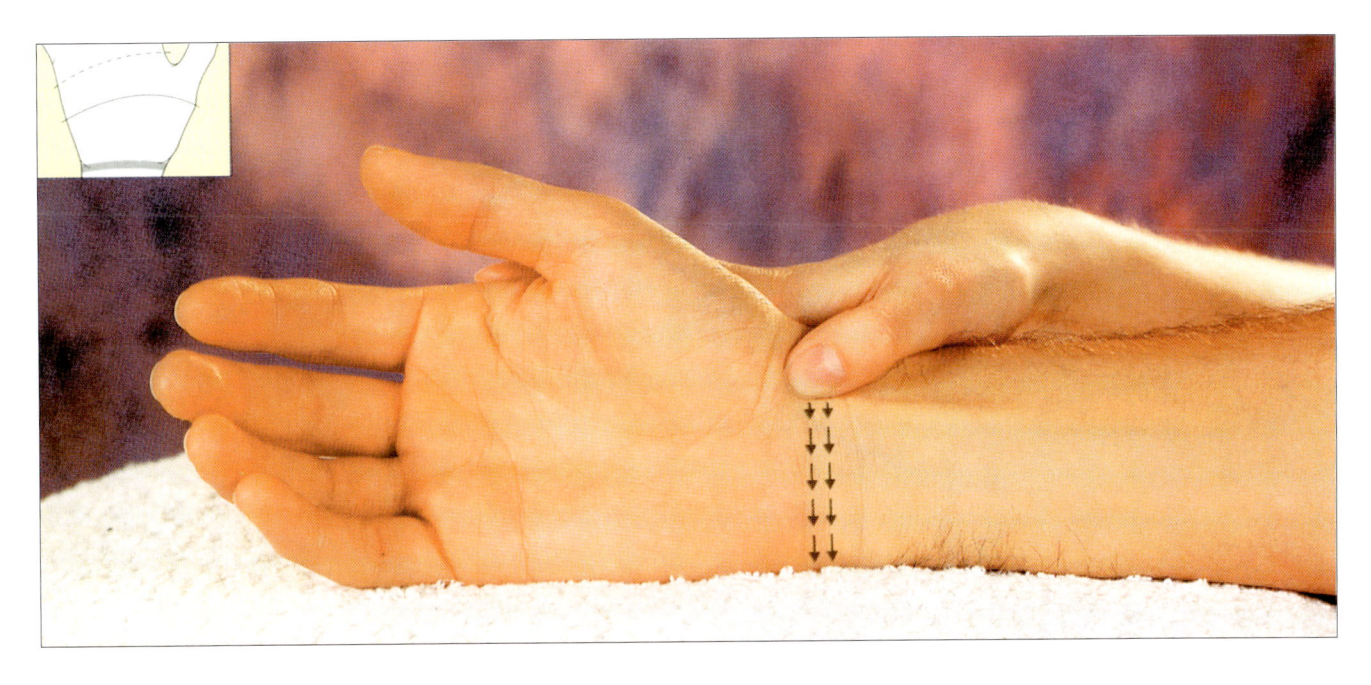

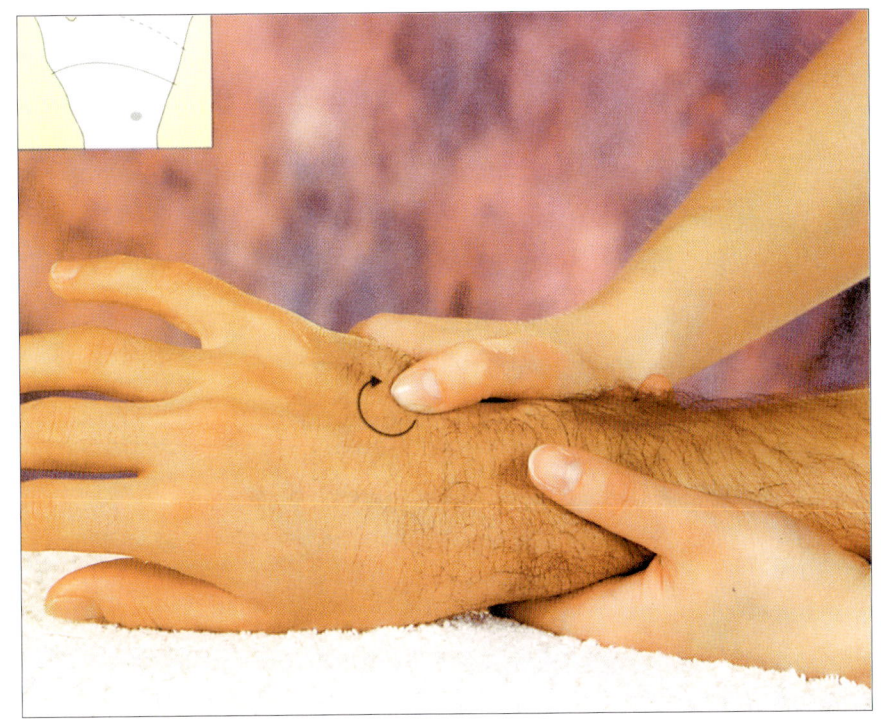

1 坐骨神経の反射区は手首の前側つまり内側にあります。右手で患者の手を包むようにします。右手親指で手首を内側から外側に向かってトリートメントします。この反射区は痛みに敏感です。患者の手をもう一方の手で支えるのもよいでしょう。

2 患者の手を裏返し、手掌がスツールにのるようにします（写真下）。両手で患者の手を包むようにします。右手親指を手首の上、第4、第5縦軸ゾーンあたりに置きます。ここが仙腸関節の反射区です。トリートメントする手の親指を反射区でやさしく回します。

3 左手の位置をかえずに患者の手の外側にある第5中手骨に右手親指を置きます。ここが骨盤の筋肉の反射区で、身体の右半分にある骨盤の筋肉に対応します。この反射区を数回繰り返してサム・ウォーキングします。

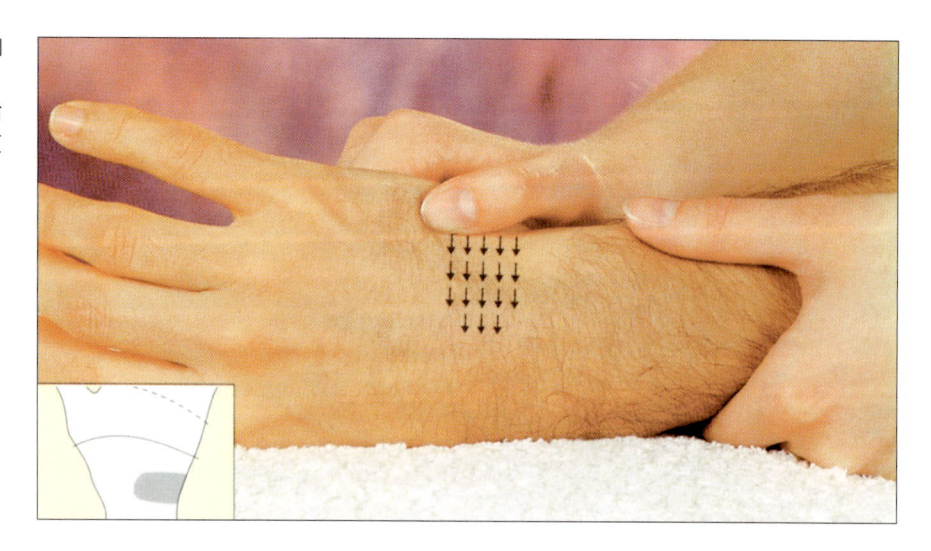

4 続けて右臀部と右膝の反射区をトリートメントします。それぞれ半円を描いたような形をしています。反射区は右の手背側の脇の部分にあり、手首と腰線との間に位置します。臀部（股関節）の反射区は手首と腰線との間の中ほどにあります。左手で患者の手を支えます。トリートメントは手の外側の手首の上から始めます。半円形の反射区をサム・ウォーキングします。

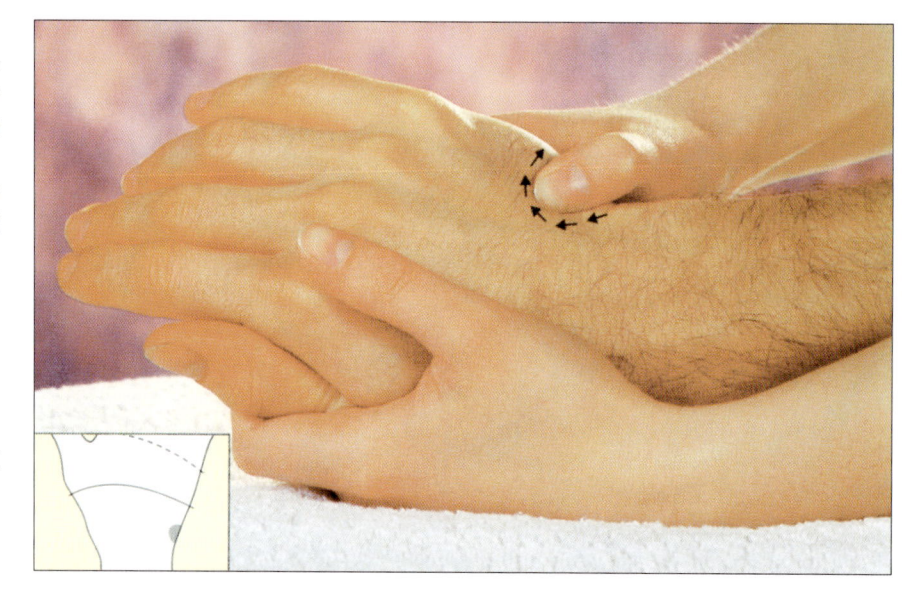

5 膝の反射区は臀部（股関節）の反射区と並んでいて、腰線近くに位置します。半円形の反射区をサム・ウォーキングします。腰線真下で反射区は終わっています。

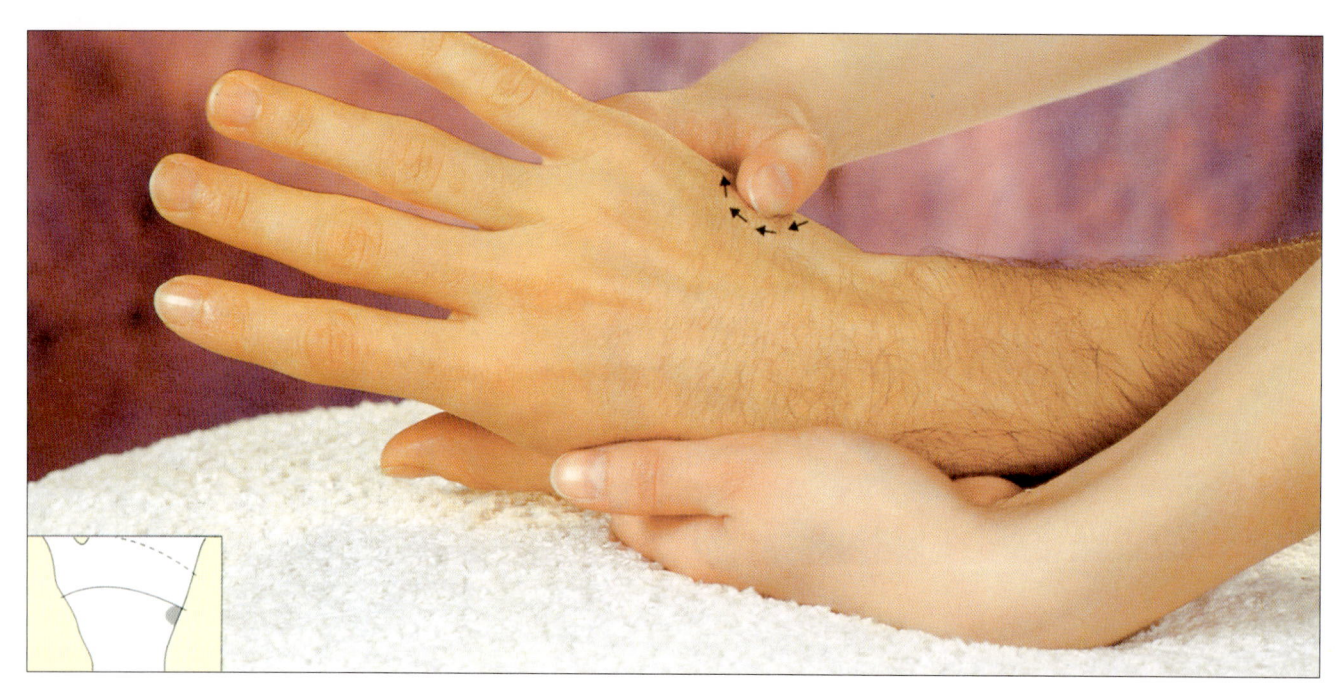

92　第2部／段階的トリートメント学習法

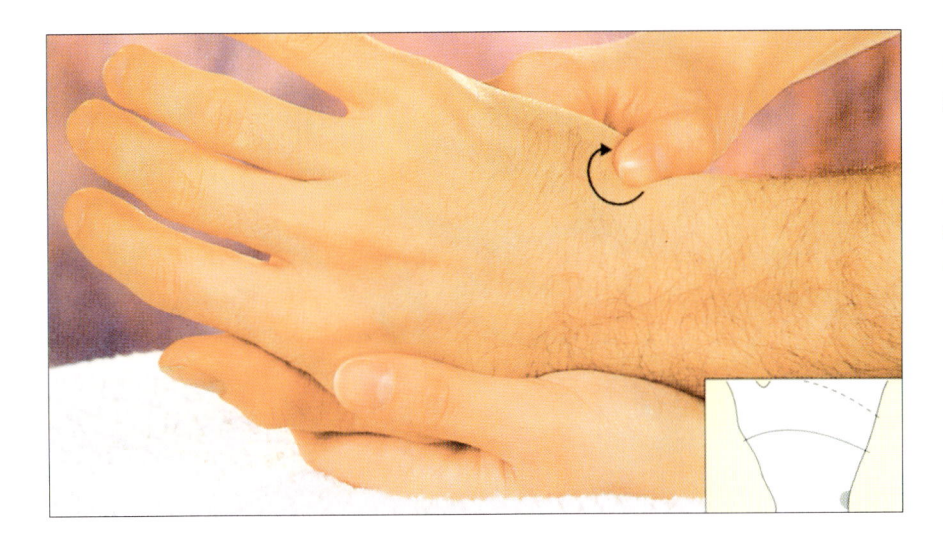

6 トリートメントしている手の親指を、膝の反射区から手首へ移動させます。移動先は、臀部の反射区をすでにトリートメントしましたが、その起点のちょうど下にあたります。ここが右卵巣、右睾丸の反射区です。数秒間ここで親指をやさしく回します。軽く圧迫するだけで、力を入れてはいけません。

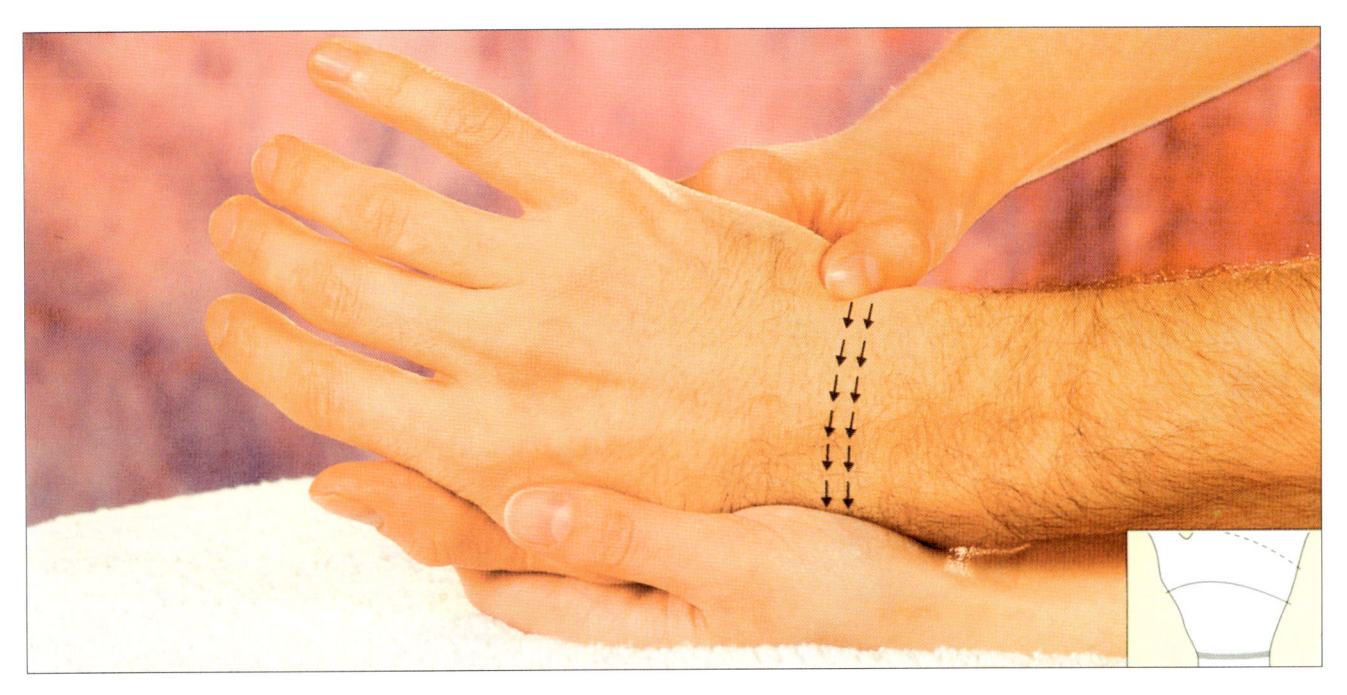

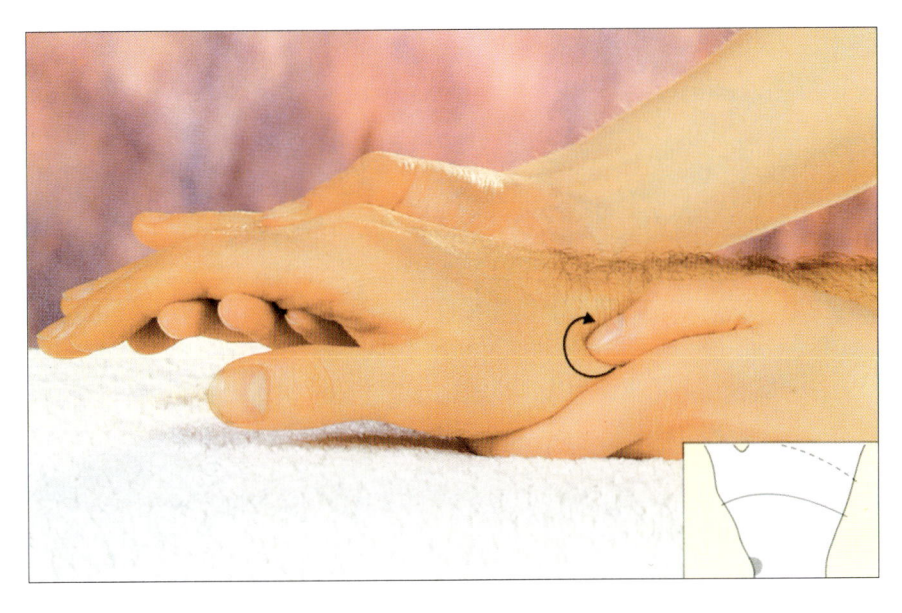

7 右卵巣、右睾丸の反射区から手首のまわりを手の内側に向かってサム・ウォーキングします（写真中段）。ここが女性では右卵管の反射区に、男性では右精管の反射区にあたります。

8 手の内側までトリートメントします。そこに、つまり親指と人差し指の間の背側下方で、手首の少し上あたりに小さなくぼみを見つけます。このくぼみに子宮、前立腺の反射区があります。手をかえて、右手で患者の手を下から包むようにします。この反射区で、トリートメントをしている手の親指をやさしく回します。

手にある下半身の反射区 ◀ 93

足背と手背の反射区

リフレクソロジー療法の仕上げには、足背または手背にある残りの反射区が処置されます。この反射区は、乳房、脊柱、およびリンパ腺を含むリンパ系に関連します。乳房の反射区のトリートメント中に、嚢胞またはリンパ液の存在が検出されることがあります。リンパ反射区をトリートメントするとき、これらの部位の腫れはリンパ節の腫脹であり、体内に感染があることを意味します。これらの反射区のトリートメントが完了したら、第1部で解説した簡単な手と足のリラクゼーションを行って、トリートメントの仕上げとします。

乳　房

乳房の基本機能は、乳汁の分泌と排出です。乳汁の分泌は、プロゲステロンおよびエストロゲンホルモンの影響もありますが、その大部分はプロラクチンと呼ばれるホルモンによるものです。乳房は、その特徴的形状を形作る脂肪組織に埋まった約15～20の乳腺からなります。各乳腺グループから、乳管が乳頭へ延びています。乳頭の周りには、乳輪と呼ばれる色素の濃いエリアがあり、そこには小さな潤滑腺があって、乳頭を柔軟に保っています。乳房は、月経の前と妊娠中には、ホルモンレベルの変化によって膨張する傾向があります。この反射区は、良性または悪性乳腺腫、乳腺炎などの胸部疾患にとって重要です。

脊　柱

脊柱は、第10胸椎と第3腰椎の間のエリアからなります。この反射区は、たとえば椎間板の諸症状、筋肉痛および筋挫傷、関節炎など、すべての脊椎関連症状にとって有益です。これらのいずれかの疾患を治療するときは、脊椎反射区に特別の処置を行うことをお奨めします。

リンパ系

リンパ系は、体内に広く分布しています。リンパ系は主に頚、腋窩、および鼠径部にあるリンパ腺、すなわちリンパ節と小さなリンパ管からなります。リンパ液と呼ばれる液体もリンパ系に含まれます。リンパ節は、非常に多くのリンパ球（一種の白血球）を分泌し、頻発する感染に対する抗体を生成します。これらのリンパ節は、リンパ管を通して、感染の広がりを防止するバリアとなります。リンパ液は、栄養分と酸素を血液から体内のあらゆる細胞へ運び、リンパ系によって血流へ排出します。リンパ液の流れが阻止されると、そこが腫れます（浮腫）。すべてのリンパ節の反射点は、足背と手背にあります。リンパ節の反射点としては、上部リンパ節および腋窩のリンパ節、乳房、腹部、骨盤、ならびに鼠径部があります。これらの反射点は感染症に有効です。また健康なリンパ系を維持して、体を疾病から保護します。

リンパドレナージ

リンパ系のトリートメントが終了したら、リンパの流れをよくする反射区の処置により、このセクションは完了です。この反射区は、手足とも親指と人差し指、人差し指と中指、中指と薬指、薬指と小指のそれぞれ間にあります。

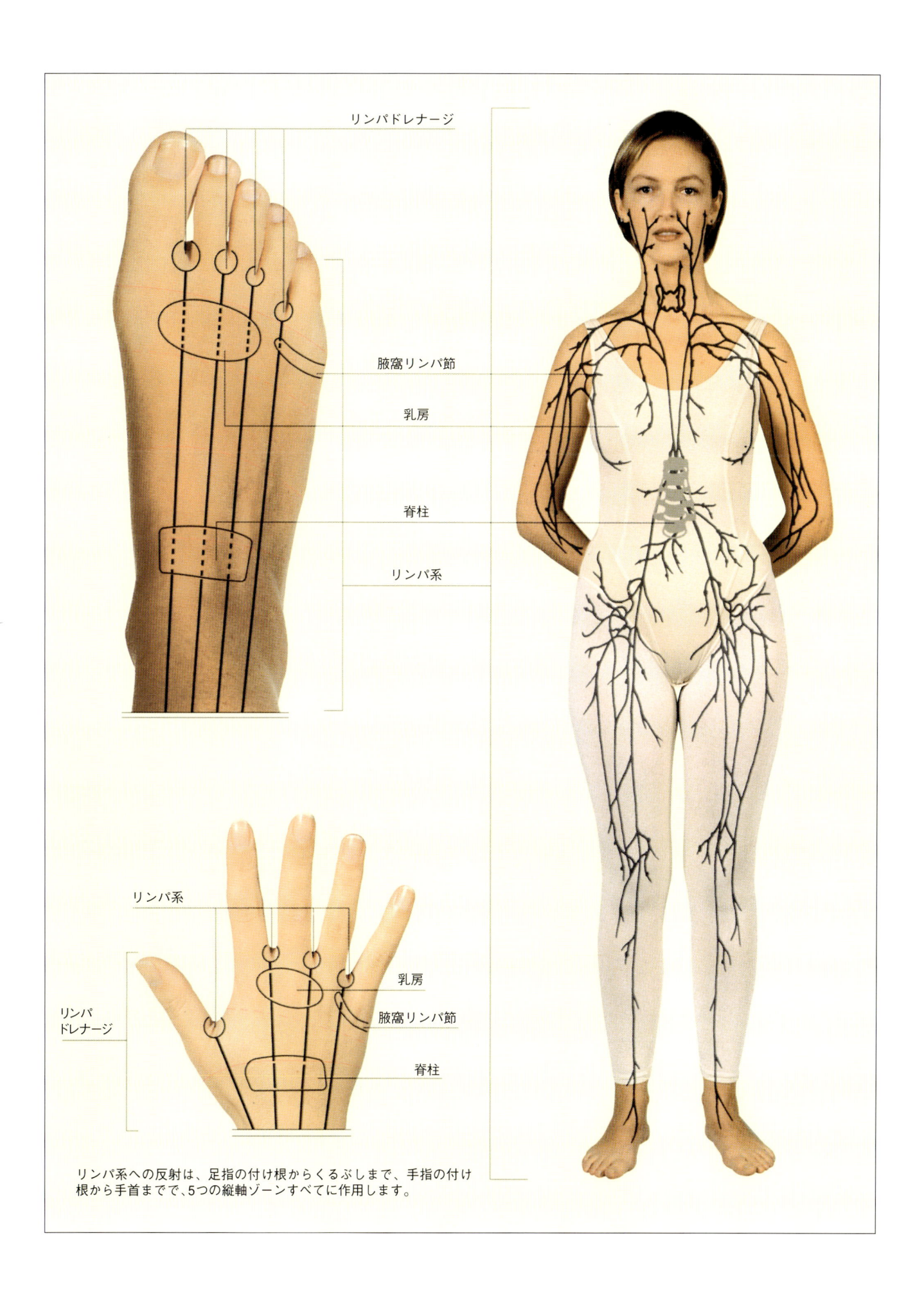

リンパドレナージ

腋窩リンパ節

乳房

脊柱

リンパ系

リンパ系

乳房

リンパ
ドレナージ

腋窩リンパ節

脊柱

リンパ系への反射は、足指の付け根からくるぶしまで、手指の付け根から手首までで、5つの縦軸ゾーンすべてに作用します。

足背と手背の反射区 ◀ 95

足背にある反射区

　足背にある残りの反射区は、乳房、脊柱、およびリンパ系に関連しています。これらの反射区は、足指の付け根とくるぶしの上部にあります。年輩者の場合、足指の表面または側面の血管が浮き上がっていることがよくあります。この症状を見つけた場合、このエリアの治療にあたっては細心の注意を払い、くれぐれも手荒な処置は避けてください。乳房の反射治療に当たっては、治療の最中に乳房の胞嚢や乳腺腫が検出されることがあるので、異常がないかよく調べてください。異常が見つかったときは、患者に医師のアドバイスを求めるように勧めてください。

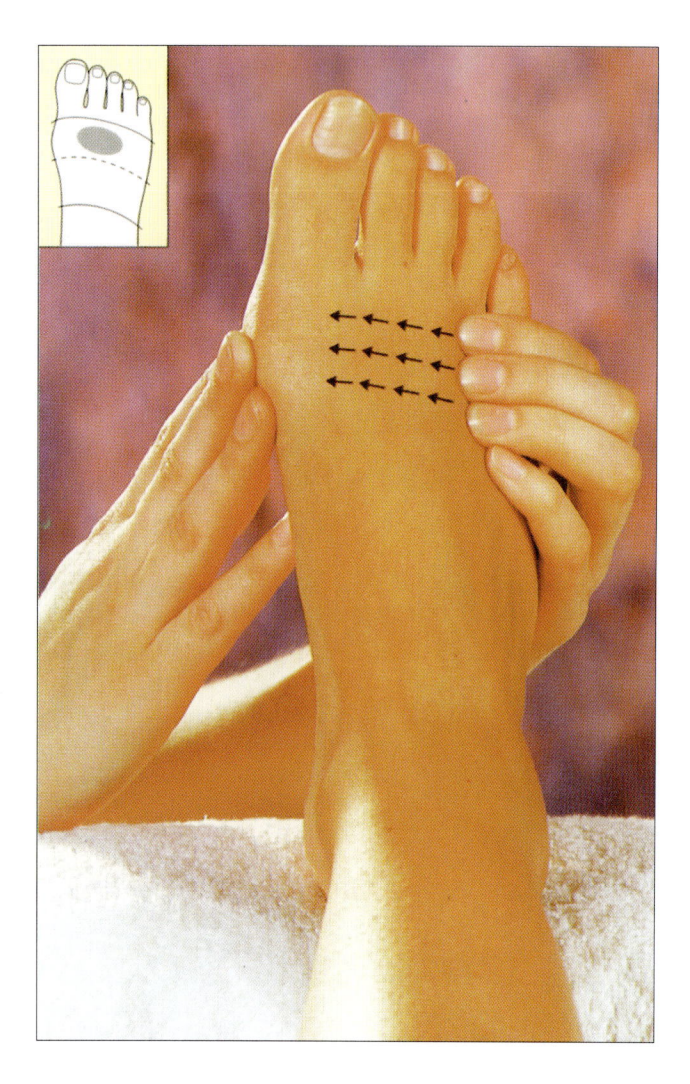

1 乳房の反射区は、足指の背側にある5つの縦軸ゾーンすべてに分布しており、足指の付け根と横隔膜の間のエリアをカバーしています。足を右手で支えてください。左親指を足底に当て、残りの3本の指を足背に当て、この反射区を水平に移動させます。

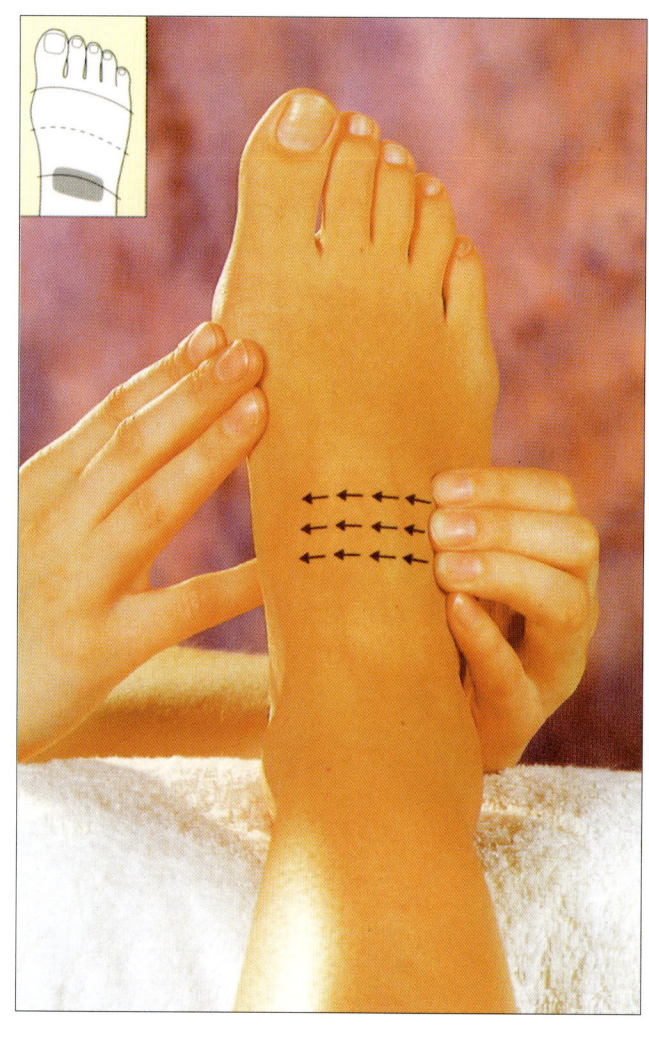

2 右手をくびれ線のすぐ下にある脊柱の反射区まで下ろします。くるぶし上部まで、5つの縦軸ゾーンすべてに指を水平移動させます。右手の親指は、動かしている指の後ろ、足底に当てたままにしておきます。

3 肩関節反射区のすぐ下にある、右腋窩のリンパ節への反射区を使って、リンパ系のトリートメントを開始します。左手人差し指をこの反射区に置き、親指は足底に当てたまま、ゆっくりと数秒間指を回転させます。

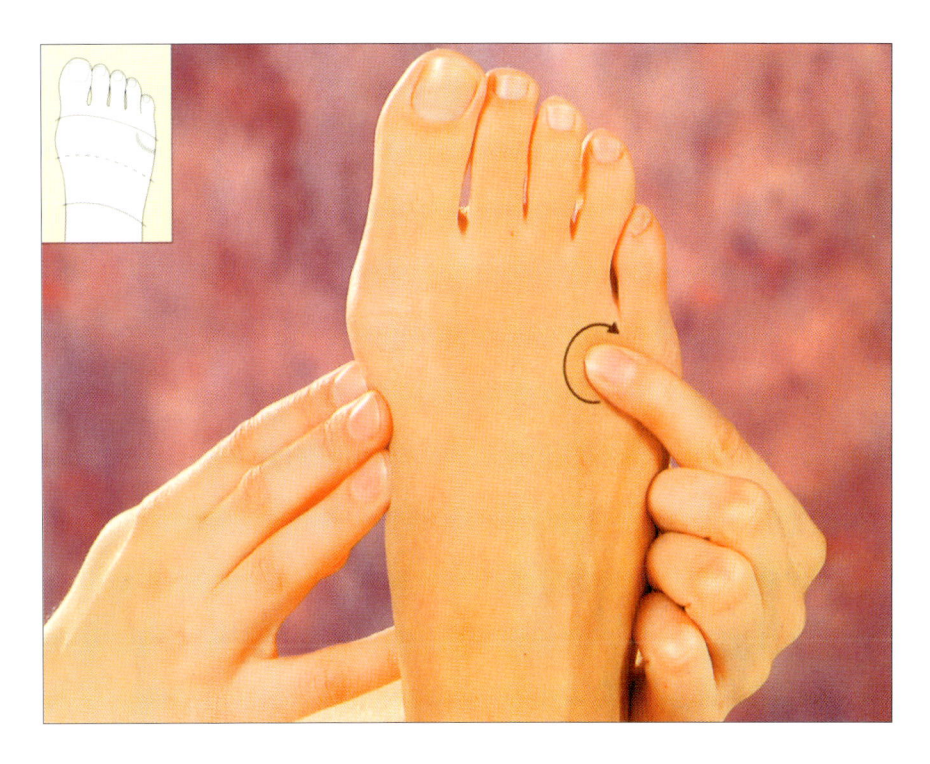

4 残りのリンパ系の反射区は足背、足指のつけ根からくるぶしの骨の間にあります（写真下段左）。足底を左手で支えてください。足の親指と人差し指の間から、ゾーン1へ右手の親指を下ろします。他のすべてのゾーンにこれを繰り返します。

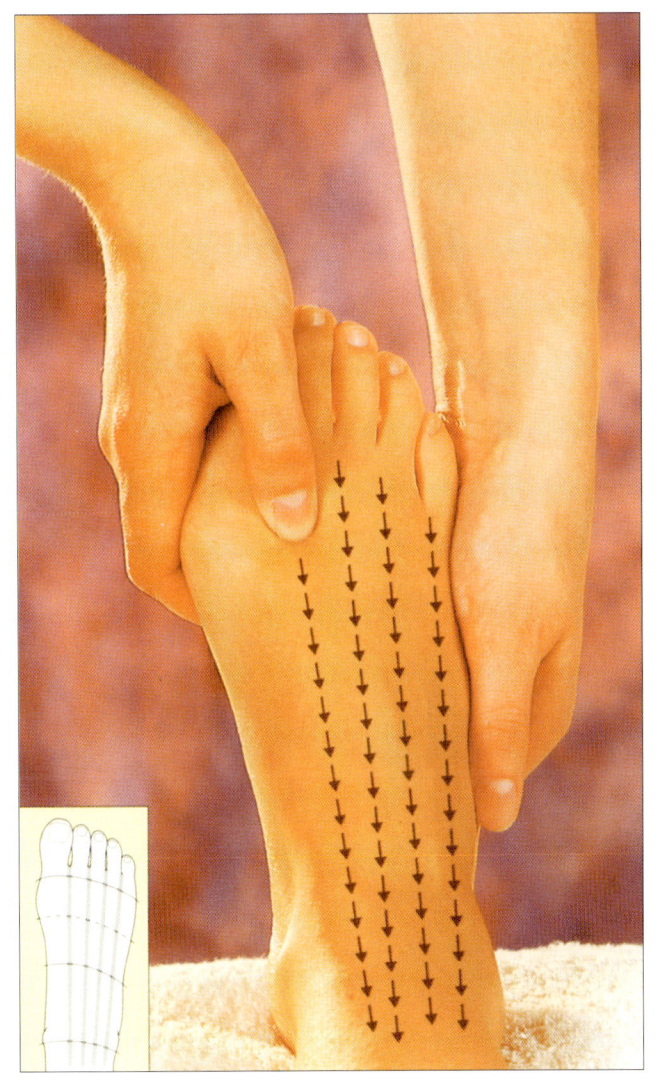

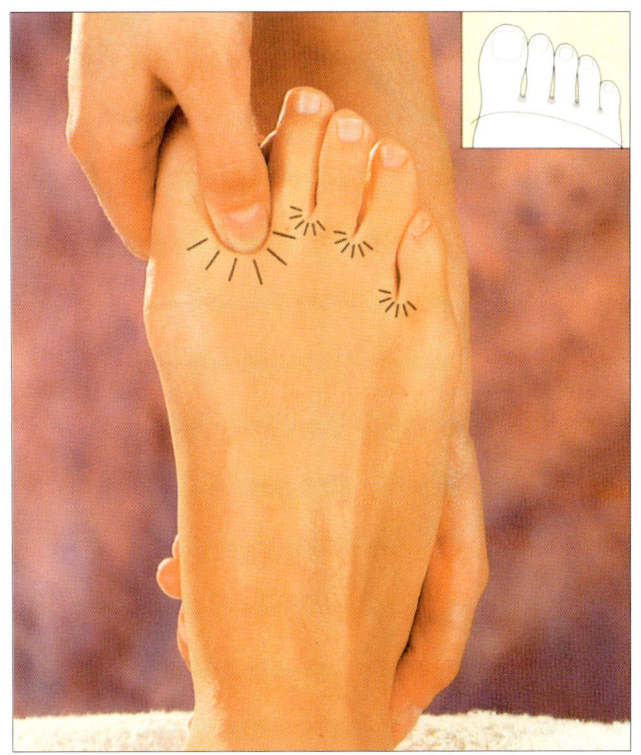

5 リンパ腺の反射区は、足指のつけ根の間にあります。その最も重要なエリアは、親指と人差し指の間です。足を左手で支え、右手の親指と他の指を使って各指間を締めつけ、次の指間へ滑らかに移動します。

足背にある反射区

手背にある反射区

　手背には、乳房、脊柱、およびリンパ系への反射区があります。上部リンパ節への反射区は、指のつけ根のすぐ下にあります。腹部への反射区は、5つのすべてのゾーンは横隔膜線の下にあります。骨盤と鼠径部については、反射区は手首に及んでいます。手背をトリートメントする場合、静脈の浮き上がった領域には注意してください。手背はリンパ系と連動しているので、感染防止の上で重要です。

1 乳房の反射区は、横隔膜線の上にあり、5つの縦軸ゾーンすべてをカバーしています。患者の手を左手で支え、右手親指を患者の小指の指関節上に置きます。右乳房反射区を越えて横隔膜線へ親指を水平に移動させます。

2 左手の位置はそのまま、左手を支えとして（写真下）、右手親指をくびれ線のすぐ上まで下ろします。次に、親指を5つのすべてのゾーンを超えて手首まで水平に移動します。この処置は、脊柱の反射区をカバーします。患者が何らかの不快を感じるようであれば、ごく軽い指圧を適用してください。

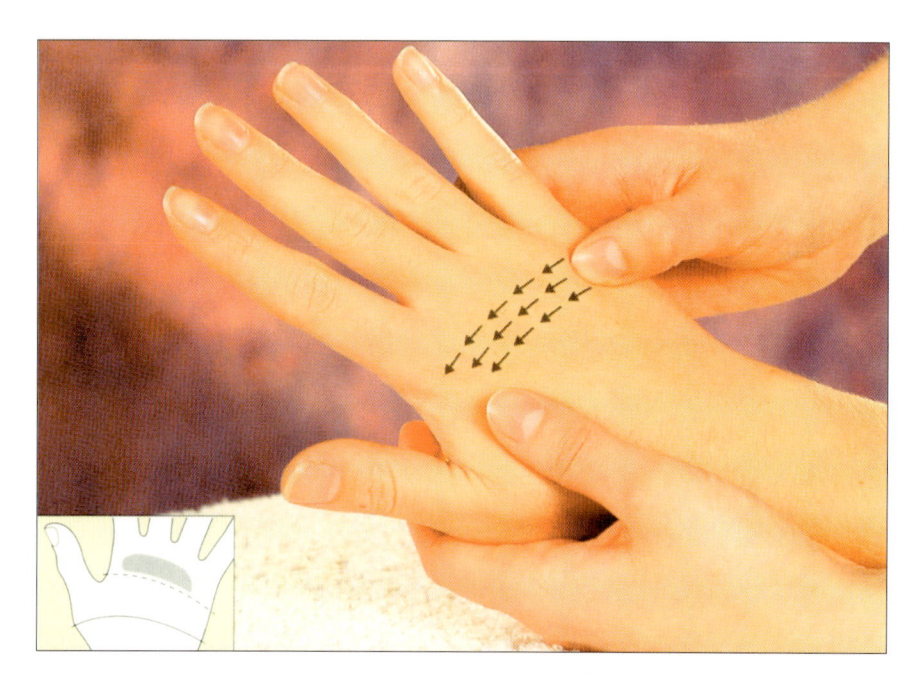

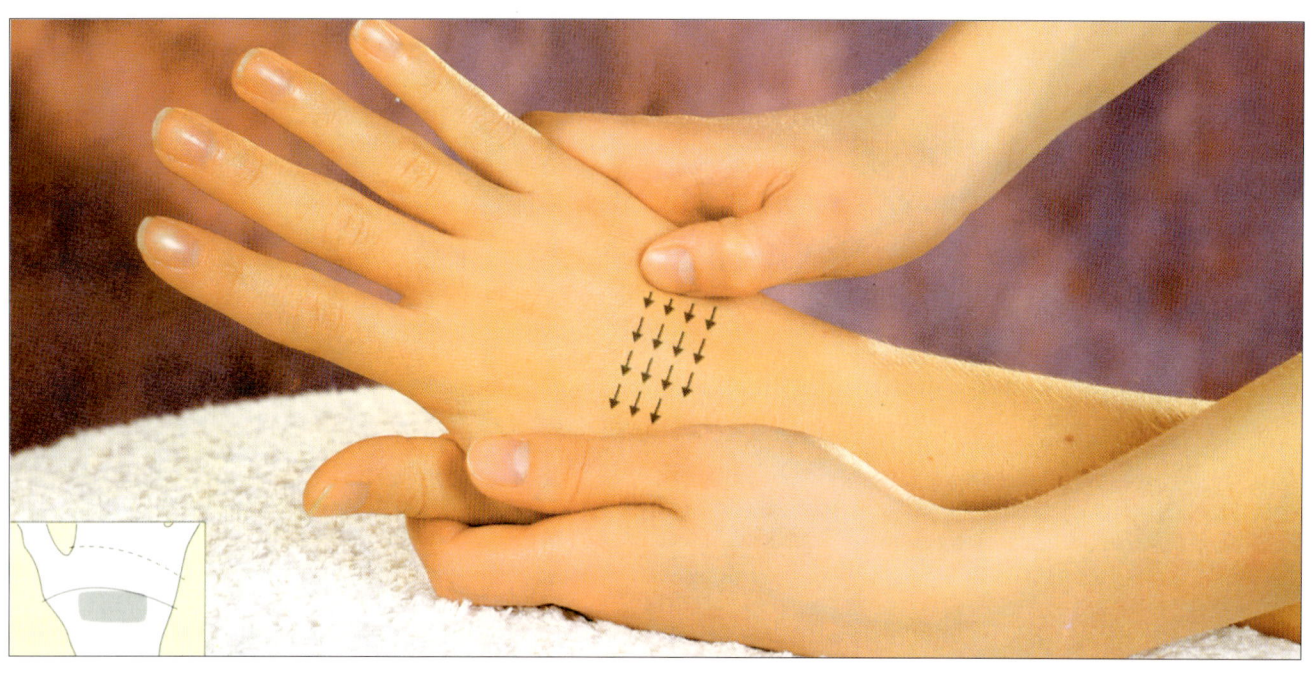

3 リンパ節から右腋窩へ、リンパ系のトリートメントを開始します（写真上段左）。これらのリンパ節に関する反射区は、小指の指関節の上にあります。左手で患者の手を支えたまま、この領域の周りで右手親指を移動させます。

4 残りのリンパ系の反射区は、指のつけ根から手根骨まで、5つの縦軸ゾーンすべてをカバーしています（写真上段右）。右手親指またはその他の指を使って、患者の手背にある中手骨の間と手根骨の上を移動します。

5 最後にリンパ腺の反射区をトリートメントします。右手の親指とその他の指を使って（写真下）、指のつけ根を優しく押して移動します。手の側部から始めて、親指と人差し指の間の主要分泌点で終ります。

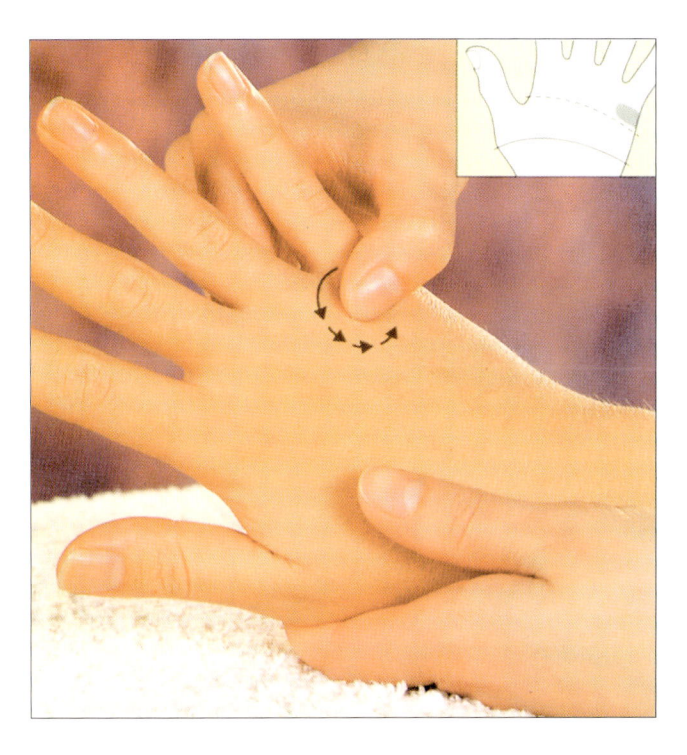

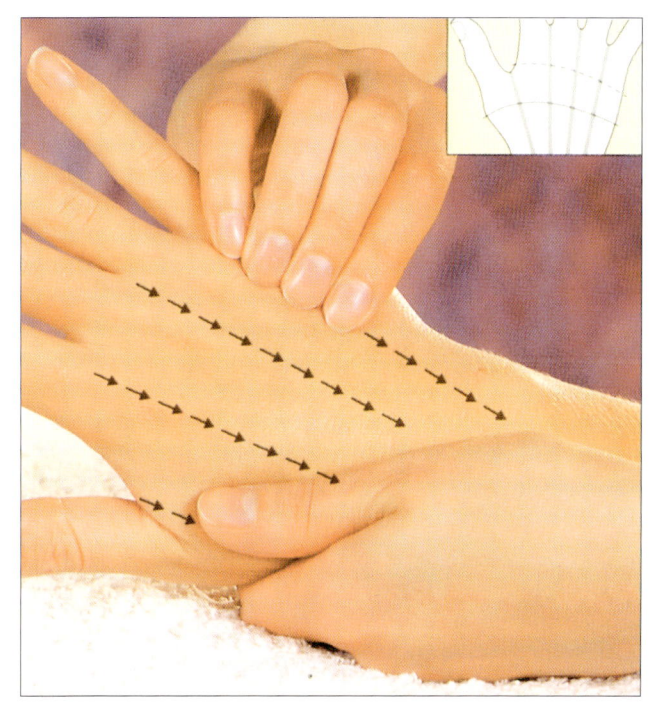

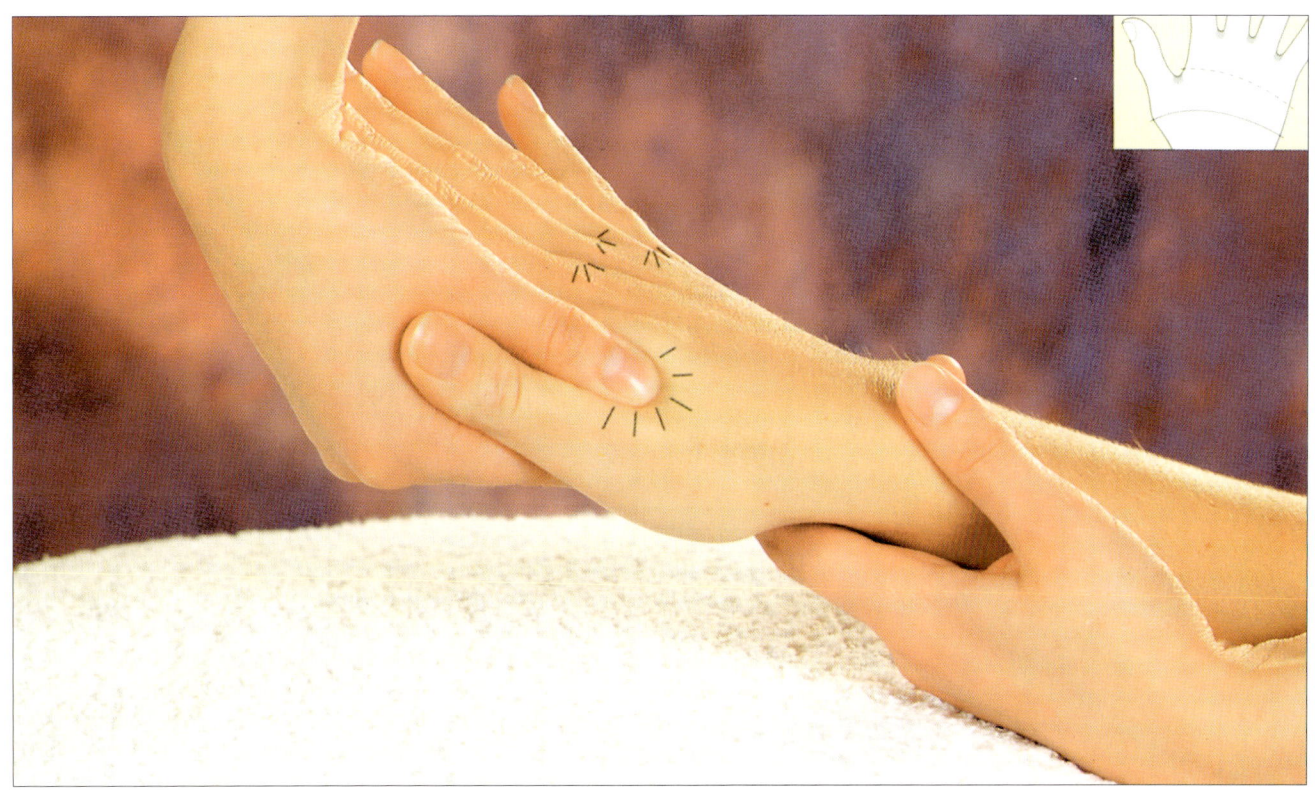

手背にある反射区 ◀ 99

足のトリートメントの仕上げ

両足のすべての反射区が終ったら、足のマッサージでトリートメントを完了します。マッサージは患者をリラックスさせ、エネルギーの流れを促進させます。緊張、あるいはストレスを感じている患者には、治療前にも足にマッサージを行ってもいいでしょう。マッサージ技法には、ニーディング（揉み）、リンギング（ねじり）、ストレッチング（引き伸ばし）、フィンガー・サークリング（指旋回）、ストローキング（叩き）の全部で5つの基本ストロークがあり、この順序で行った場合に最も効果を発揮します。これらのマッサージ技法を何回施すかは自分で判断してください。

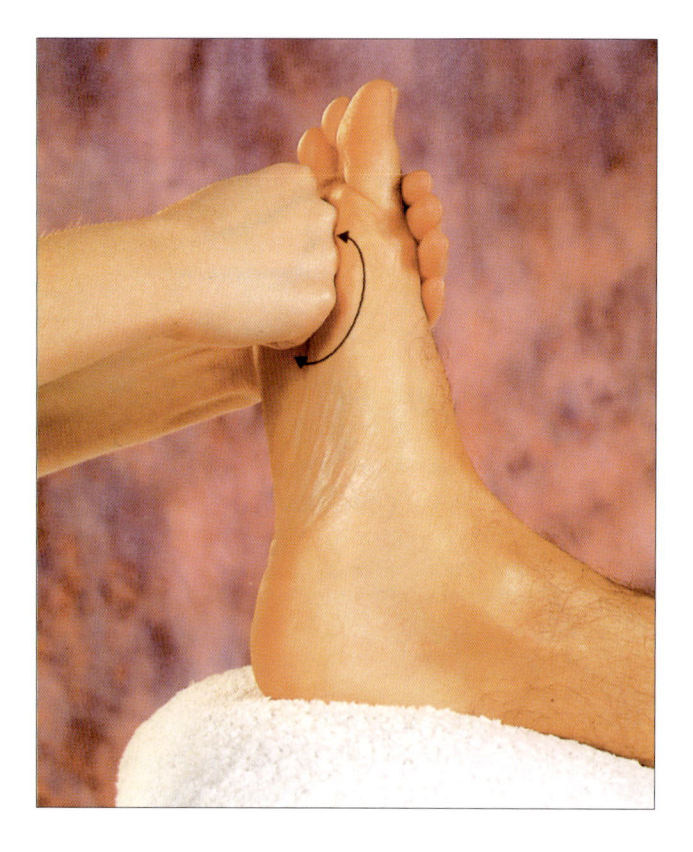

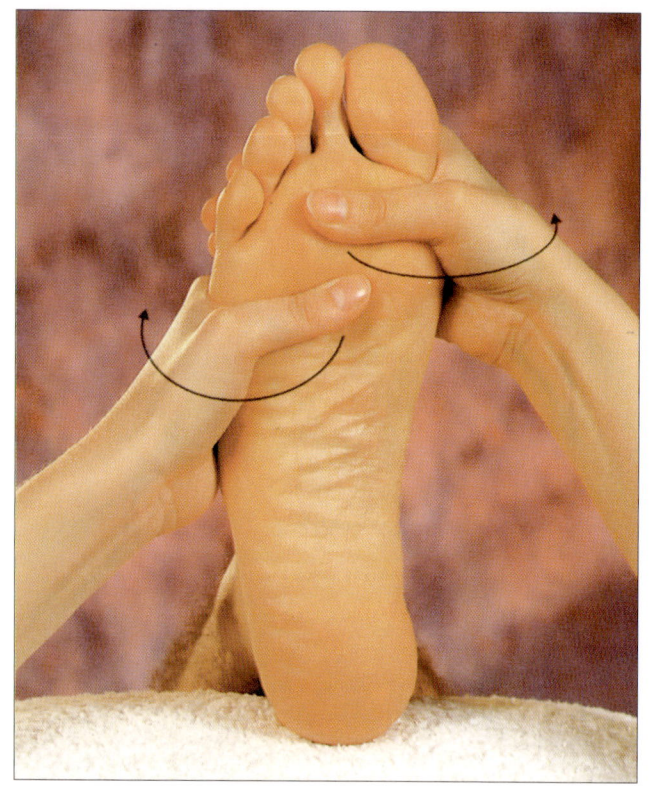

1 片方の手を足背に回し（写真上左）、もう片方の手の握りこぶしを足底に当てます。両手で足を揉みながら、足全体に円を描くように動かします。このマッサージは、エネルギーを刺激し、患者をリラックスさせるという両方の点で効果は絶大です。

2 両手で足の先端近くを包み込み（写真右上下）、親指を足底に当てます。次に、両手をねじりの動作で優しく前後にひねり、くるぶしに達するまでゆっくりと足下に移動します。

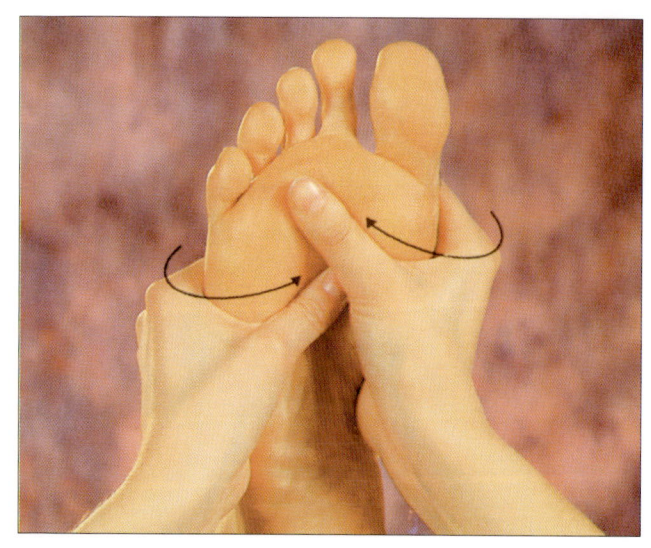

3 両手を同じ位置に保ちます（写真上段左）。くるぶし近くから、両手をつま先に向かって引き上げ、これを数回繰り返します。この動作には、患者に身体全体、特に脊柱が引き伸ばされたように感じさせる効果があります。デスクワークで一日中座っている人に効果があります。

4 両手の指をつま先近くに置き（写真上段右）、親指を足底に当てます。細かい旋回動作で、足背と側面、ならびにくるぶしの骨の周囲をマッサージします。これはリンパ系を刺激し、リラクゼーションに最も有効なテクニックです。

5 最後に足を叩いてマッサージを完了します（写真下段左）。これは末梢神経を刺激し、とても気持ちを和らげる動作です。くるぶしから足背と側面を、両手の指を使って、優しく上向きに叩きます。必要と思われる時間だけ続けます。

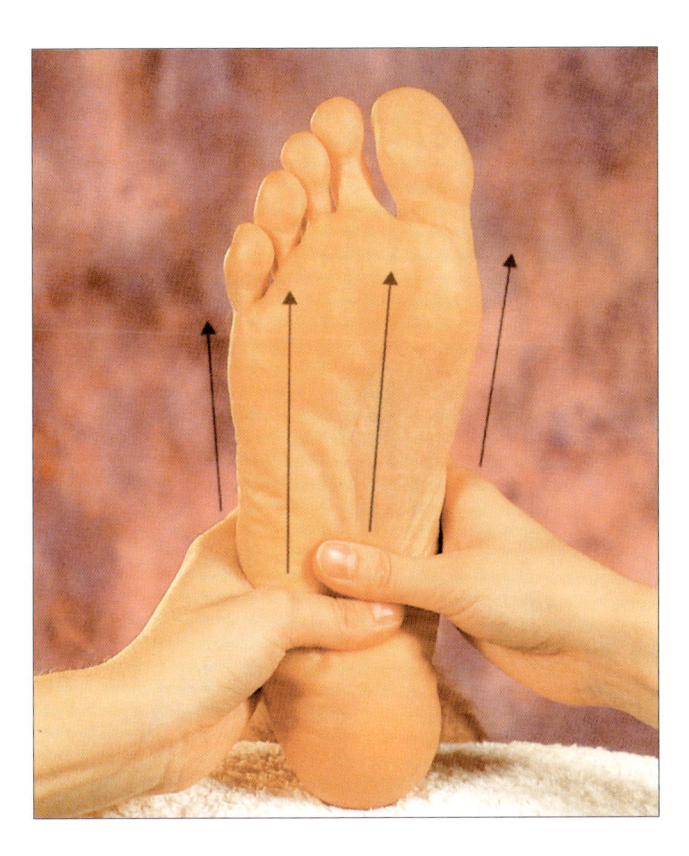

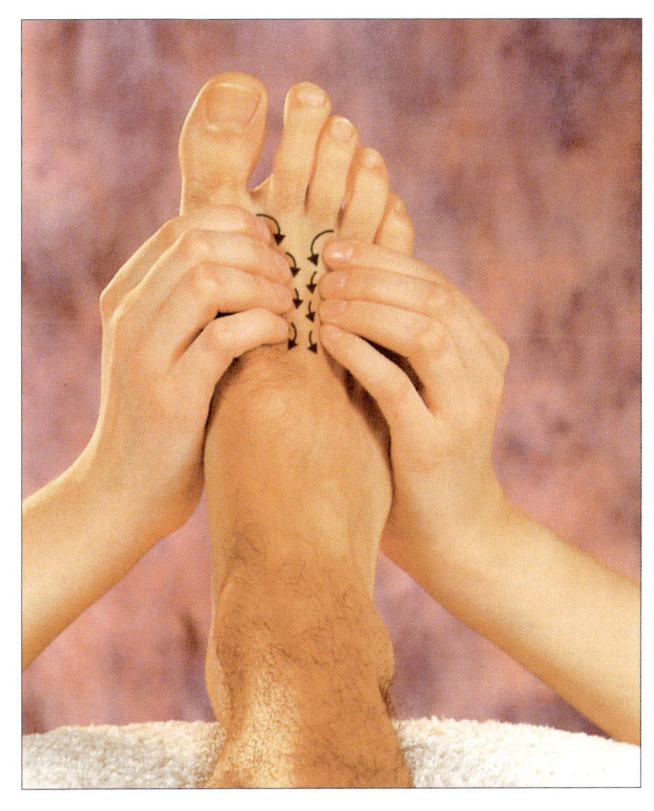

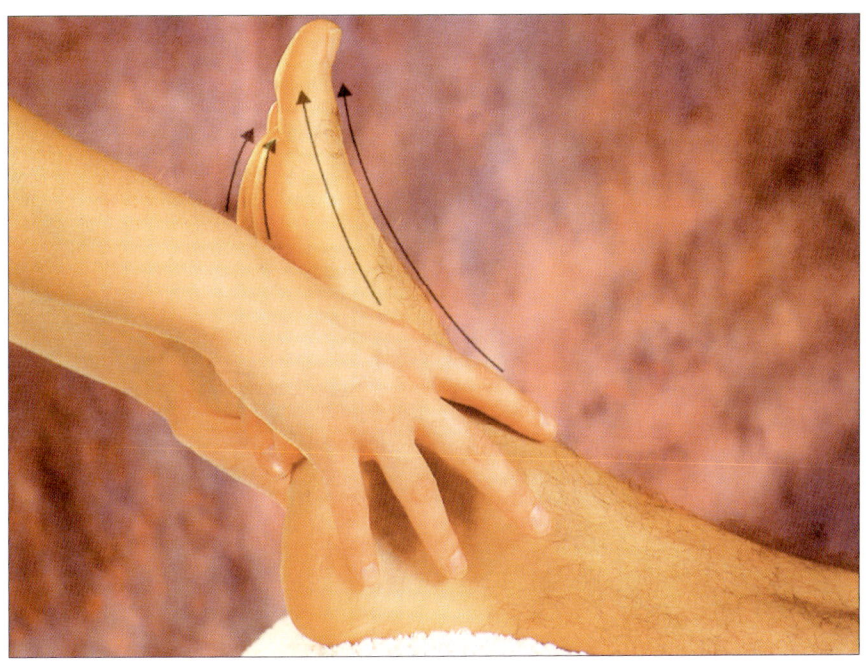

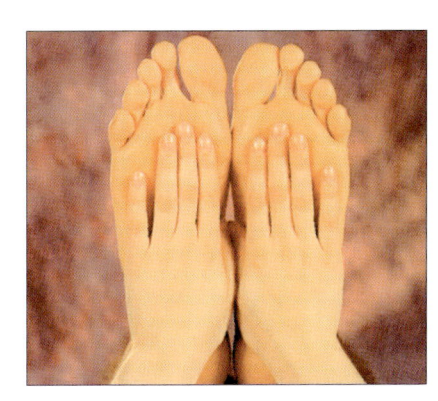

6 両足のマッサージが完了したら、手掌を足底に当てます（写真下段右）。たとえば、エネルギーを与える金色の光線があなたの頭部から出て手に伝わり、それが患者の足から患者の身体へ伝えられる様子を思い描いてみてください。

足のトリートメントの仕上げ

手のトリートメントの仕上げ

　両手の個別の反射区がすべて完了したことを確認してください。トリートメントの仕上げとして、足と同じマッサージ技法を同じ順序で行います。緊張している、あるいはストレスを感じている患者には、トリートメントの前にも手にマッサージを行うといいでしょう。このマッサージには、エネルギーを刺激すると同時にリラクゼーション効果があります。関節炎の手を治療するときは、揉み、ねじり、引き伸ばしを特に慎重に行ってください。これらの動作は、ときに患者に不快感を与えたり、腫れたり変形した関節に損傷を与えることがあります。

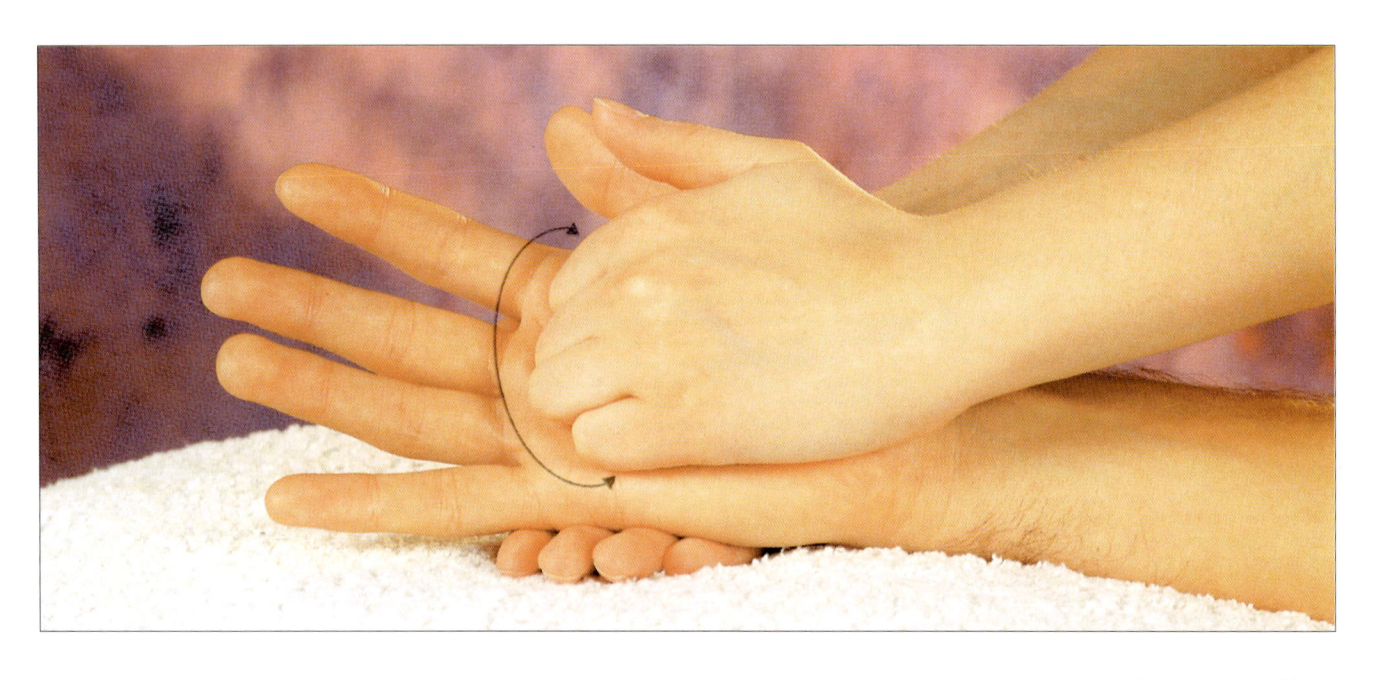

1 まず揉みのマッサージから始めます。片方の手を患者の手の後ろに回し、もう片方の手の握りこぶしを手掌に当てます。両手で患者の手に圧力を加えて、円を描くように動かします。このマッサージは、体内のエネルギーを刺激し、手の構造全般を強化し改善します。

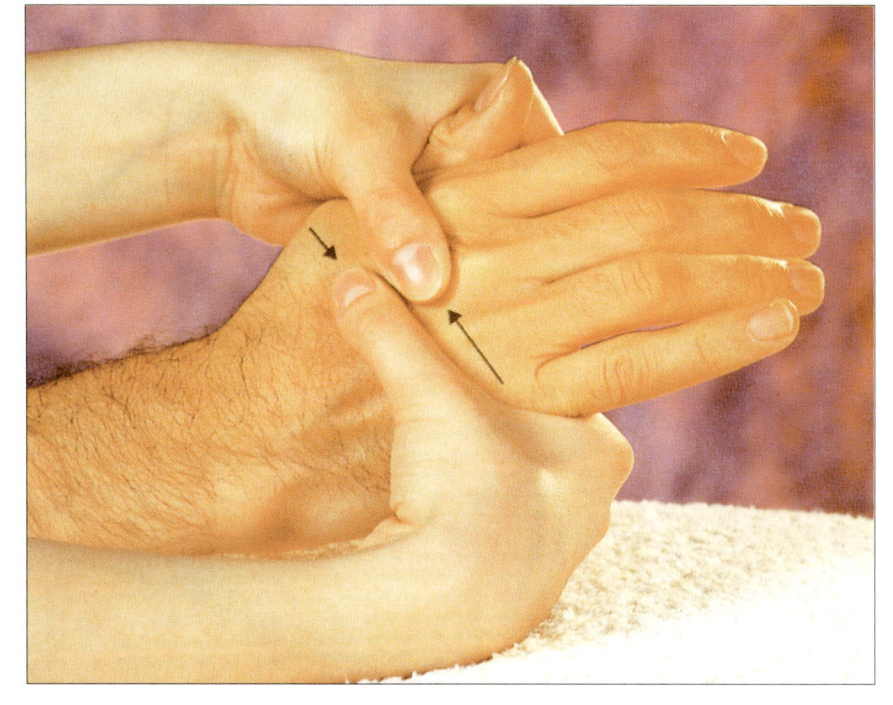

2 患者の手を、指の付け根で包み込みます。患者の手をねじりの動作で優しく前後にひねり、手首までゆっくりと移動します。この動作は、手の骨の引き伸ばしに効果があり、身体の諸器官にも同じ効果があります。

3 手首の近くから始めて、両手を患者の指先に向かって引き上げます（写真上段左）。これを数回繰り返します。この動作には、患者に身体全体、特に脊柱が上に引っ張られたように感じさせる効果があります。脊柱、筋肉、器官の緊張をほぐす絶大な効果があります。

4 指を患者の手掌に置き、親指を患者の手背に当てます（写真上段右）。細かい旋回動作で手背を、指の付け根から手根骨の周りまでマッサージします。これはリラクゼーションに最も有効な技法です。

5 患者の手を優しく叩きながら（写真下段左）、手掌と手背をマッサージします。患者の手掌の手首から始めて、両手の指を使って軽く上向きに叩きます。患者の手を裏返して、手背に軽い上向きの叩きを繰り返します。

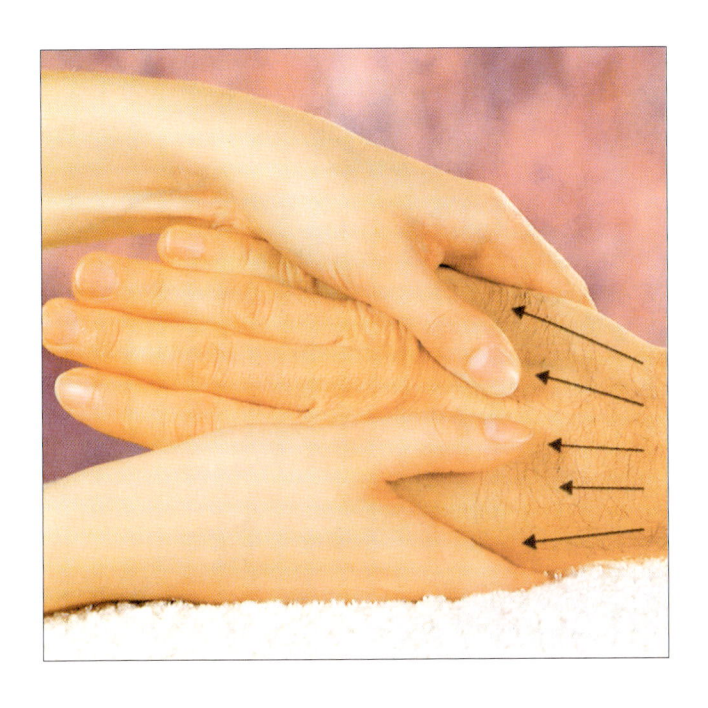

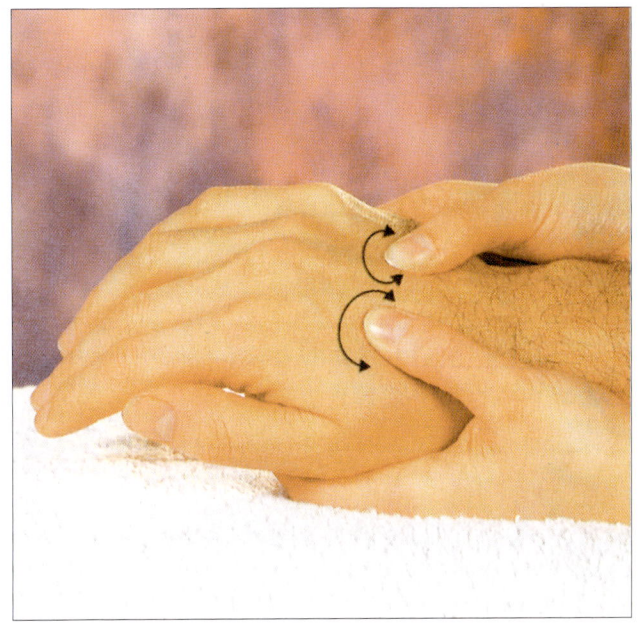

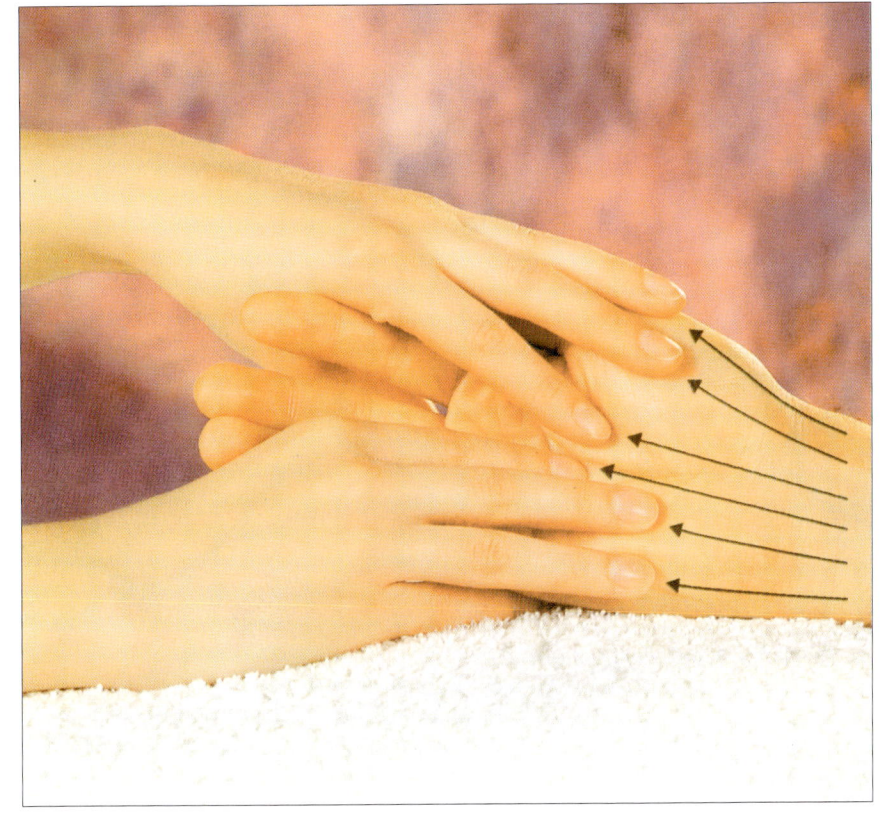

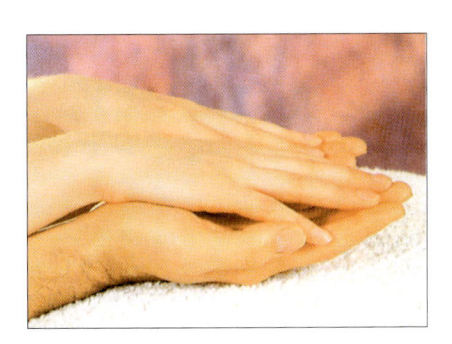

6 両手のマッサージが完了したら、手掌を患者の手掌と合わせます（写真下段右）。たとえば、エネルギーを与える金色の光線が宇宙からあなたの頭部に入り、それが手に伝わっていく様を思い描いてみてください。この光線があなたの手から患者の手に伝わり、最後にはそれが患者の体全体を巡り、全身を活気づける様子を想像してください。このポーズは、必要と思う時間だけ続けてください。

手のトリートメントの仕上げ ◀ 103

リフレクソロジーによる疾患のトリートメント

トリートメントの最中に、疾患が検出されることがよくあります。一部の反射区に痛みを伴うものがあり、それによって特別の注意を払う必要のある障害の存在が明らかになります。ただし、リフレクソロジーは診断の手段ではありません。重大な症状を見つけたら、必ず医師に相談するよう患者に勧めてください。

リフレクソロジーが効果を持つ疾患を、リフレクソロジーが直接関連する身体組織の下に示します。疾病の特質を理解しやすいように、その原因と症状を列挙し、合わせて追加トリートメント（AT：additional treatment）を必要とする反射区もあげます。

特定の疾患の処置を開始する前に、全体のリフレクソロジー・トリートメントを行う必要があることを忘れないでください。

脊　柱

麻痺　脊髄は、脳と身体の残りの部分と重要な関わりがあります。脊柱を通って、脳と身体の間に刺激を伝える神経管束を形成します。これによって、運動と知覚の伝達が制御されます。脊髄が損傷を受けると、損傷部位の下に痺れ、衰弱、または麻痺が起こります。
AT：頭部、脳、脊柱。麻痺による影響を受けるエリア。

脊髄膜炎　細菌またはウィルスの感染による髄膜、脳膜、脊髄の炎症です。発熱、頭痛、吐き気、嘔吐、肩こり、まぶしさに耐えられないなどの症状があります。これは非常に重大な疾病で、適切な医療措置を受ける必要があります。リフレクソロジーは、その回復期に絶大な効果があります。
AT：頭部、脳、脊柱、リンパ系および脾臓。

頭　部

てんかん　脳の伝達系統の電気信号の障害が原因で発症します。この疾病はさまざまな形態を取り、それぞれに特徴的な症状がありますが、よく知られた突発的発作が最も一般的な症状です。患者は意識を失い、身体全体の筋肉が硬直し、制御不能のひきつけを起こします。場合によっては、意識はあるのに目が見えなくなることもあります。てんかんのトリートメントを行うときは、過剰な刺激が発作を引き起こさないように注意してください。
AT：脳、内分泌腺、脊柱および消化器系。

頭痛　頭痛が起こるのは、ストレスや緊張によって頭部または頚の筋肉線維または血管が緊張するためです。あるいは、何らかの隠れた疾病の症状であることもあります。その他の原因としては、アルコールの過剰摂取、過食、極端な睡眠不足または過剰睡眠、騒音または風通しの悪い環境などがあげられます。
AT：頭部、脊柱、目、頚、消化器系、肝臓および腹腔神経叢。

片頭痛　頭部の片側に限定される、強い突発的な痛みです。その正確な原因は、まだ医学的に解明されていません。この疾病は、一族に及ぶ傾向があります。チーズやチョコレートなどの特定の食品に対する過敏性やホルモン障害なども一因と考えられています。発作が起こる前には、異常な疲労感があります。片頭痛は多くの場合、吐き気や

嘔吐、まぶしさを嫌うといった症状を伴います。視覚障害を起こすこともあります。
AT：頭部、腹腔神経叢、脊柱、頚、副鼻腔、眼、脳下垂体、甲状腺、卵巣、消化器系および肝臓。

不眠症　不眠症、すなわち睡眠障害の原因はたくさんあります。ストレス、心配事、夜間の過食、お茶やコーヒーの飲みすぎなどが原因の一部です。この症状に苦しむ患者は、原因を究明するために生活サイクルを見直す必要があります。
AT：頭部、脳、腹腔神経叢、副腎、ならびに治療の終わりに追加の足マッサージを行います。

頭皮疾患　頭皮疾患には、幼児の頭皮に見られる俗に「揺りかごの帽子」と呼ばれる湿疹の形状、頭皮上の異常なふけの発生、ケラチン（硬化物質）の不足した細胞の過剰生成である乾癬、鱗状の疥癬を発生させて皮膚をかぶれさせる菌腫である白癬（タムシ）などがあります。
AT：頭部、内分泌腺、腹腔神経叢および免疫系。

副鼻腔炎　副鼻腔炎は副鼻腔、すなわち顔または頭蓋骨の窩洞の炎症です。通常は、風邪などのウィルス感染によって発症しますが、アレルギーによっても引き起こされます。症状として、鼻詰まり、緑がかった黄色の濃い鼻汁、片眼または両眼の上の頭痛などがあり、上顎副鼻腔が影響を受けると、頬の痛みも起きます。
AT：頭部、顔、目、頚およびリンパ系。

カタル　カタルは、鼻に影響を与える疾患です。症状は、鼻詰まり、透明または不透明な濃い鼻汁などです。最も一般的な原因は、ウィルス感染、アレルギー、鼻茸腫、空気の過乾燥などです。
AT：頭部、顔、頚およびリンパ系。食物アレルギーの疑いがある場合は、消化器系の反射には細心の注意が必要です。

目

白内障　白内障は、水晶体を形成しているゼリー上の物質が徐々に曇ることにより、目の水晶体の透明性が失われる症状です。このプロセスにより目に入る光線がブロックされたりひずんだりして、その結果視力が低下します。最も一般的な原因は、加齢による水晶体の衰退です。症状が進むと、水晶体が白濁します。
AT：頭部と目。

結膜炎　まぶたと白眼に沿った透明膜の炎症です。結膜炎は、細菌の感染やアレルギーなどにより引き起こされます。症状は、眼の充血や炎症です。原因がアレルギーの場合は、膿やかゆみを伴います。
AT：目、頭部およびリンパ系。

緑内障　緑内障は、眼圧の高くなる疾患です。眼球内を常に循環している液体が排出できなくなると、眼球内の圧力が高まります。症状は、視界のぼやけ、目の痛みや充血です。重大な発作は、頭痛や吐き気を引き起こします。この疾患には、直ちに医療措置が必要です。リフレクソロジーは疾患の回復期に効果があります。
AT：頭部、脊柱、目および腹腔神経叢。

耳

耳鳴り　患者だけに聞こえる耳の中のブーンという音、鳴り響く音、うなり音などの医学用語です。音は断続的または連続的に聞こえます。この疾患の原因はさまざまです。
AT：耳、耳管、頭部、頚、脊柱および腹腔神経叢。

急性中耳炎　ウィルス性または細菌性の感染により発症します。この感染により、中耳腔と鼻の後

ろを結ぶ耳管が腫れてブロックされます。細菌性の感染の場合、中耳腔に膿がたまります。この疾病は、風邪や鼻または喉に関連する感染の後に発症することがあります。症状は、耳の中の閉塞感を伴う刺すような耳の痛みで、場合によっては発熱や難聴も併発します。

AT：耳、耳管、顔、頚、脊柱、腹腔神経叢およびリンパ系。

頚

扁桃腺炎 喉の奥にある2つの扁桃腺はリンパ系に属しています。扁桃腺は、呼吸器および消化器系への入口を保護しています。扁桃腺炎は、細菌性またはウィルス性の感染によって発症します。まず喉の激しい痛みから始まり、物が飲み込めなくなり、扁桃腺が大きくなり腫れあがります。発熱や咳などの症状を伴うこともあります。頚の両側の腺が腫れ、触れるとぴりぴりと痛みます。

AT：喉、頚、頭部、脾臓およびリンパ系。

甲状腺

単純性甲状腺腫 肥大はしているが正常に機能している甲状腺をこう呼びます。食事にヨウ素が不足していることが最も一般的な原因です。症状は、頚正面が腫大し、触るとそれに触れることができます。

AT：甲状腺、頚、下垂体、副腎および生殖腺。

甲状腺機能低下症 甲状腺の機能が低下した状態です。原因としては、食事におけるヨウ素の不足や下垂体の異常が考えられます。最も一般的な症状は、身体の発育障害です。

AT：内分泌腺、特に甲状腺と下垂体および脊柱。

甲状腺機能亢進症 甲状腺機能が過剰に亢進して、体内の化学反応全般が活性化され、精神的およ身体的発達に影響を与える疾患です。症状には、ふるえ、体温の上昇、心拍数の増加、下痢、体重の減少、筋肉の消耗、月経の停止または減少、眼の凝視と突出があります。

AT：内分泌腺、目および生殖腺。

肩

五十肩 この疾患は、最初は小さな損傷または些細な問題から始まります。通常の肩と手の運動範囲が、硬化と痛みのために狭められます。適切な処置をせずに放置すると、時の経過とともに症状は悪化します。

AT：肩、腕、頚、上部脊柱および腹腔神経叢。

胸郭

肺

喘息 息をつけないような症状を特徴とし、気管支の内壁筋の収縮によって引き起こされる疾病です。喘息の原因は多岐に渡り、アレルギー、薬物、さまざまな感情的および心理的動揺などがあげられます。

AT：肺、気管支、心臓、横隔膜、腹腔神経叢および消化器系。

気管支炎 肺の主要な気道の炎症であり、急性と慢性の症状があります。急性気管支炎は通常数日間でよくなりますが、慢性気管支炎の場合、気管支の炎症は持続し、徐々に悪化することがあります。主な症状には、痰、呼吸困難、喘鳴、発熱、上部胸郭の痛みなどがあります。

AT：肺、気管支、喉、横隔膜、心臓、腹腔神経叢およびリンパ系。

乳房

乳腺炎 月経の前や、あるいは細菌性の感染が原因で発症する乳房の炎症です。症状は、触れたとき乳房の痛みがあり、また腋窩に触れると痛むこともあります。細菌性の感染では、発熱も伴います。
AT：乳房、リンパ反射区、腕および副腎。

乳癌 片方または両方の乳房に発生する悪性腫瘍です。最初は局所に留まっていますが、検出されず処置もされないと、血液やリンパ系によって身体の他の部位へ転移します。原因は不明です。症状は乳房の腫瘍で、痛みがある場合とない場合があります。乳頭から濃い色の分泌物が排出されたり、乳頭が陥没することもあります。乳房に腫瘍が見つかった場合は、すぐに医師のアドバイスを求める必要があります。
AT：乳房、リンパ系、下垂体、甲状腺および肺。

心臓

狭心症（アンギナ） 冠状動脈疾患、高血圧または稀に心臓弁膜の疾患によって心臓の筋肉壁が一時的に酸欠状態になる疾病です。主な症状は胸部中心の痛みで、これは喉、上あご、背中、左腕まで広がることもあります。場合によっては呼吸困難、発汗、吐き気、めまいなどを起こします。
AT：心臓、肺、横隔膜、腹腔神経叢および副腎。

上腹部

緊張またはストレス この疾患の原因と症状は多岐に渡っています。ストレスを解消するには、その原因を突き止める必要があります。リフレクソロジーはリラクゼーションを誘発し、ストレスの解消に大きく貢献します。
AT：腹腔神経叢、心臓、肺、副腎および治療の最後に足への追加マッサージ。

肝臓

肝炎 肝炎は肝臓の炎症であり、病原であるウィルスによってA型、B型、またはC型と呼ばれます。A型肝炎は、食物または水の汚染により伝染します。B型およびC型肝炎は、感染した血液や性交によって伝染します。一般的な症状は、食欲の減退、吐き気、黄疸ですが、重症になると肝臓障害を起こします。B型およびC型肝炎の患者の血液には、高い伝染性があります。
AT：肝臓、リンパ系、胃、小腸および大腸。

胃

胃潰瘍 消化液により生成される胃酸過多、または胃を覆っている保護粘膜を損なう一種のバクテリアが原因で起こります。その結果、酸または酵素が胃の粘膜を破壊します。主な症状は、上腹部全体の焼けるような激しい痛みです。
AT：胃、小腸および大腸。

消化不良 飲食に関連する疾病を説明するときに使用される用語です。症状は、腹部の膨張、胸やけ、吐き気、口中の酸味などです。
AT：胃、小腸と大腸、横隔膜および腹腔神経叢。

膵臓

糖尿病 膵臓の生成するインシュリンの不足または完全な欠乏が原因で起こります。その結果、細胞と肝臓によるブドウ糖の吸収率が低下し、血中のブドウ糖のレベルが高くなります。症状は、頻尿、頻発する喉の乾き、疲労感、こむら返り、感染に対する抵抗力の低下などで、場合によっては視力低下を起こすこともあります。この症状のためにインシュリンの投与を行っている患者の場合、リフレクソロジー治療を受けるときは、膵臓が刺激されるので、定期的に血糖値を測定する必要が

あります。
AT：膵臓、下垂体、眼、副腎および腎臓。

副腎

アジソン病 副腎皮質の外層から分泌されるステロイドホルモンが徐々に減少することによって発症します。最も一般的な原因は、自己免疫疾患による皮質の自己破壊です。通常の症状は、体重の減少、疲労、衰弱、貧血、下痢あるいは便秘および皮膚の黒ずみなどです。
AT：副腎、下垂体、消化器系、および身体のすべてのリンパ系反射区。

腎臓

腎炎 細菌性感染による腎臓の炎症です。症状は、頻尿、背中下部の痛み、浮腫および全身の不快感などです。
AT：腎臓、尿管、膀胱リンパ系。

腎臓結石 これらの結石は、尿の中のカルシウム過多が原因で生成され、そのサイズはさまざまです。結石が大きすぎて尿管を通過できなくても問題はありませんが、結石がより小さい場合、尿管および膀胱によって排除されるときに腎臓のせん痛、吐き気、頻尿などの症状が起きることがあります。
AT：腎臓、尿管、膀胱、リンパ系、下垂体および副腎。

下腹部

膀胱

膀胱炎 通常は尿道から膀胱への感染が原因で起きる炎症です。症状は、頻繁な尿意（ただし排尿は少量で強い匂いを伴う）であり、場合によっては血尿が出ることもあります。下腹部の不快感を伴い、体温がわずかに上昇することもあります。
AT：膀胱、尿管、腎臓、リンパ系および前立腺。

小腸

クローン病（限局性回腸炎） 回腸と呼ばれる小腸末端部分の慢性的炎症です。この疾病の原因は明らかではありません。症状は、けいれん、腹痛（特に食後）、下痢および病気に罹患したときの倦怠感です。
AT：小腸と大腸、副腎およびリンパ系。

大腸

便秘 便通のないこと、あるいは硬い便の通過を表す用語で、通常は不快感や苦痛を伴います。一般的な原因は食物繊維の不足です。その他の原因としては、特定の薬物の使用、強い抑うつ状態などの精神的疾患などがあげられます。
AT：小腸、大腸、副腎、肝臓および腹腔神経叢。

癌 大腸癌では、異常な細胞が増殖し、出血しやすい潰瘍部分または便通を妨げる障害物が形成されます。主な症状に、頑固な便秘や下痢など、便通の形態の変化があげられます。便に血液が混じることもあり、下腹部の神経過敏とともに痛みを伴うこともあります。この疾病は、緊急に医療ケアを必要とします。
AT：大腸、小腸、脾臓、胸腺およびリンパ系。

坐骨神経痛 坐骨神経の圧迫によって起こる神経痛です。症状は、大腿部の裏側に沿ってくるぶしまで、臀部を貫くような激しい痛みです。
AT：坐骨神経および大腿部裏側、脊柱下部、臀部、膝および骨盤筋。

卵巣

卵巣嚢腫 卵巣上または卵巣付近に形成される、液体が詰まった嚢腫です。原因は明らかでありま

せん。症状がない場合も多く、下腹部に痛みのない硬い腫れが認められることがあります。嚢腫が大きい場合、膀胱付近の部位が圧迫され、排尿が困難になることがあります。ホルモンの分泌が障害されると、異常な性器出血や体毛の増加などが起こることがあります。
AT：卵巣、卵管、子宮およびリンパ系。

不妊症　妊娠できないことを意味する用語です。原因はさまざまですが、不完全な卵子または精子の生成、生殖器官の構造的異常、ストレスや悩み事などの心理的要素が一般的です。
AT：子宮または前立腺、卵巣または睾丸、卵管または精管、下垂体、甲状腺およびリンパ系。

子宮

子宮筋腫　子宮筋腫は、子宮の内外で発達する良性の腫瘍です。子宮筋腫が大きくなると、異常に長く、痛みを伴う重症の月経障害や、下腹部に無痛性の硬い腫瘤感などの症状が出ることがあり、また筋腫が膀胱近くを圧迫する場合は、排尿困難を伴います。
AT：子宮、卵巣、卵管およびリンパ系。

前立腺

前立腺肥大　加齢とともに、たくさんの小結節が前立腺で発生して、やがて肥大するにつれて尿道を塞ぎ、膀胱からの排尿を妨げるようになります。尿の流れが弱まることが一般の症状ですが、場合によっては急性の尿閉もあります。
AT：前立腺、膀胱、腎臓および尿道。

睾丸

陰嚢水腫　睾丸を覆っている内側と外側の層の間を流れる透明でうすい液体の貯留が原因で起こる腫れです。通常、この疾患の原因は特定できませんが、感染や傷害が原因で発症することがあります。一般的症状は、睾丸の周囲の柔らかな腫れです。
AT：睾丸とリンパ系。

肛門

痔　この疾病は、直腸と肛門の下部に沿った粘膜の下にある静脈の異常な拡張が原因で起こります。痔は、排便の時、持続的な腹圧をかけた場合や、妊娠中および肥満によっても発症することがあります。主な症状は、排便時の痛みと出血です。
AT：直腸、大腸、小腸、および腹腔神経叢。

皮膚

乾癬　細胞の過剰な増殖の結果、皮膚表面を硬化させる物質であるケラチンのレベルが異常に低下する疾患です。原因の1つに、精神的ストレスがあげられます。症状は、白いかさぶたに覆われた、皮膚上に膨らんだ大小のピンクの斑点です。一般に肘、膝および頭皮に見られます。爪が冒されることもあります。
AT：身体の発症部分の他に副腎、腹腔神経叢、消化器系および下垂体。

湿疹　かゆみ、剥がれ、赤み、小さな水膨れを伴う皮膚の炎症です。アレルギーが原因の場合もあり、ストレスが関連していることもあります。
AT：身体の発症部分の他に腹腔神経叢、肝臓、消化器系、副腎および腎臓。

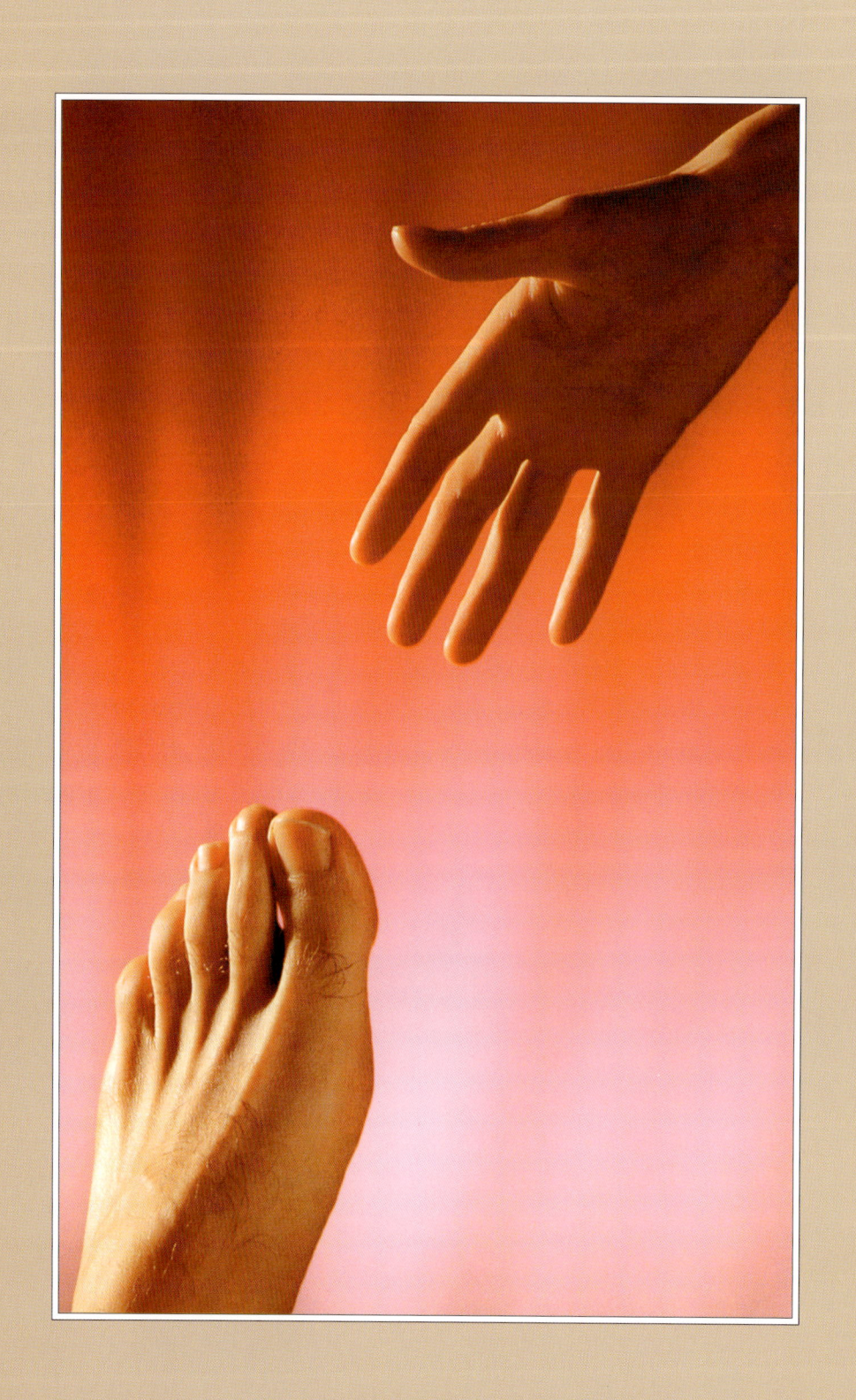

3 リフレクソロジーをさらに深める

　このセクションで紹介するのは、リフレクソロジーの技術を習得し、さらにこの療法の認定資格を取得されたリフレクソロジスト向けの情報とテクニックです。

　まず、人間の身体の神秘的な解剖学的構造について詳細に説明します。セラピストなら誰でも、このテーマに精通しておくべきです。不調和は、オーラ、すなわち私達を取り巻く磁場の中で始まります。この段階で不調和が処置されないと、それは肉体の疾患となって現れます。オーラは肉体に浸透するので、足と手のトリートメントをするときに、自動的にオーラにも対処することになります。リフレクソロジーが予防処置にもなるのは、このためです。

　次に、身体全体に広がる鍼療法のエネルギー経路（経絡）について説明します。各経絡は、つま先または指の1つで始まるか、またはそこで終わるので、手および足の上でなぞることができます。理由なく反射区が痛む場合は、そこを貫通する経絡が不安定状態にあるものと思われます。すべての経絡を知ることによって、リフレクソロジストは患者の健康について高い見識を持つことができます。

　最後に、リフレクソロジーと色彩療法との組み合わせについて説明します。私達の周囲は色彩に溢れています。オーラの不調和は、あるべき色彩の不在、または不適切な場所の不適切な色彩となって「観察」されます。この2つの療法を組み合わせてエネルギー・ブロックを取り除き、正しい周波数を色彩の経絡を通して体内に取り込むことによって、調和を回復します。偉大な精神学者の弁を借りるなら、精神色彩療法は、「非常にハイレベルの美とパワーを扱う治療であり、リフレクソロジストと患者の双方に恩恵と爽快感を与える」療法です。

宇宙の癒しの色彩が
リフレクソロジストの敏感な身体と手を通って流れ、
患者の足の反射ゾーンに投影されます。

図のラベル（外側から内側へ）：
- エーテル体
- 下級精神体
- 因果体
- 肉体
- 星状体
- 上級精神体
- 霊体

誰もが、7つのオーラ体からなるオーラに囲まれています。その層の厚さは、精神的な成長によって異なります。

神秘的な解剖学的構造

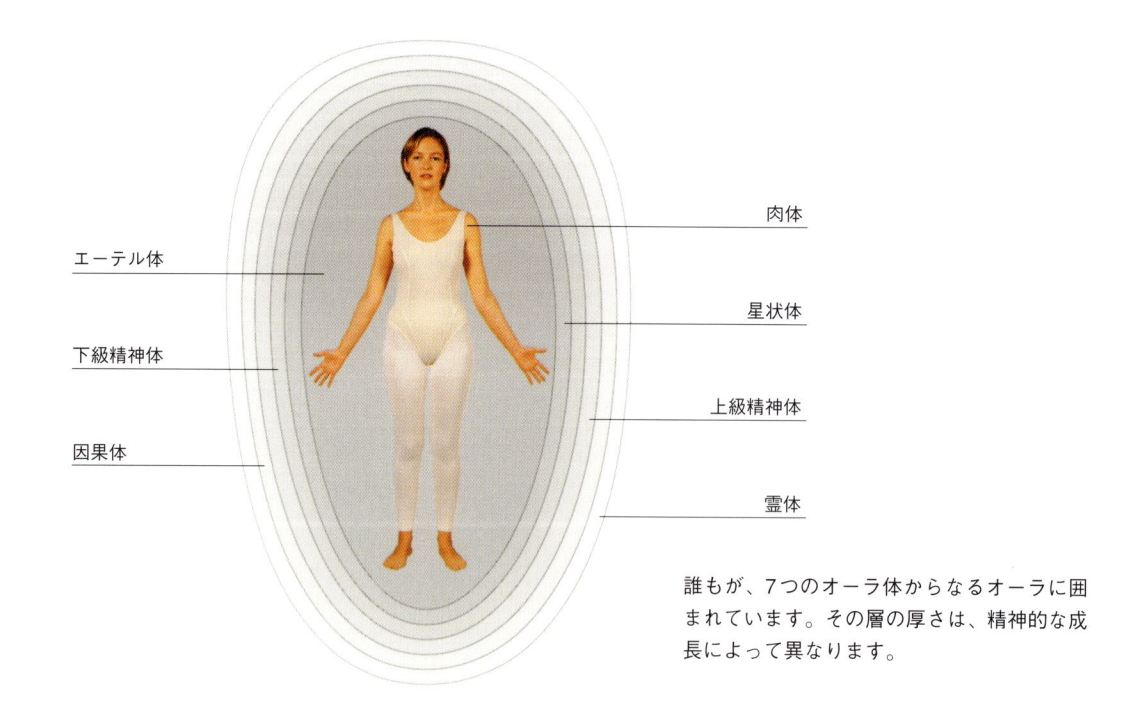

　人間を取り巻く神秘的な解剖学的構造は、オーラ、すなわち電磁場として知られています。それは卵形をしています。幅が最も広いのは頭の周りの部分で、最も狭いのは足の下です。オーラは、7つの層または体で構成されています。各層は浸透し合い、他の層と相互に作用します。この層は、肉体、エーテル体、星状体、下級精神体、上級精神体、因果体、霊体からなります。

　霊体は、オーラの一番外側の層で、人間の霊的な面または真の自我を表します。これは、始まりもなければ終わりもない個人の局面、すなわち私達が神または宇宙の意識と呼ぶ究極的真実です。

　次の層は因果体です。前世のすべての記録と現在の生まれ変わりの理由がここにあります。私達が輪廻転生するときは、自ら選択した進むべき経路の知識と対決すべき課題を携えていきます。残念なことに、私達は生まれたときから、人生計画を忘れるように、ちょうど地図を忘れて、地図なしで道を探さなければならないように条件づけられています。

　第5層は、上級精神体です。私達が直感を得られるのはこのレベルです。

　人生の課題の1つは、（特に色彩をリフレクソロジーに使用する場合）この静かな内面の声に耳を傾けることを学ぶことです。直感を自在に調整できるようになれば、正しい意思決定を下すことができるようになり、前世で選んだ経路を見出し、それをたどることができるようになります。残念ながら、この能力を獲得しているのはほんの一握りの人達です。

　第4層は、下級精神体です。ここは、常に変化する思考形態で満ちています。私達、そして他のあらゆる人類の行う思考は、ある形態または形状をとります。私達がネガティブな思考をすると、それらの思考は他のネガティブな思考を引き寄せ、その結果元の思考を増幅させます。同様に、ポジティブな思考はポジティブな思考を呼び寄せます。このため、消極性、否定性を認識した上で、それ

をポジティブな思考に変える努力が大切です。これは、初めは難しいかもしれませんが、忍耐強く、意思を持って常に実行するよう心がけることによって可能になります。

第3層は、私達の感情と深い関連を持つ星状体です。特に感情的な人はこの層が常に動揺し、不安定な状態になっています。新世紀を迎え、新しい時代の困難と変化に対応しなければならない私達は、感情をコントロールし、感情にコントロールされない方法を学ぶ必要があります。

エーテル体は、肉体に最も近い第1層の位置にあります。これは肉体の輪郭とも言われる層で、死によって崩壊します。疾病が発生し、誤った場所へのエネルギー蓄積として「視認」または感じられるのは、この層です。ここで、このエネルギーの蓄積が根絶されないと、最終的にはそれは肉体の疾病となって現れます。エーテル体には、チャクラ（つぼ）とナーディー（ヒンズー語の「喜」）があります。ナーディーは、エネルギーの経路で、神経系統とつながっています。チャクラはエネルギーの中枢で、プラーナすなわち生命力を大気から吸収して分解し、さらにナーディーを通して神経系統、内分泌腺、および循環器系へ分配する回転エネルギーの原動力です。

主要チャクラ

エーテル体には、21のエネルギー線（すなわちナーディー）の交差点に形成される7つの主要チャクラと、14のナーディーが交差する21のマイナーチャクラがあります。鍼療法のつぼは、7つのナーディーが交差する場所にあります。

21のマイナーチャクラは、体内にあります。左右の耳の前後にそれぞれ1つずつ、各鎖骨の中ほどに1つずつ、胸腺の近くに1つ、各乳房の上に1つずつ、各手掌の中に1つずつ、脾臓に接する部位に2つ、肝臓の近くに1つ、胃に接する位置に1つ、女性の卵巣と男性の睾丸に関連して1つ、各膝の後ろに1つずつ、そして各足底に1つずつあります。

7つの主要チャクラは、それぞれ肉体の内分泌腺の1つと関連しています。脊柱に沿って並んでおり、その位置は足と手の脊椎反射区でもあります。ホルモンを直接血流に分泌する内分泌腺と関連しているため、リフレクソロジー療法では特にこれらの主要チャクラを見つけて行うことが必要です。

7つの主要チャクラは、基部、仙骨部、腹腔神経叢、心臓、喉、額、および頭頂部（クラウン）です。これらの各センターには、色彩スペクトルの全8色が含まれますが、それぞれ特定の1色だけを輻射します。

クラウンチャクラ

クラウンチャクラ（sahasrara）は、頭頂部にあります。このチャクラは、足の親指の先端に、また手の親指の先端にあります。このチャクラは、無限を表す千の花弁を持つ蓮で象徴されます。その支配色は紫色ですが、残り6つの主要チャクラの支配色もここに反映され、紫色と結合して、神聖な意識の白色光を形成します。このチャクラと関連する内分泌腺は脳の松果体です。

このチャクラがその潜在能力を最大に発揮すると、非常に個性的な、すなわちあらゆるドグマ（教義）から解放された精神的傾向が見られます。幻覚剤などの使用により、未熟な状態でこの潜在能力に目覚めると、てんかん、昏睡、心理的不適応などを引き起こすことがあります。

額チャクラ

額チャクラ（ajna）は2つの眉の間、額中央にあります。足と手の脊椎反射では、基節骨と末節骨の間の関節部にあります。このチャクラは、多くの場合「第三の眼」と呼ばれています。このチャ

クラが目覚めると、テレパシーと認識の能力が与えられます。

このチャクラは、エゴと精神的自我、すなわち理性と直感を表す2つの濃い藍色の蓮で象徴されます。支配色は濃い藍色（インディゴ）です。2枚の花弁の中には、金色の下向き三角形とその上

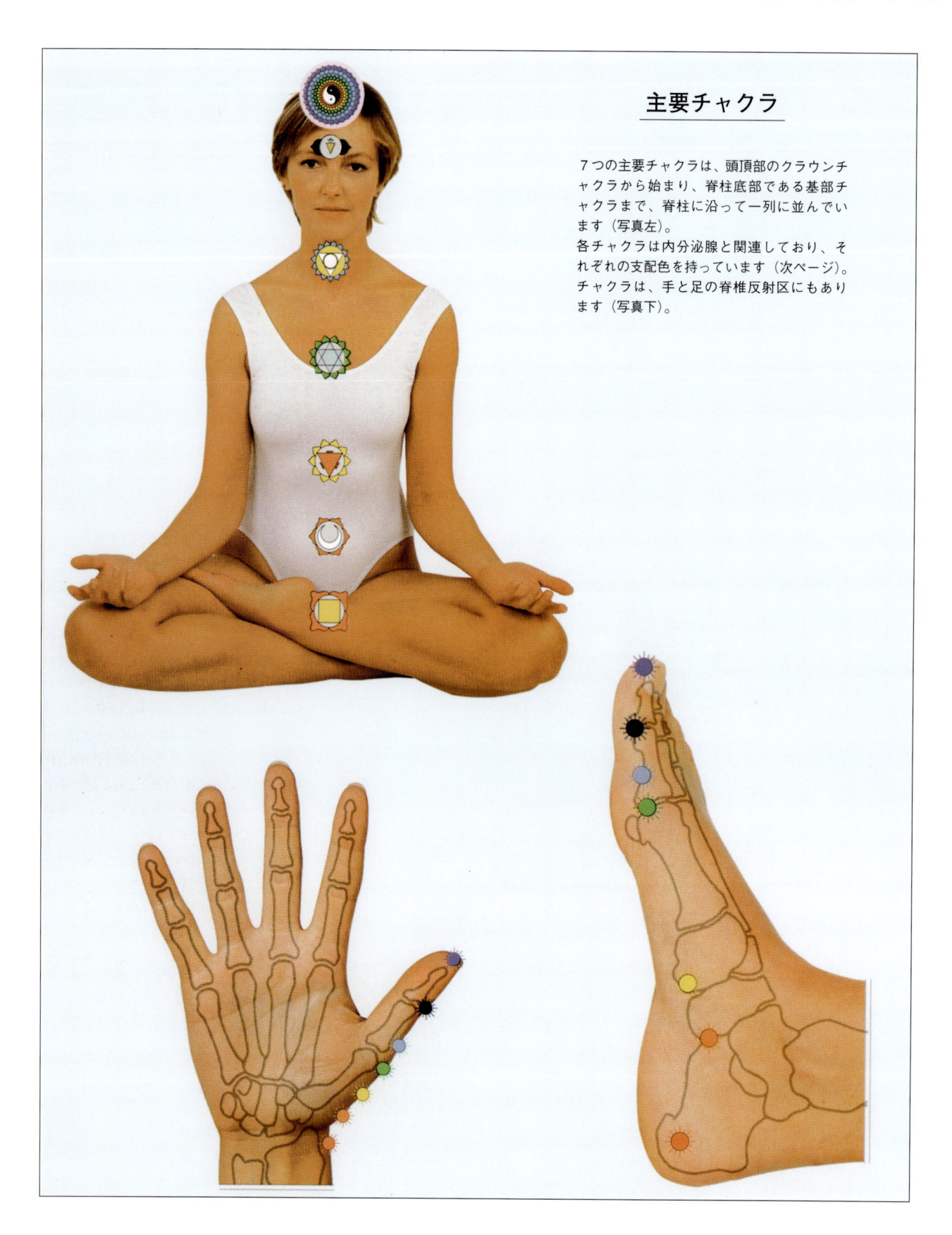

主要チャクラ

7つの主要チャクラは、頭頂部のクラウンチャクラから始まり、脊柱底部である基部チャクラまで、脊柱に沿って一列に並んでいます（写真左）。
各チャクラは内分泌腺と関連しており、それぞれの支配色を持っています（次ページ）。
チャクラは、手と足の脊椎反射区にもあります（写真下）。

クラウンチャクラ
(sahasrara)
松果体
支配色：紫色

額チャクラ
(ajna)
下垂体
支配色：濃い藍色

喉チャクラ
(vishuddha)
甲状腺
支配色：青色

心臓チャクラ
(anahata)
胸腺
支配色：緑色

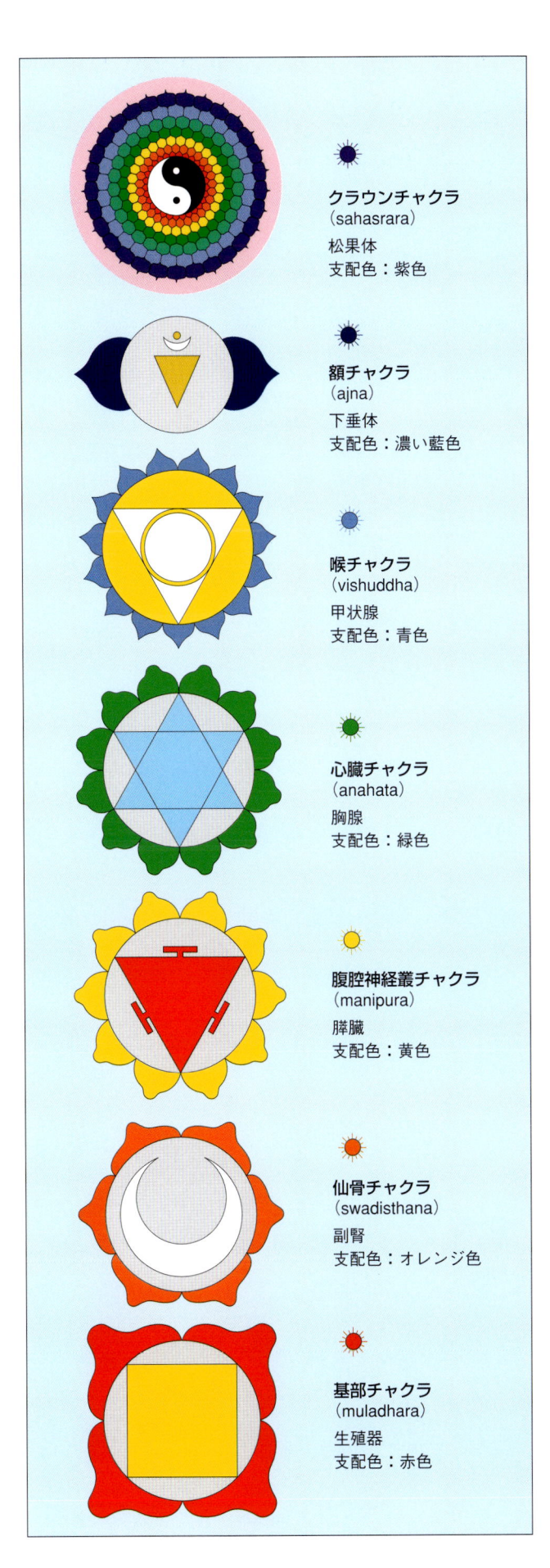

腹腔神経叢チャクラ
(manipura)
膵臓
支配色：黄色

仙骨チャクラ
(swadisthana)
副腎
支配色：オレンジ色

基部チャクラ
(muladhara)
生殖器
支配色：赤色

に白い三日月と金色の太陽が描かれた円があります。人間の男性的側面と女性的側面が合流し、精神的覚醒が始まるのはこのセンターです。

肉体のレベルでは、額チャクラは目、鼻、耳、脳と関連しています。関連する内分泌腺は下垂体です。このセンターが不安定であると、倦怠感、イライラ、精神錯乱、硬直した思考などの弊害が現れます。この不安定状態は、副鼻腔炎、ストレス、神経炎、片頭痛などを引き起こします。

喉チャクラ

喉チャクラ（vishuddha）は、2つの鎖骨の間にある喉エリアにあります。足と手の脊椎反射では、基節骨の中間にあります。このチャクラは16枚の花弁を持つくすんだブルーの蓮の花で象徴され、支配色は青色です。蓮の中心は黄色で、白色の下向き三角形が描かれて、その中心には、白色の円を囲む黄色の輪があります。このチャクラは、エーテルと聴覚要素に関連しています。

肉体レベルでは、このチャクラは神経系統、女性生殖器、声帯、および耳を支配しています。関連する内分泌腺は、甲状腺と副甲状腺です。

喉チャクラは創造性、特に会話における創造性の中核です。閉経後は仙骨チャクラの創造エネルギーが喉センターのさらに高い創造エネルギーに変わるので、女性の生殖器官にも関連してきます。閉経期の初めにホルモン補充治療を受けることを選んだ女性の場合には、該当しません。

また、このセンターは歌唱にも使用されます。音楽、特に音声によって奏でられる音楽は非常に治癒力があります。中世のキリスト教修道士は、人々の苦痛を軽減し、末期的病状を安楽にし、意識をもったまま迎える死を支えるために音楽を使っていました。音楽療法士であり米国のデンバーにあるリージス大学の音楽教授Therese Schroeder-Shekerは、著書『*The Luminous Wand*（暗闇で光る杖）』の中で、家庭、病院、およびホスピスで

迎える死の全過程を支えるために、ハープと音声がどのように使用されているかを解説しています。

このセンターの潜在能力が完全に発揮されるようになると、テレパシーと過去、現在、未来を認識する能力が与えられます。この部位は、肉体領域と精神領域をつなぐ橋でもあります。この橋を渡るとエネルギーパターンが変わり、その結果、生活の他の領域でも変化が生じます。

このチャクラが不安定になると、喘息、めまい、アレルギー、貧血、疲労、喉頭炎、咽喉炎、月経障害などを引き起こします。また、皮膚や呼吸器官に関する疾病の原因にもなります。

心臓チャクラ

心臓チャクラ（anahata）は、第4胸椎と第5胸椎の間にあります。足の脊椎反射では、中足骨と基節骨の関節部に、また手の脊椎反射では、親指の基節骨と中手骨の関節部にあります。

このチャクラは、12枚の花弁を持つ緑色の蓮で象徴され、その支配色は緑色です。蓮の中央には、くすんだ青色の（ダビデの星と同じ）六角の星形があります。このチャクラは、大気の要素と触覚に関連しています。

肉体レベルでは、このセンターは心臓および循環器系、肺および呼吸器系、免疫系そして手と足に関連しています。このチャクラが属す内分泌線は胸腺です。胸腺は、私達の免疫系で重要な役割を果しています。

このチャクラは愛情の中枢で、自己愛、要求する愛、独占したがる愛、拘束する愛、穏やかな愛、思いやりの愛などさまざまな種類があります。このセンターの潜在能力がフルに発揮されるようになると、相手に要求しない精神的な愛情が可能になります。愛情関係ではパートナーとの接触を推進させます。人間の美と精神愛を認識でき、感受性が研ぎ澄まされ、物事に執着しなくなります。

このチャクラが不安定になると、心臓発作、胃潰瘍、不幸な感情的生活、苦しさおよび恨みなどが発現します。

腹腔神経叢チャクラ

腹腔神経叢チャクラ（manipura）は、第12胸椎と第1腰椎の間にあります。足の脊椎反射では、このチャクラは楔状骨の後ろ、船状骨と接する部分にあり、手の脊椎反射では、中手骨に沿ってあります。中国哲学でこのチャクラは、消化過程で発生する熱のために、「三焦」と呼ばれています。日本の教義では、ここを「はら」と呼びます。これは腹部を意味します。このチャクラは、10枚の花弁を持つ明るい黄色の蓮で象徴されます。その中心には、下向き三角形が描かれ、3辺のそれぞれにT形の突起があります。支配色は黄色で、火の要素と関連があります。ここはプラーナ（上肢部分に浸透する上昇宇宙エネルギー）とアパーナ（骨盤に働きかける下降宇宙エネルギー）が接する場所であり、生命の維持に必要な熱が発生する活力の中心です。

感情レベルでは、このセンターは希望と関連しています。感情的になりやすい、あるいは自信や勇気を喪失した患者に非常に効果があります。

肉体レベルでは、腹腔神経叢チャクラは消化と吸収に関連しており、腺、呼吸などのプロセスと器官、横隔膜、胃、十二指腸、胆嚢および肝臓に影響します。膵臓の分泌部分、特にランゲルハンス島に関連しています。

このチャクラが機能不全を起こすと、急激に気分が変わったり、抑鬱的、内向的、無気力になったり、消化不良、異常な食物嗜好、皮膚疾患を起こすことがあります。このチャクラがその潜在能力を完全に発揮すると、深く満ち足りた感情で生活を送れるようになります。

仙骨チャクラ

仙骨チャクラ（swadisthana）は、恥骨とへその

中間にあります。足では船状骨が踵骨と接するあたり、手では中手骨の基部にあります。このチャクラは、6枚の花弁を持つオレンジ色の蓮で象徴されます。支配色はオレンジ色です。花弁の内側には、女性の受容力の象徴である白色の三日月があります。この月は水の要素と関連し、体液の流れに影響します。

このチャクラの中心は、恐れと不安の感情に結びついています。影響を受ける腺と器官は、皮膚、生殖器、腎臓、膀胱、循環器系およびリンパ系です。関連する内分泌腺は副腎です。

このチャクラがその潜在能力を完全に発揮すると、直感力と霊能力が発現します。機能不全の場合、性交時に女性はオルガスムに達することができなくなります。男性の場合は、いわゆる早漏または勃起不能となります。発症する可能性のあるその他の疾病には、腎臓、膀胱、消化器系、月経および精液生成の障害があります。

基部チャクラ

基部チャクラ（muladhara）は、脊椎の基部にあることから「根の中心」と呼ばれることもあります。足では踵骨の後部下端に、手では橈骨の膨らんだ部分にあたります。

このチャクラは、4枚の花弁を持つ濃い赤色の蓮の花で象徴されます。この蓮は、泥土に根を張ったその基部から不透明な水の中で成長して、やがて太陽と天空の光の中で花開くことから、精神的発展を表現しています。花の中心には黄色の四角形があり、これは大地とその安定性を表しています。基部チャクラから放射される支配色は、赤色です。これは大地と関連し、嗅覚を統制し、また肉体的エネルギーと活力の中心でもあります。

このチャクラは、脚、足、骨、大腸、脊椎、および神経系統に影響します。関連する内分泌腺は、男性では精巣、女性では卵巣です。このチャクラのセンターは、精巣に大きな影響を及ぼし、卵巣に与える影響は仙骨チャクラの方が大きいように思えます。

このチャクラがその潜在能力を最大限にいかすと、人は勇気と活力に満たされ、人生を完全に生きたいと願います。このチャクラの機能不全は、エネルギーレベルの低下と人生に対する情熱の喪失を招きます。

チャクラのトリートメント

リフレクソロジー・トリートメントの最後には、足または手の脊椎反射区でチャクラをトリートメントする必要があります。チャクラのいずれかが平衡を失っていると、他の6つのチャクラにも影響します。

リフレクソロジーも色彩療法も、人間を総体として扱う全身療法であることを忘れないでください。

右足または右手から始めてください。ピボッティング（旋回）技法を使って、各チャクラを5～10秒間治療します。クラウンチャクラから始め、基部チャクラで終ります。なぜこの順序で行うかというと、エネルギーが基部チャクラから昇ってくるからです。この順序で治療することにより、経路がクリアされてエネルギーの上昇が妨げられないからです。

いずれかのチャクラに平衡の喪失があると、患者は何らかの不快を感じることがあります。

注　意

患者が妊娠12週以内の妊婦の場合、治療を行うのは認定資格を有するリフレクソロジストに限られます。

鍼療法の経絡

　鍼療法のルーツは、主として伝説上の3帝王、すなわち伏義（紀元前2900年）、赤帝とも呼ばれる神農（紀元前2800年）、黄帝とも呼ばれる有熊氏（紀元前2600年）から伝授されたと言われている医術を基礎とする、古代中国医学にあります。有熊氏は、医術解説書『内経』の著者としても有名です。精神の核を意味する"靈樞"と題するセクションでは、鍼療法を取り上げています。

　古代中国宇宙論によると、宇宙は能動的で明るく、乾燥して暖かく、肯定的で男性的な「陽」と、受動的で暗く、冷たく湿った、否定的な「陰」の二元性で造られたとされています。万物はこれらの陽的エネルギーと陰的エネルギーの組み合わせからなります。陰陽のバランスが保たれていれば、健康と長寿と若々しい肉体が保証され、なおざりにすると病気になります。

　中国人は、「気」と呼ばれる生命力が、経絡を通って器官と組織の間の決まった経路を移動し、体内を循環すると信じていました。経絡は、「気」がどのように流れるかによって陰または陽となります。「気」が12の経絡のそれぞれを通って正しく自在に流れると、身体のバランスが保たれ、健康状態は良好になります。

　病気に罹った場合、『内経』に準拠した5つの治療法があります。すなわち、精神的治療、身体への栄養補給、薬物の投与、身体全体の処置、および鍼療法の適用です。鍼療法は、経絡に沿った身体上の特定のポイントへ鍼を刺す治療です。鍼の扱い方はさまざまですが、鍼の挿入によって、エネルギー（訳者注／この章では「気」と同義と思われる）が分散されたり経絡に吸い寄せられたりします。

　中国人は、1つの連続した経絡が体内を循環していることを発見しました。この経絡は14の分岐すなわち14の経絡に分類されます。それぞれの経絡には、各経絡に関連する器官を貫通する内部分岐と表面分岐があります。鍼を刺すポイントがあるのは表面分岐であり、リフレクソロジー療法で処置されるのも表面分岐です。

　14の経絡のうち、重要とみなされるのは12の経絡だけです。各経絡には特定の器官が関連しており、それが経絡の名前になっています。各経絡は第2の経絡と対になっています。この2つは陰陽の相補関係にあり、同じ要素とその属性を共有しています。重要でない2つの経絡は、通常は使用されていません。

　経絡はすべて左右対称です。つまり、身体の右側と左側の同じ経路をたどります。足と手には身体全体が反映され、12の経絡も反映されます。6つの経絡は足で始まり足で終わり、残り6つの経絡は手で始まり手で終わります。

　中国人はまた、生理的機能のベースは5つの基本体液（要素）、すなわち金、土、火、水および

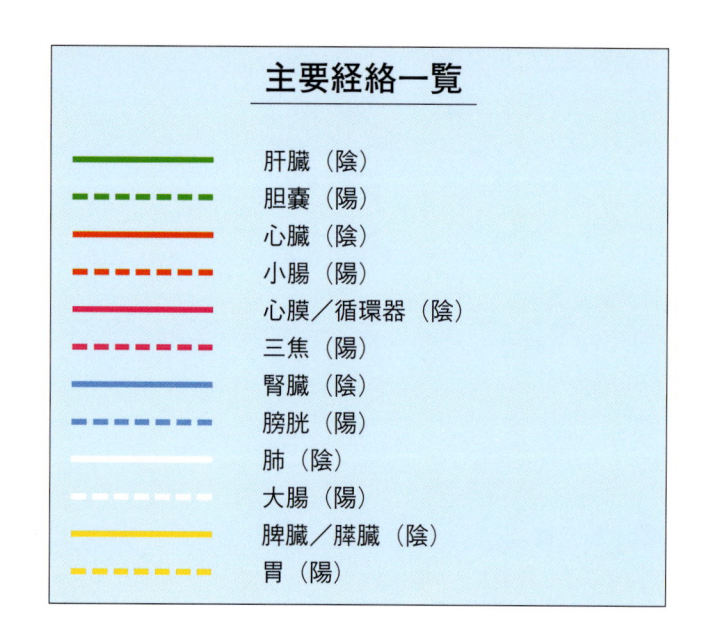

主要経絡一覧

- 肝臓（陰）
- 胆嚢（陽）
- 心臓（陰）
- 小腸（陽）
- 心膜／循環器（陰）
- 三焦（陽）
- 腎臓（陰）
- 膀胱（陽）
- 肺（陰）
- 大腸（陽）
- 脾臓／膵臓（陰）
- 胃（陽）

経絡

各陰経絡（実線）は、陽経絡（破線）と対になっています。すべての経絡は左右対称です。6つの経絡は足で始まり足で終り、残り6つの経絡は手で始まり手で終わります。

▽ 始まり
△ 終り

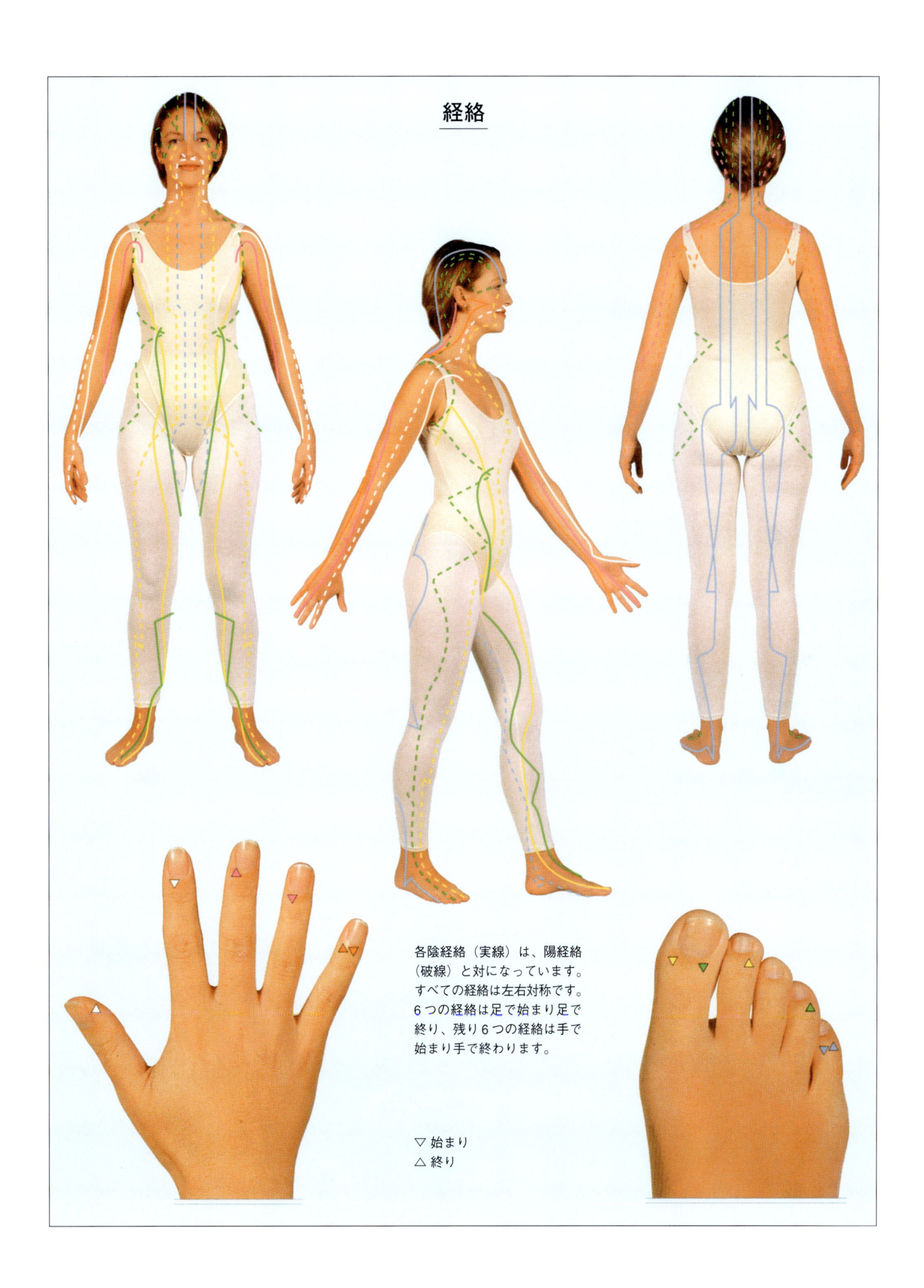

鍼療法の経絡

経絡に関連する要素と属性

経絡	肝臓 胆嚢	心臓 小腸	心膜／循環器系 三焦	腎臓 膀胱	肺 大腸	脾臓／膵臓 胃
要素	木	火	火	水	金	土
季節	春	夏	夏	冬	秋	晩夏
気候	風	温暖	温暖	寒冷	乾燥	湿潤
開口部	眼	耳	耳	生殖器 尿道 肛門	鼻	口
感覚器	眼	舌	舌	耳	鼻	口
器官／組織	筋肉 腱	血管	血管	骨 骨髄	皮膚 体毛	肉付き 体形
分泌液	涙	汗	汗	唾液	粘液	唾液
音声	叫び声	笑い声	笑い声	うめき声	泣き声	歌い声
身体外観	爪 手 足	顔色	顔色	頭髪	皮膚 体毛	肉付き
感情	怒り	喜び 満足	喜び 満足	恐れ	憂鬱	哀れみ
風味	酸っぱい	苦い	苦い	塩辛い	刺激の強い	甘い
色彩	青色	赤色	赤色	黒色	白色	黄色

木からなる体液系統にあると信じていました（その根拠は、漢字の五という数字に由来する神秘主義にありました）。

経絡の陰陽局面の治療だけでなく、古代の中国鍼療法では、5つの要素とその属性、すなわち5つの季節、5つの季候、5つの音声、5つの感情、5つの色彩およびその他さまざまな属性（表を参照）を用いた治療も行われていました（『内経』には、各感情は特定の器官に属していると記されています。たとえば、幸福感は心臓に、悲しみは肺に、怒りは肝臓にそれぞれ属しているとされています）。

経絡とリフレクソロジーへの応用

経絡とそれに関連する筋肉を調べると、リフレクソロジー療法で経絡の果たす重要な役割がよくわかります。リフレクソロジーにより、エネルギーの阻害を散らし、身体全体のバランスと調和の状態を作り出すことができます。このバランス状態を維持するには、阻害の原因に対処する必要があります。

リフレクソロジストが経絡を熟知し、身体の不調和に関連する反射治療ができるなら、患者が受ける恩恵ははかりしれません。

肝臓経絡

肝臓経絡は陰で、陽である胆嚢経絡と対になっています。肝臓経絡には、足の親指の裏側から始まり、生殖器帯へ向かって脚の中心軸を上るエネルギーの上昇流があります。エネルギーはさらにそこから胸骨の下部にある乳頭の真下まで上昇し続けます。

関連する筋肉は、特定の腕の動きをつかさどる大胸筋と、肩甲骨を内転させ、わずかに下向きに回転させる菱形筋です。

肝臓経絡の機能不全は消化器系に投影され、消化不良、吐き気、お腹の張りなどの諸症状を引き起こします。アルコール、チョコレート、薬物、コーヒー、茶などの摂取により酷使されると、頭痛や関節の疾患が発症することがあります。肝臓は眼に影響し、肝臓に毒物が発生すると、黒点の形状が見えたり視界を「浮遊物」が横切ったり、あるいはものがぼやけて見えたり、眼の乾燥、炎症または疲労などの症状が現れます。肝臓は月経にも関連し、肝臓の機能不全により月経不順、月経痛、月経停止、月経前緊張症、性欲の減退、鵞口瘡、また子宮や前立腺の問題が悪化します。男性の場合、精子の数の減少を引き起こすこともあります。

この経絡がバランスを崩すと、その兆候は、患者の足の親指に痛風が起きたり、足の爪が肉に食い込んだり、場合によっては足の爪の菌腫となって現れます。

胆嚢経絡

この経絡は陽で、陰である肝臓経絡と相補関係にあります。その経路は、頭のこめかみから始まり、胴の脇に沿って下り、薬指の裏側に到ります。この経絡に関連する筋肉は、腕を外転、曲げ伸ばし、内転および左右回転させる三角筋と、脚の曲げと左右の回転に重要な膝窩筋です。

胆嚢は、肝臓が生成する胆汁を蓄積し、分泌します。この密接な関係により、どんな肝臓障害も胆嚢に影響します。この経絡の機能不全は、頭痛、片頭痛、首筋の緊張、眼の諸症状、肩こり、喘息、股関節の炎症、膝および月経障害などを引き起こします。

胆嚢経絡のバランスが崩れると、菌腫、槌状足指症、魚の目などの症状が薬指に現れます。また、股関節の周囲が腫れることもあります。

心臓経絡

心臓経絡は陰で、陽である小腸経絡と対になっています。心臓経絡には、胸から手に到るエネル

ギーの下降流があります。アンギナ（狭心症）患者は、この経路に沿った激痛をしばしば体験します。

この経絡に関連する筋肉は、肩甲骨の下にあり、腕の内転をつかさどる肩甲下筋です。

心臓経絡の機能不全は、腕または手首の痛みと脆弱、皮膚障害、狭心症、呼吸障害、心臓発作などに現れます。心臓は舌と関連しており、この経絡の治療は、ある種の言語障害に大変効果があります。この経絡の機能不全は、爪や指に隆起、瘭疽、痛み、硬直など症状として現れます。

小腸経絡

この経絡は陽で、陰である心臓経絡と相補関係にあります。この経絡には、小指から始まり、腕を上って、肩から首筋に沿って眼の外側の縁を経て耳の正面で終る、エネルギーの上昇流があります。

関連する筋肉は、脚の伸張と大腿部の曲げをつかさどる大腿四頭筋と、脊柱の左右の曲げと腹部の圧縮を可能にする腹筋です。

この経絡の機能不全は、五十肩、首筋の凝り、テニス肘などのさまざまな筋肉や骨の痛みを引き起こします。その他の症状としては、消化器や泌尿器の疾患、難聴、耳鳴り、および喉のリンパ腺の腫れなどがあります。

手に現れるこの経絡の機能不全の兆候は、関節炎、小指の硬直、瘭疽、小指の爪の白点や隆起線などです。

心膜／循環器系経絡

この経絡は陰で、陽である三焦経絡と相補関係にあります。この経絡には、乳頭付近から始まって腕を下り、中指の裏側で終るエネルギーの下降流があります。

関連する筋肉は、大腿部を外転および内転させる小臀筋、大腿部を内側に向け内転させる内転筋、大腿部を外転させ左右に回転させる梨状筋、臀部の関節を伸ばし、座った位置から体を起こすときに胴体を伸ばす大臀筋です。

心臓を取り巻き、保護している繊維体を心膜と言います。心膜には、心臓の鼓動による摩擦を防ぐ減摩剤が含まれています。心膜／循環器系経絡の機能不全の兆候が、関節炎、中指の爪の疾患、手根管の諸症状（18ページを参照）などを含め、心臓経絡の機能不全の場合と非常によく似ているのはこのためです。心臓に関連する多くの疾患は、この経絡でより効果的に治療できると信じられています。

三焦経絡

この経絡は陽で、陰である心膜経絡と相補関係にあります。この経絡は身体器官とは関係なく、その機能は他の11の経絡の作用に影響します。

三焦経絡には、左手薬指の裏側から始まり、腕を上り、眼の外側上縁で終わるエネルギーの上昇流があります。

三焦は3つの独立した「燃焼器」から構成されています。第1の燃焼器は胸部に、第2の燃焼器は横隔膜とへその間に、第3の燃焼器は下腹部にあります。この経絡が正しく機能していると、これらの身体の3領域は触れてわかる熱を持っています。三焦経絡の主な機能は、体温の調整です。身体に陰が不足すると、体温が上昇します。陽が不足すると、身体が冷えます。体温の調整の他に、三焦経絡は自律神経のバランスを保ち、身体の主要腺である下垂体を制御します。

関連する筋肉は、腕を伸ばし、腕を内転および左右に回転させる小円筋、大腿部を曲げ、左右に回転させ、脚を曲げる大腿筋である縫工筋、大腿部を内転させ、脚を曲げるもう1つの大腿筋である薄筋、ならびに足と脚を曲げるひらめ筋および腓腹筋です。

この経絡に関連する疾患は、腕と手首に沿った硬直と痛み、耳と眼に関連する痛みです。

この経絡のバランスが崩れた兆候が現れる手の

症状は、関節痛、湿疹および薬指に関する爪の疾患です。

腎臓経絡

この経絡は陰で、陽である膀胱経絡と対になっています。腎臓経絡は、陰陽の基礎です。ここには生命の本質である「精」が蓄積され、それが陰と陽に発展していきます。その結果、生存のための精を必要とする身体のその他の器官は、膀胱に依存しています。精は、受精の瞬間から死まで、人の成長と発育をつかさどります。精が不足すると病気にかかりやすく、病弱になる傾向があります。

腎臓経絡には、足底から始まり、脚の裏側を上って、身体の正面に到るエネルギーの上昇流があります。そこからエネルギー流は、胸骨へ直線的に上昇します。

この経絡に関連する筋肉は、大腿部を曲げ左右に回転させ、脊柱を曲げる腰筋、肩と頭の動きを制御する上部僧帽筋、大腿部を曲げ左右に回転させる腸骨筋です。

一般に腎臓経絡に関連する症状としては、もろく軟化した骨、背中の痛み、喘息、静脈炎、静脈瘤、子宮と前立腺の諸症状、膀胱の欠陥などです。

この経絡の機能不全を示す足底の兆候は、足底の湿疹および菌腫、足底の痛み、足首内側の腫れなどです。

膀胱経絡

膀胱経絡は陽で、陰である腎臓罫線と相補関係にあります。この経絡は、身体の中で一番長い経絡の1つであり、眼の内側の縁から始まり、頭部を通って、頸の付け根で分岐するエネルギーの下降流があります。分岐の1つは脊柱に沿って尾骨に向かう下降流です。もう1つは、肩甲骨の内側先端に向かって下降し、そこから第1の下降流と並行してさらに下降していきます。2つの分岐はどちらも臀部を越えて脚の裏まで下り、膝の裏側で1つになって、足小指の裏側先端に到ります。

この経絡に関連する筋肉は、足を曲げ、外転させる腓骨筋、脊柱と頭に関する動きをつかさどる背中の最大の筋肉塊である仙腸背骨筋、ならびに足を内側に向け、また外側に曲げられるようにする前脛骨筋です。

この経絡に関連する疾患には、視力の低下、頭痛、副鼻腔炎、背部の硬直、坐骨神経痛、膝の障害、膀胱炎、失禁などがあります。この経絡の機能不全は、足の小指の症状と関連しています。

肺経絡

この経絡は陰で、陽である大腸経絡と対になっています。肺は呼吸を整え、一方で気管支炎、喘息、気腫などの症状を起こします。また、皮膚の調整も行います。湿疹を患い、ヒドロコルチゾンクリーム（副腎皮質ステロイドの一種）を使っている患者がよく喘息を起こすことは、周知の事実です。

肺経絡には、鎖骨から始まり、腕を下り、親指の裏側で終わるエネルギーの下降流があります。

この経絡に関連する筋肉は、肩甲骨を上向きおよび左右に回転させ、肩甲骨が固定されているときは肋骨を持ち上げる前鋸歯状筋、上腕骨を曲げたり内転させる烏啄骨上腕筋、腕を外転させ、曲げ、伸ばし、内側または左右に回転させる三角筋、および横隔膜です。横隔膜は、胸部と腹腔の間にある半球形の骨格筋で、胸部を腹部から隔て、呼吸を助けます。

この経絡から発症する疾病は、副鼻腔、喉および胸部の感染症、喘息、肩または前腕の痛みなどです。

肺経絡の機能不全は、親指に関連する症状として手に現れます。これらの症状は爪、皮膚または関節に見られます。

大腸経絡

この経絡は陽で、陰である肺経絡と相補関係にあります。大腸は、身体から老廃物を排泄します。この器官が正しく機能しないと、体内に毒素が蓄積される結果になります。大腸経絡と肺経絡は非常に密接に結びついているので、一方の経絡が機能不全を起こすと、他方の経絡に影響します。

大腸経絡には、人差し指の裏側から始まり、腕から頸に上り、鼻の下で終わるエネルギーの上昇流があります。

この経絡に関連する筋肉は、大腿部を屈曲、外転させる大腿筋膜張筋、足の屈曲と大腿部の伸張をつかさどる膝腱、および脊柱の左右の屈曲を可能にする腰部方形筋です。

大腸経絡の機能不全は、鼻および喉の疾患、皮膚の脂症または吹出物、五十肩、テニス肘、滑液嚢炎などです。

この経絡に関連する疾患は、爪や関節の諸症状など、人差し指の症状として手に現れます。

脾臓／膵臓経絡

この経絡は陰で、陽である胃経絡と対になっています。脾臓は、身体のさまざまな機能を制御しています。特に胃との関連が強く、飲食物を「気」すなわちエネルギーと血液に変換する働きを助けます。

脾臓／膵臓経絡には、足の親指の裏側中央から始まり、脚を上って体内を通り、乳房の脇、腋窩の下に到るエネルギーの上昇流があります。

この経絡に関連する筋肉は、腕を伸ばし、内転させ、下方または後方に引っ張る広背筋、肩甲骨の動きをつかさどる僧帽筋、親指を伸ばし、手首を外転させる伸筋、そして腕の伸張をつかさどる上腕三頭筋です。

この経路に関連する主な病状は、疲労感、消化不良、下痢、代謝異常などです。この経絡は足の親指から始まるので、足の親指に関連する疾患は、この経絡の機能不全の兆候となります。

胃経絡

この経絡は陽で、陰である脾臓／膵臓経絡と相補関係にあります。胃は、飲食物を分解し、生命維持に必要な栄養素を体内に吸収する準備をする器官です。脾臓／膵臓は、このプロセスを補助するので、この2つの経絡には密接な相互関係があります。

胃経絡には、眼の下から始まり、こめかみに到り、そこから体内を通ってさらに人差し指の先端まで下るエネルギーの下降流があります。

この経絡に関連する筋肉は、腕を内転させ内側に回転させる大胸筋、肩甲骨を持ち上げ、やや下向きに回転させる肩甲挙筋、肘を曲げ、手首の回転を助ける首筋と腕橈骨筋です。

この経絡の不調和は、胃、眼、副鼻腔、喉、脾臓および膵臓に関連する諸症状を起こします。これらの症状は、魚の目、爪の菌腫、骨の形成不全などの疾患として人差し指に反映されます。

一言アドバイス

リフレクソロジー・トリートメントの最中に経絡の治療を行う場合、経絡が始まる、あるいは終了する足または手の指の先端から始めてください。ピボッティング（旋回動作）ともいう圧点技法を使用することをおすすめします。

次のセクションで解説する色彩もこれらの個所に応用できます。

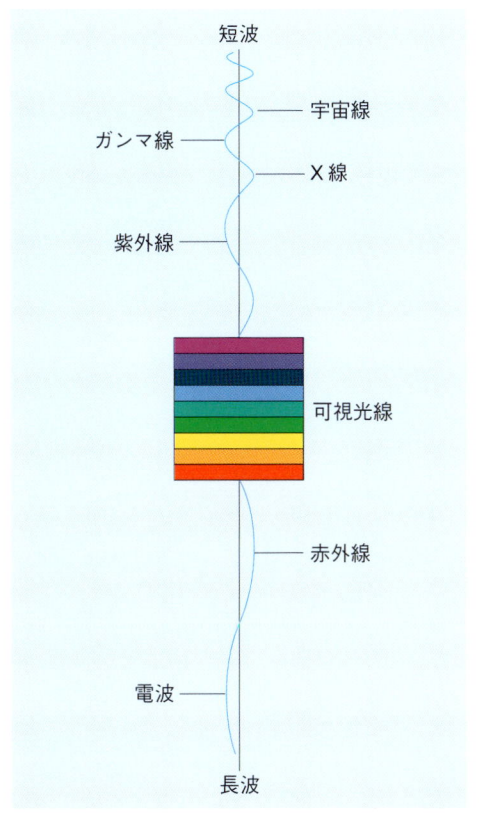

電磁スペクトル

色彩療法とリフレクソロジー

　色彩は、私達を取り巻く現象であり、一般に当然のこととして受け取られています。感嘆すべき虹や、オーロラと呼ばれる荘厳な極光のスペクトルにより、色彩はすばらしい壮観となります。色彩は、電磁スペクトルの可視部分です。

　電磁スペクトルは、最も波長の長い電波から最も波長の短い宇宙エネルギー波まで、各種のエネルギー波で構成されています。その中間には、赤外線、可視光線（これがスペクトルの色彩を具体的に表現します）、紫外線、X線、およびガンマ線があります。

　電磁エネルギーは、毎秒約300,000キロメートル（186,000マイル）の速さで通過します。このエネルギーは電波や赤外線の形で科学に応用され、またX線やガンマ線の形で医学に利用されています。後者は、健康に有害なことがあります。私が理解できないのは、なぜ科学者や医者は、不可視のエネルギー波の効用を認めながら、可視光線が人体に及ぼす効用を無視するのかということです。電磁スペクトルの他のエネルギー波が私達に影響するなら、色彩が影響しないことがあるでしょうか？

　療法としての色彩の再発見は、まだその揺籃期にあります。色彩に関する歴史的な調査によると、多くの文明で色彩療法の慣習があったことが明らかです。アトランティス島民（伝説のアトランティス大陸の住民）は、光線を色彩スペクトルに分解する、重なり合ったクリスタルでできたドーム形の天井を持つ、癒しの寺院を建立していたと考えられています。これらの色彩は、病気の治療、出産の癒しなどに使用され、またこの世からあの世への魂の橋渡しにも利用されていました。

古代エジプトでは、各部屋がスペクトルの各光線を集めるように建立された寺院内に、それぞれの癒しの部屋が造られていたという事実が、考古学者により明らかにされています。一般に、癒しを求めて寺院を訪れた人々は、まず「色彩診断」を受け、次にあらかじめ決められた色彩が放射する部屋に通されたと信じられています。

色彩に溢れた国、インドでは、今でも宝石療法で色彩が使用されています。インドの宝石療法士は、宝石は宇宙の色彩の貯蔵庫であり、目に見え

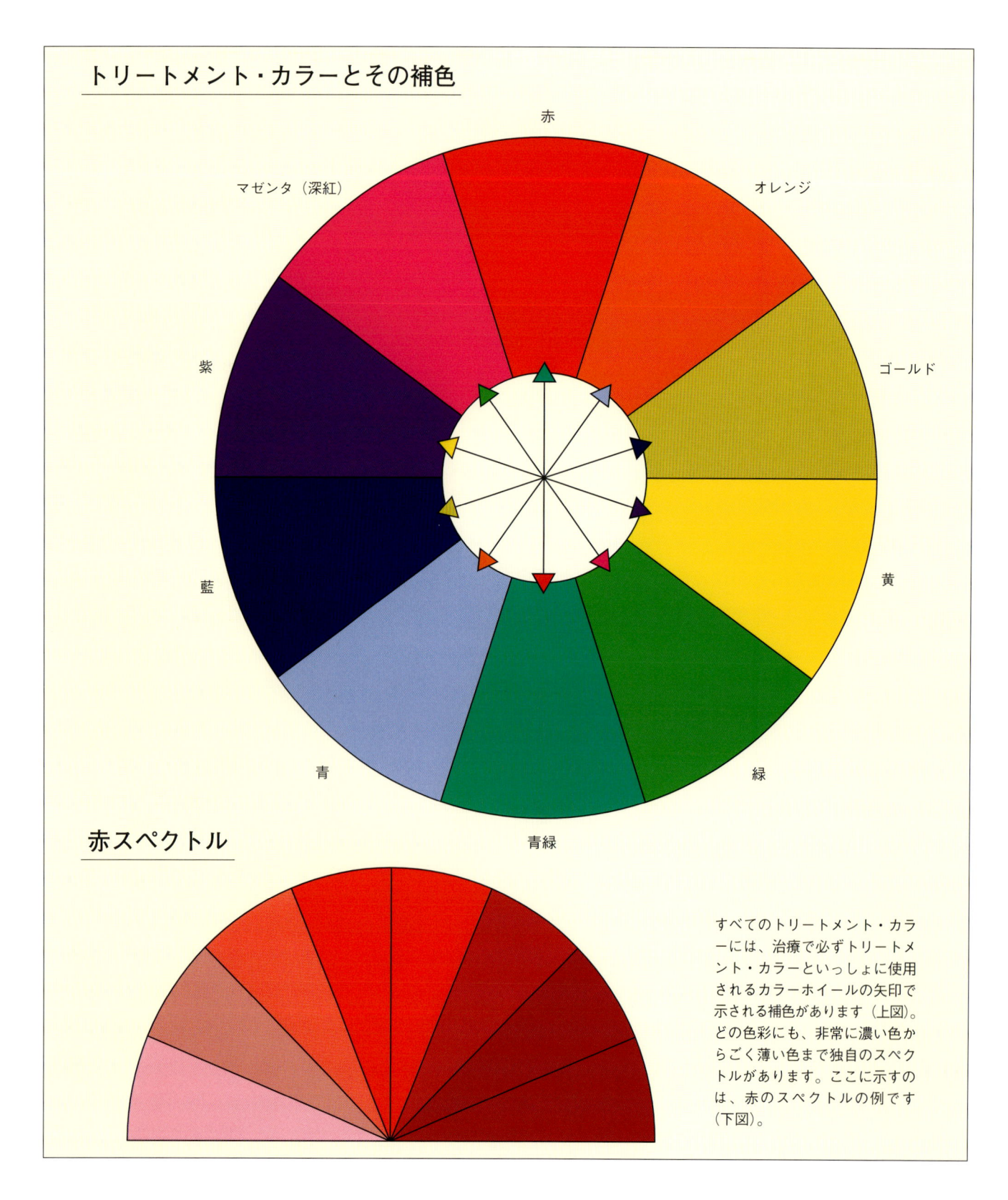

トリートメント・カラーとその補色

赤／オレンジ／ゴールド／黄／緑／青緑／青／藍／紫／マゼンタ（深紅）

赤スペクトル

すべてのトリートメント・カラーには、治療で必ずトリートメント・カラーといっしょに使用されるカラーホイールの矢印で示される補色があります（上図）。どの色彩にも、非常に濃い色からごく薄い色まで独自のスペクトルがあります。ここに示すのは、赤のスペクトルの例です（下図）。

るものはすべて、原始の自然を形成した力である7つの光線から構成されていると信じています。つまり、何らかの病気を患う人は、関連するカラーによって治療すべきだと考えられています。

私達の祖先は、自然界の色彩が私達にどのような影響をあたえるかを認識しており、色彩を吸収して、癒しに利用する方法を知っていました。屋内で過ごす時間が長く、人工光線の有害な影響を受けることが少なくない私達と異なり、私達の祖先は1日の大半を屋外で過ごし、自然が与えるすばらしい色彩の配列に囲まれていました。人類学者は、有史以前の人類はまだ色彩に関する視覚が発達しておらず、その発達はずっと後になってからだと考えています。それが事実だとしても、色彩光線は祖先達に明らかに影響を及ぼしていたことでしょう。

19世紀の初め、新薬の発明と外科手術の進歩により、アロパシー（逆症療法）が一時的に色彩療法に取って代わりました。興味深いことに、アロパシーを用いた初期のパイオニアの中には、色彩を治療に使用した者がいます。その最も有名な1人が、医学の父と呼ばれ、ヒポクラテスの誓詞（Hippocratic oath）の作者である、ギリシャの医者Hippocrates（460-370BC）でした。

色彩は光から派生しますが、色彩を生成するためには、闇と光の間の相互作用が必要です。この現象を体験する方法の1つは、光をプリズムに通すことです。プリズムは光を屈折させ、色彩スペクトルと呼ばれる複数の色彩の帯に分解します。スペクトルが目に見えるのは、各色彩がそれぞれ独自の屈折角を持っているためです。

光の屈折により生成される色彩は、赤、オレンジ、黄、緑、青緑、青、藍、紫、およびマゼンタ（深紅）です。これらの各色彩は、独自の波長と音周波数を持っています。その範囲は、波長が最も長く、最も低音の周波数を持つ赤から、波長が最も短く、最も高音の周波数を持つマゼンタまでです。

スペクトルのすべての色彩は、治療でトリートメント・カラーと常にいっしょに使用される補色を持っており、療法上の独自の特色があります。それについては以下で説明します。

赤 - 補色は青緑

赤は、原色の1つであり、他の色を混ぜて作ることはできません。赤は、波長が最も長く、最も低音の周波数を持つ色彩です。他のすべての色彩と同様、非常に濃い赤から最も薄い赤まで、独自の色彩スペクトルを持っています。赤は、活気と刺激を与えるパワフルな色彩です。過剰に使用すると、攻撃的になり、場合によっては落ち着きがなくなることもあります。

赤は、生命、力強さ、および活力のシンボルであり、私達が地に根を張ることを助けます。赤は、基部チャクラの支配色であり、生殖腺と生殖サイクルに関連しています。そのため不妊症に対してよく用いられます。またヘモグロビンに作用し、エネルギーを活性化し、体温を上昇させて循環をよくするので、低血圧、貧血および鉄欠乏症などに効果があります。補色である青緑といっしょに使用した場合、赤には、感染症や肺炎の抑制、便秘の緩和などに効果があります。

赤を白と混ぜるとローズピンクが生成されます。これは、精神的な愛の色で、紫と一緒に失恋の癒しに使用できます。紫は尊厳と自尊心を回復させ、ローズピンクは精神的な愛で人を満たします。

色彩療法では、不安、感情的な苦悩、高血圧症、喘息などの症状があるときは、赤を使用すべきではないことになっています。

オレンジ - 補色は青

オレンジは、赤と黄の組み合わせなので、肉体的活力と知性（「黄」の項を参照）の両方に影響します。副腎と関連を持ち、仙骨チャクラの支配

色で、女性の創造エネルギーのシンボルです。

オレンジは喜びの色であり、またダンスの色でもあるので、抑うつ状態の治療に効果的です。そのけいれんを止める作用は、筋肉の引きつりやこむら返りに有効です。また、腎臓結石や膀胱結石にも使用され、風邪の場合は、甲状腺や気管支炎にも使用されます。

オレンジは、プラーナ（エーテル・エネルギー）が吸収される脾臓チャクラと関連があるため、疲労や消耗の治療に適しています。

ゴールド - 補色は藍

ゴールドは智恵の色であり、高い精神性を表します。色彩療法では、必ず補色である藍といっしょに使用し、トリートメントの最後に身体にエネルギーを与えます。

黄 - 補色は紫

黄は3原色の1つです。残り2色の赤と青と同様、他の色を混ぜて作ることはできません。黄は、膵臓を支配し、消化器系を制御し、肝臓と腸での排泄作用により身体を浄化する腹腔神経叢チャクラと関連しています。

黄色の光線は、人を鼓舞し刺激を与えるプラスの磁気流をもたらします。これらの光線は、神経を強化し、知性を刺激し、肉体の運動神経を活性化させ、その結果筋肉にエネルギーを与えます。黄色は、全身または部分的麻痺、糖尿病、消化不良、脱臼または骨折ならびにすべての関節炎症状に使用されます。

黄色は、肌のきめをよくし、清浄にし、傷痕を癒し、湿疹や乾癬などの症状を緩和するので皮膚に効果があります。

緑 - 補色はマゼンタ

この色は、黄と青の組み合わせです。黄は、磁気スペクタルの最後の色彩であり、青は電気スペクタルの最初の色彩なので、緑はバランスの色彩です。心臓チャクラの支配色であり、陰と陽、すなわち身体の陽エネルギーと陰エネルギーを調和させるパワーがあります。また、人間の3つの局面、すなわち身体、精神、感情を調和させる作用もあります。

喉チャクラを通して緑が施されると、疾患が最初に発現する肉体に最も近いオーラ部分であるエーテル体が浄化されます。

緑には殺菌の特性があり、感染の場合にその特性を使用できます。また、解毒作用もあるので、肝臓の解毒にはかりしれない効果があります。緑が有効であるその他の疾病には、便秘、ショックその他の心臓障害があります。

米国の医師であるウィリアム・ケリー博士は、緑の光線を研究して、特定の状況では、緑光線が胎芽細胞構造を破壊することを発見しました。この点を考慮して、妊婦への緑光線の適用は、心臓チャクラに限定することをお奨めします。

青緑 - 補色は赤

青緑は、青と緑の組み合わせです。この色は、7つの主要チャクラとは関連がありませんが、胸腺とその付近にあるマイナーチャクラと関連しています。胸腺は免疫系の一部なので、青緑を免疫系の強化に使用すると効果的です。また、エイズウィルスによって免疫系が攻撃されるエイズ患者の寿命を伸ばす上でも効果があります。

青緑には鎮静作用があるので、神経の緊張緩和に大変有効な色彩です。補色である赤と一緒に使用すると、感染と闘う働きを助けます。

青 - 補色はオレンジ

青は、喉チャクラの支配色です。赤と同様、原色または純色です。ただし刺激作用のある赤と異なり、青には緩和作用および（胸を）膨らませる作用があり、喘息に使用されます。

青は、静けさ、平和、インスピレーションおよび献身の象徴なので、癒しと瞑想に非常に有効な色彩です。また妊娠中に着用するのに適した色彩でもあります。

喉は、肉体から精神の領域に移動するために渡らなければならない橋を意味します。また、コミュニケーションと創造性の中心でもあります。他人とうまく意思の疎通ができない人、あるいは知的職業に就いている人には、青色光線のトリートメントがよく効きます。青が有効なその他の症状には、緊張、恐れ、不眠症、不安、黄疸、下痢および乳腺炎（乳房の炎症）があります。

青がその補色であるオレンジといっしょに施されると、平和への喜びがわいてきます。ただし、青色光線を過剰に投与すると抑うつ状態になることがあります。

藍 - 補色はゴールド

この色は、青と紫の組み合わせであり、眉チャクラと関連があります。このチャクラは精神、眼および耳と関連しているので、藍は白内障、副鼻腔炎などに使用されます。青の光線と密接な関連があるので、この色は喉に関する症状に使用されます。藍には強力な鎮痛作用があり、殺菌の特性があります。

藍は補色であるゴールドと一緒に適用され、頭痛、神経痛、不眠症、眼精疲労、狭心症、筋肉疲労、肝炎、炎症および坐骨神経痛に使用されます。

紫 - 補色は黄

この色はクラウンチャクラと関連があり、精神性、自尊心、尊厳と結びついています。紫は、精神的覚醒の世界へ私達をいざないます。この覚醒は、真の自分、すなわち霊的な存在と一体化するために通過しなければならない関門です。この色彩は、洞察と霊感にも関連しています。

紫は、精神分裂症やそううつ病などの精神的な障害に大変効果的です。坐骨神経痛、頭皮疾患また神経系統に関連するすべての疾患にも効果があります。

マゼンタ - 補色は緑

マゼンタは、赤と紫からできており、解放と「免除」に関連します。精神的レベルでは、マゼンタは陳腐な観念や思考パターンから私達を解放します。感情のレベルでは、前進を妨げる古い感覚から私達を解き放ちます。肉体レベルでは、成長して不要となった肉体活動を停止します。

マゼンタは、補色である緑といっしょに、癌の治療に役立ちます。ただし伝染病や生命にかかわる末期症状を処置する場合は、必ず医師とともに治療にあたらなければなりません。マゼンタは、耳鳴り、良性嚢胞、網膜剥離などにも有効です。

色彩を使用したトリートメント

次ページに、トリートメントに使用される正しい色彩を示した表があります。これは、反射区に関連したごく一般的な諸症状に使用される一般反射カラーとトリートメント・カラー、およびその補色です。

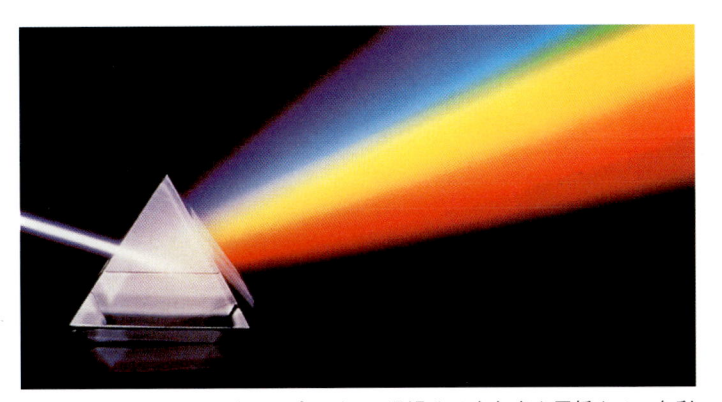

面体、すなわちガラスプリズム。通過する白色光を屈折させ、色彩スペクトルに分解します。

反射区カラーと疾患トリートメント・カラー

一般反射区カラーは、常にその補色と一対になっており、特定の疾患と関連のない痛みを伴う反射区の治療に使用されます。

特定の疾患を処置するときは、疾患と関連のある主要トリートメント・カラーを使用し、必ずその後で定着剤の働きをする補色を使用します。

色彩の平均照射時間は、トリートメント・カラーに30秒、補色に30秒です。この時間は、個々の患者によって異なるので、それを判断する直感力を養い、直感に従ってください。

反射区	一般反射区カラー	疾患	疾患固有の色彩	
			トリートメント・カラー	補色
脊柱		麻痺		
		脊髄膜炎		
		痛み		
頭部		てんかん		
		頭痛、神経痛		
		不眠症		
		鼻風邪		
		頭皮疾患		
脳下垂体		腫瘍		
副鼻腔		副鼻腔炎、風邪、カタル		
		便秘		
		痛み		
首		肩凝り		
		咽喉痛		
眼		眼精疲労		
		白内障		
		網膜剥離		
		緑内障		
耳		耳鳴り		
		耳炎		
甲状腺		甲状腺腫		
		躁状態		
		うつ状態		
副甲状腺		骨粗しょう症		
肺		喘息		
		気管支炎		
		肋膜炎		
		癌		
		肺炎		
心臓		心悸亢進		
		動悸		
		血栓		
		狭心症		
		失恋（感情的）		
肩		五十肩		
		筋肉痛		

色彩一覧表

反射区	一般反射区カラー	疾患	疾患固有の色彩 トリートメント・カラー	疾患固有の色彩 補色
腹腔神経叢	黄	緊張、ストレス	青	オレンジ
胆嚢	黄	結石	オレンジ	青
肝臓	黄	肝炎	藍	ゴールド
		黄疸	青	オレンジ
胃	黄	消化不良	黄	紫
		潰瘍	青	オレンジ
		癌	マゼンタ	緑
膵臓	黄	糖尿病	黄	紫
腎臓	黄	腎炎	青緑	赤
		腎臓結石	オレンジ	青
		腎腫	マゼンタ	緑
		水分貯留	マゼンタ	緑
膀胱	緑	膀胱炎	青	赤
小腸	オレンジ	炎症	藍	ゴールド
		癌	マゼンタ	緑
回盲弁	青	便秘	青	オレンジ
結腸	緑	便秘	赤	青
		下痢	青	オレンジ
		癌	マゼンタ	緑
坐骨係蹄	紫	坐骨神経痛	藍	ゴールド
脾臓	オレンジ	一般的治療	オレンジ	青
卵巣	オレンジ	卵巣嚢胞	青	オレンジ
		妊娠	青	オレンジ
		不妊症	赤	青緑
子宮	オレンジ	子宮脱出症	オレンジ	青
		妊娠	青	オレンジ
		腫瘍	マゼンタ	緑
		子宮筋腫	オレンジ	青
		不妊症	赤	青緑
乳房	緑	嚢胞	青	オレンジ
		癌	マゼンタ	緑
		乳腺炎	青	オレンジ
リンパ系	青緑	一般的治療	青緑	赤
仙腸関節	黄	関節炎	黄	紫
前立腺	オレンジ	前立腺肥大	青	オレンジ
睾丸	青緑	悪性腫瘍	マゼンタ	緑
肛門	赤	痔疾	黄	紫

凡例: 赤 / オレンジ / ゴールド / 黄 / 緑 / 青緑 / 青 / 藍 / 紫 / マゼンタ / ローズピンク

リフレクソロジーでの色彩の使い方

リフレクソロジーにおいて色彩を使用する場合、まず通常のリフレクソロジー・トリートメントを行います。これは診断手段として行われるだけでなく、身体のエネルギー・ブロックも治療します。トリートメントが完了したら、診断で苦痛のあることが明らかとなったゾーンと患者の疾患に関連するゾーンに色彩を（その補色とともに）施します。色彩療法は、足または手の脊柱反射区に沿ったチャクラを安定させることによって終了します。

最後に、患者の足底から、宇宙の黄金の光線であるゴールドをチャネリングします。ゴールドの光線には、身体を再活性化する効果があります。

色彩を施すために使用されるもっとも美しい道具は、私達自身の肉体です。必要な色彩を思い浮かべたら、それを手と指を使って、患者の足または手の関連部分にチャネリングできます。

これが可能になるためには、色彩を思い浮かべ、その色彩の振動周波数を身体が感知できるようにし、色彩を伝送する透明なチャンネルに周波数を変換する方法を修得する必要があります。これには時間と自己訓練が必要です。新たな難題を自分に課すことによって、私達の気力と知性は磨かれ、他者を助ける力が備わるようになります。

肉体を敏感にするという課題は難し過ぎると感じているリフレクソロジストには、リフレクソロジー用のトーチが考案されています。このトーチには、石英水晶を固定するための特殊ヘッドが付いています。適当な色彩のステンドグラス・ディスクをヘッドに差し込み、トーチのスイッチをオンにすると、光線がフィルタを通して、石英水晶を必要な色彩で照らします。この色彩が、関連する反射区に約20～30秒間照射され、次に補色が照射されます。

ステンドグラスは、1色の周波数しか表示しないゲルと違って、完全なカラースペクトルを表示するので、ゲルよりもフィルタに適しています。その周波数を必要としていない患者には、トリートメント効果はあまりありません。

トーチは、日光によって光が希薄にならないように、暗くした室内で使用するのが最も効果的です。トーチはパワフルな道具であるだけでなく、患者は色彩を見ることが大好きです。敏感な患者の中には、色彩が患者の体内で振動するのを感じる方もいます。

初めて色彩療法を行う資格を得たときから、その後リフレクソロジーに色彩を利用する方法を教えるようになるまで、私と教え子達はすばらしい成果を上げてきました。この2つの療法の組み合わせについては、まだまだ多くの学ぶべきことがあります。しかし、多くの人々が色彩の使用によって肉体的、精神的、感情的に癒されたことは事実です。

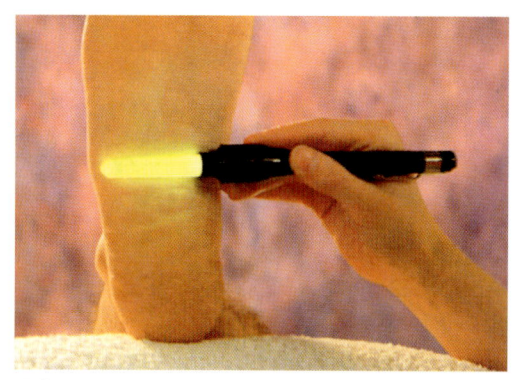

写真のリフレクソロジー・カラートーチは、横軸反射区カラー・トリートメントを行っています。

足と手の反射区カラー

以降のページに示す図は、手と足の反射区に使用される一般的な色彩を示すものです。色彩の濃度を意図的に変えてありますが、これは単に、同色の2つの反射区を識別しやすくするためです。

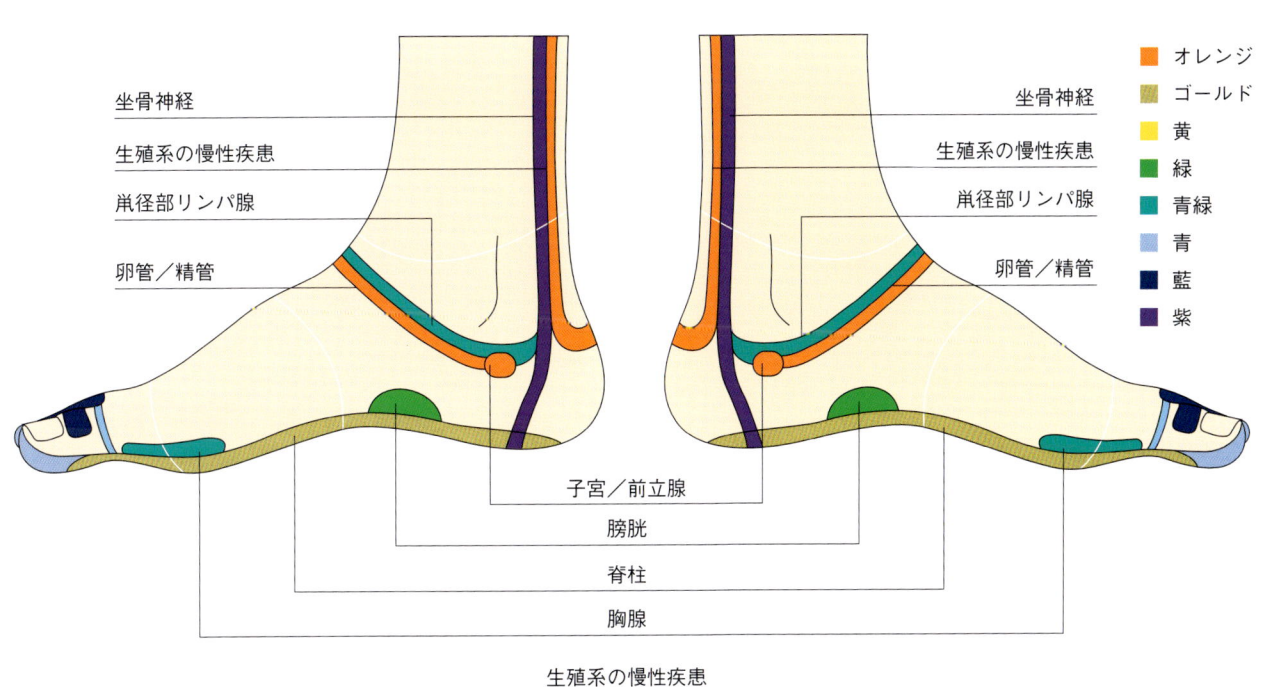

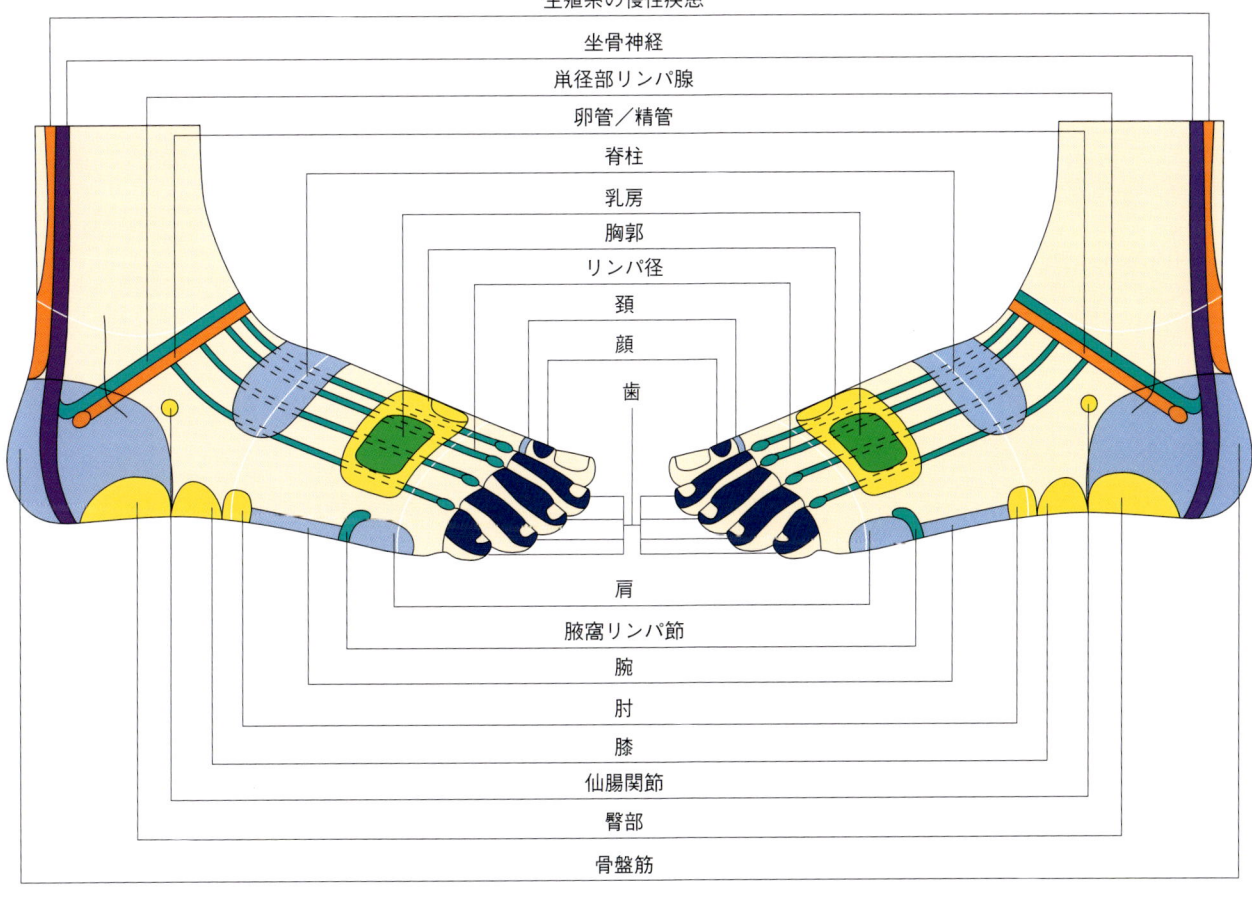

■ オレンジ
■ ゴールド
■ 黄
■ 緑
■ 青緑
■ 青
■ 藍
■ 紫

坐骨神経
生殖系の慢性疾患
鼡径部リンパ腺
卵管／精管

坐骨神経
生殖系の慢性疾患
鼡径部リンパ腺
卵管／精管

子宮／前立腺
膀胱
脊柱
胸腺

生殖系の慢性疾患
坐骨神経
鼡径部リンパ腺
卵管／精管
脊柱
乳房
胸郭
リンパ径
頸
顔
歯
肩
腋窩リンパ節
腕
肘
膝
仙腸関節
臀部
骨盤筋

足と手の反射区カラー ◀ 133

右の足底 　　　　　　　　　　　　　　　　　　　左の足底

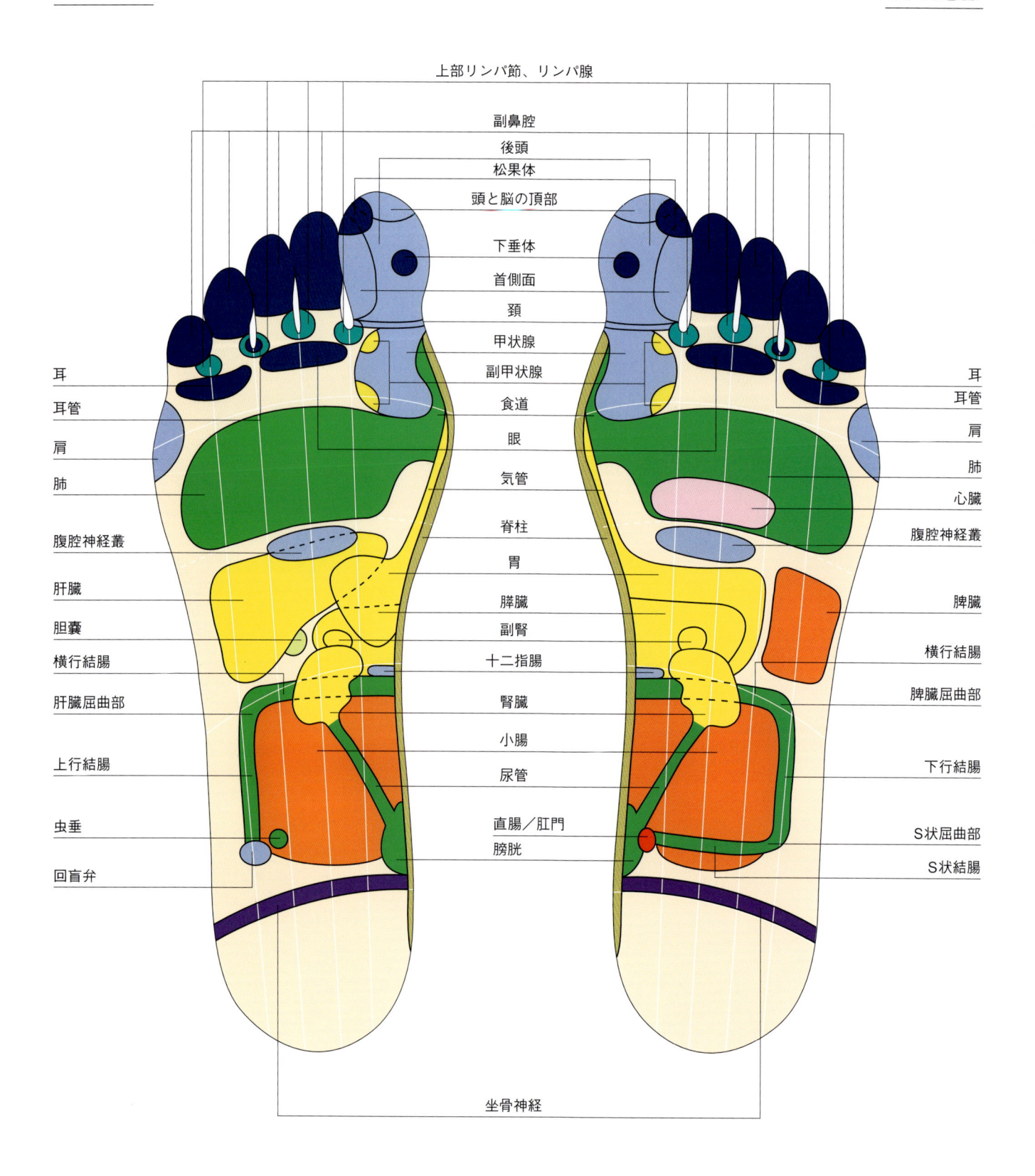

- 上部リンパ節、リンパ腺
- 副鼻腔
- 後頭
- 松果体
- 頭と脳の頂部
- 下垂体
- 首側面
- 頚
- 甲状腺
- 副甲状腺
- 食道
- 眼
- 気管
- 脊柱
- 胃
- 膵臓
- 副腎
- 十二指腸
- 腎臓
- 小腸
- 尿管
- 直腸／肛門
- 膀胱
- 坐骨神経

右側ラベル：
- 耳
- 耳管
- 肩
- 肺
- 腹腔神経叢
- 肝臓
- 胆嚢
- 横行結腸
- 肝臓屈曲部
- 上行結腸
- 虫垂
- 回盲弁

左側ラベル：
- 耳
- 耳管
- 肩
- 肺
- 心臓
- 腹腔神経叢
- 脾臓
- 横行結腸
- 脾臓屈曲部
- 下行結腸
- S状屈曲部
- S状結腸

134　第3部／リフレクソロジーをさらに深める

左の足背　　　　　　　　　　　　　　　右の足背

- 上部リンパ節とリンパ腺
- 歯
- 顔
- 声帯
- 頚
- 肩（左右）
- 腋窩リンパ節（左右）
- 胸骨
- 胸郭
- 乳房
- 腕（左右）
- リンパ系
- 肘（左右）
- 脊柱
- 卵管／精管
- 臀部（左右）
- 鼠径部リンパ節

凡例:
- ゴールド
- 黄
- 青
- 赤
- 緑
- 藍
- オレンジ
- 青緑
- 紫
- ピンク

足と手の反射区カラー ◀ 135

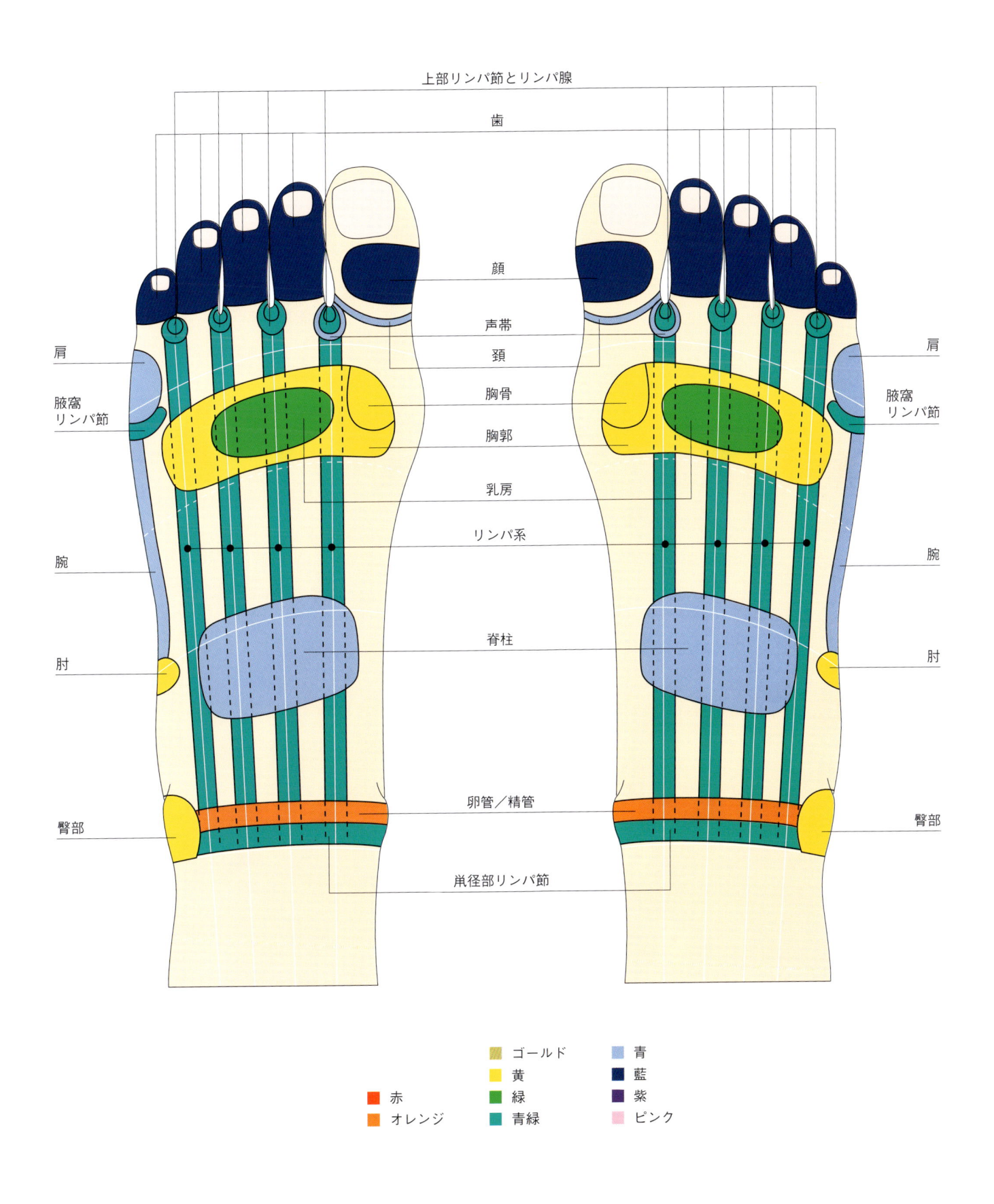

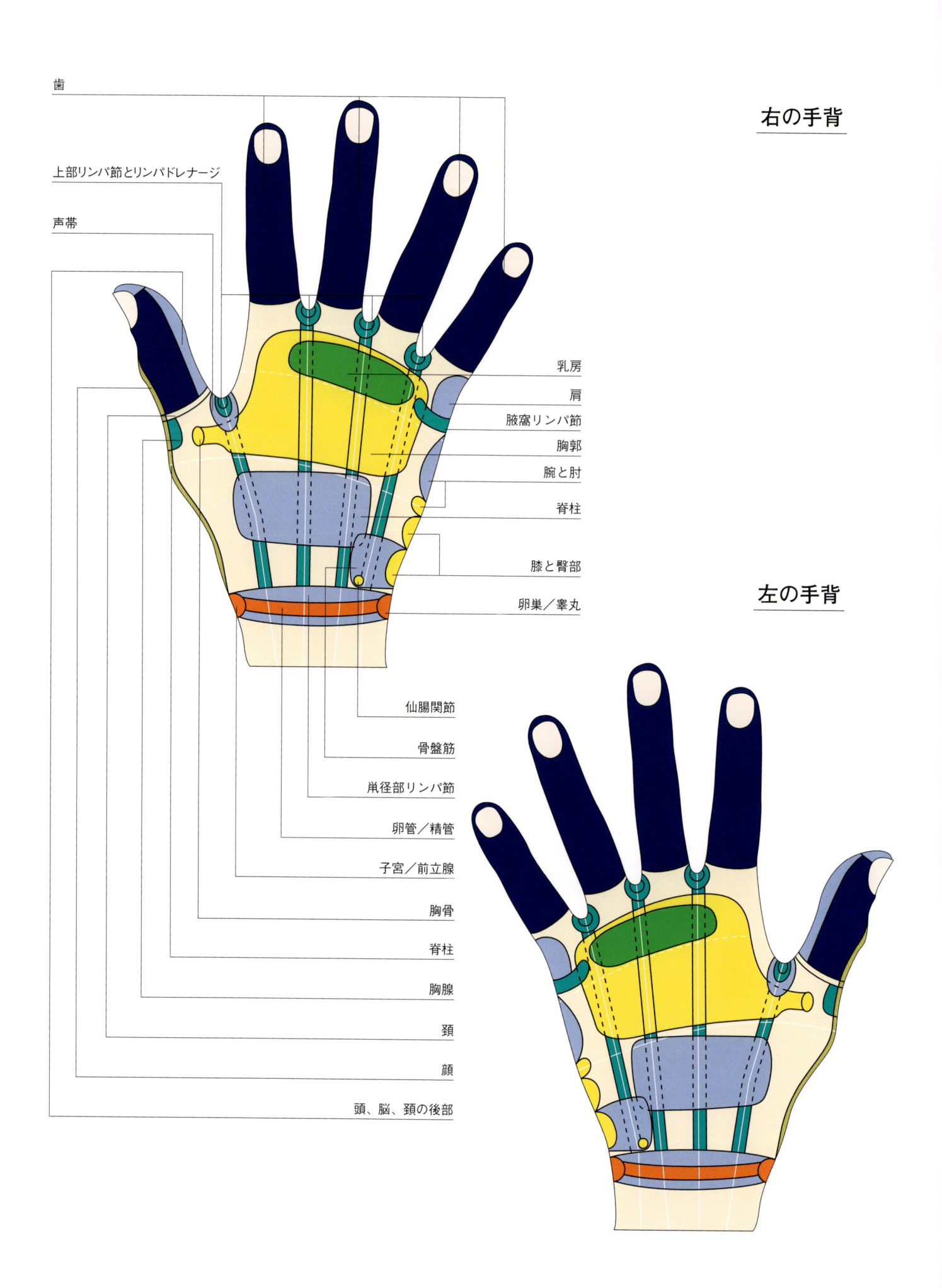

右の手背

歯
上部リンパ節とリンパドレナージ
声帯

乳房
肩
腋窩リンパ節
胸郭
腕と肘
脊柱
膝と臀部
卵巣／睾丸

仙腸関節
骨盤筋
鼠径部リンパ節
卵管／精管
子宮／前立腺
胸骨
脊柱
胸腺
頸
顔
頭、脳、頸の後部

左の手背

136　第3部／リフレクソロジーをさらに深める

右の手掌

- 赤
- オレンジ
- ゴールド
- 黄
- 緑
- 青緑
- 青
- 藍
- 紫
- ピンク

副鼻腔、耳、胃、リンパドレナージ、頸、頭、脳および首の側面、松果体、頭／脳の頂部、下垂体、後頭、食道、甲状腺と副甲状腺、胃、十二指腸、横行結腸、膀胱、尿管

耳管、耳、腹腔神経叢、肩、肝臓、胆嚢、脾臓屈曲部、上行結腸、回盲弁、虫垂、坐骨神経、小腸、腎臓、副腎、心臓

左の手掌

副鼻腔

胃、脾臓、脾臓、脾臓屈曲部、下行結腸、S状屈曲部、S状結腸、直腸／肛門

足と手の反射区カラー

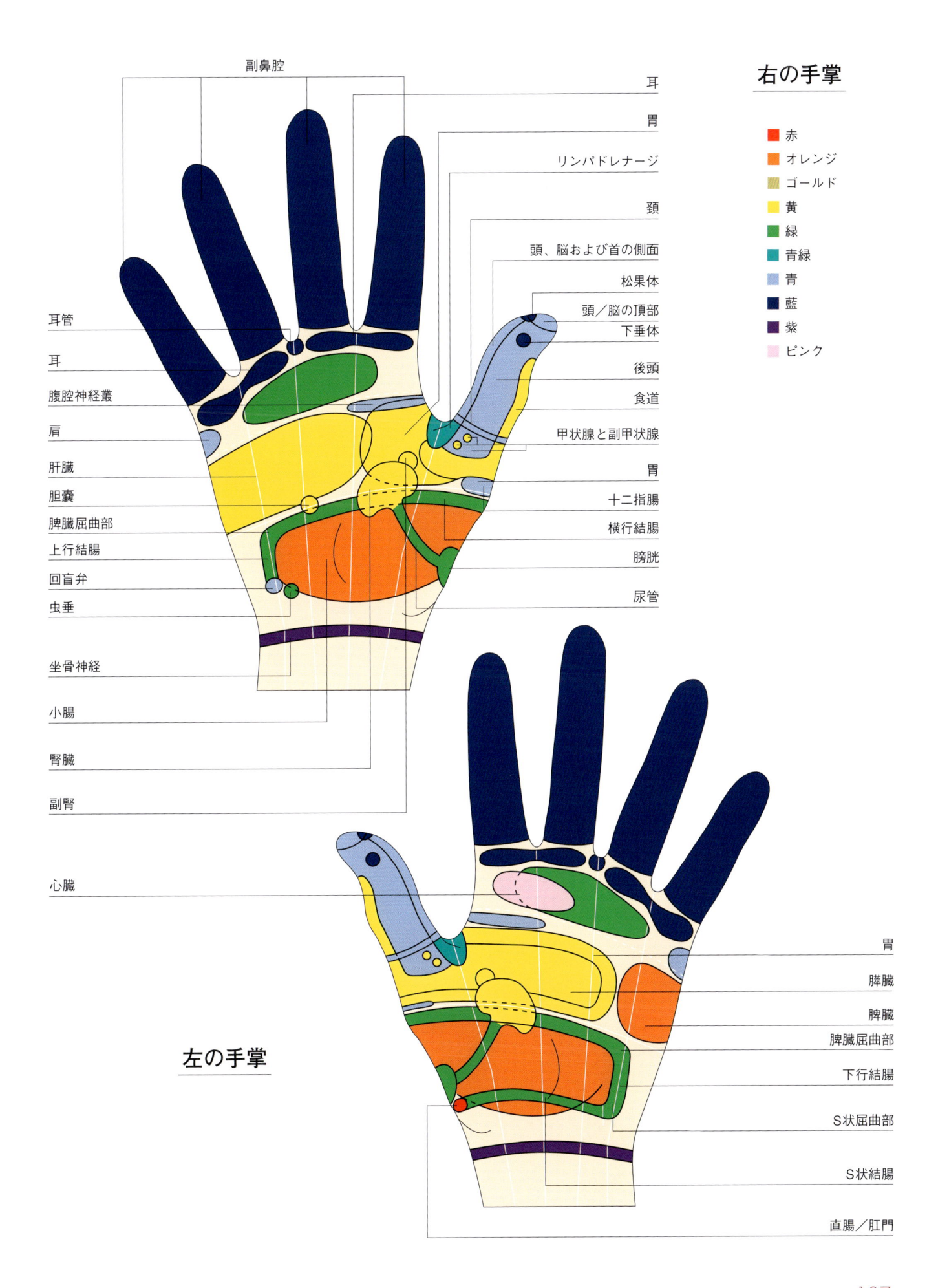

自己治療

これまで、健康上の問題を解決するためにリフレクソロジーを利用する患者には、常に専門の開業者による治療をおすすめしてきました。ただし、専門のリフレクソロジストを見つけるのが難しい場合、自己治療を試みることができます。

自己治療を行う場合、まず本書のp.27「注意」に一通り目を通してください。そして施術はまず手に行ってください。足よりも身近で、治療しやすいからです。

特定の疾患に関連する反射区だけ治療するのではなく、必ず完全なトリートメントを行ってください。トリートメントの終わりに、痛みを感じた反射区に戻ってください。

身体に過剰な刺激を与えないよう注意してください。リフレクソロジーは身体を活性化して自然治癒を促しますが、そのプロセスの一部が解毒であることを忘れないでください。このため、トリートメントをあまりに頻繁に、また必要以上に長時間行うと、後日気分が悪くなることがあります。トリートメントは、週に2回までにしてください。正しい方法で入念に治療すれば、体調は全般的に改善されます。

患者への助言

リフレクソロジストからリフレクソロジー療法を受けることにした場合、その人物が公認のリフレクソロジー学校の証明書または資格を持っているか、確認してください。リフレクソロジストを指名する際に、その人物がどの学校を出たのか尋ねるといいでしょう。その学校に問い合わせれば、その人物の名前がリフレクソロジスト名簿に載っているかどうかを確認できます。

英国では、補助医療協会（I.C.M.）を通してさらに詳しくチェックできます（141ページ参照）。I.C.M.から、必要な基準に達した教育を行う認定校に関する情報を入手できます。また、英国補助療法士台帳に載っているリフレクソロジストの名前も調べることができます。この台帳に登録されるためには、認定校から正式の資格を得ていること、ならびに3年以上の経験が必要です。

推奨される治療回数は6回です。初回で、それが難しいと思われる場合は、リフレクソロジストのアドバイスに従ってください。最終的に自分の健康の責任は自分自身にあること、したがって自分の身体に何をするかの責任は自分で負うことを忘れないでください。リフレクソロジストと協力して自己治療もできる場合は、早晩健康は改善され、爽快な気分と身体に溢れるエネルギーを経験することになるでしょう。

結　論

　足と手は、人間の身体の鏡像であると同時に、足と手の指の経絡を通してその他の役割も果します。残念なことにこの働きの大半は、私達の感覚の喪失と不自然な生活のために失われています。

　足の親指は、身体から否定的側面を流し去ることができるので、「フラッシャー＝流し掃除人」とも呼ばれています。人差し指は、経絡と経絡に関連する器官すなわち胃に、方向と物事を成就させる道を感知させることから、「求道者」と呼ばれています。中指は動物の、特に異性を惹きつける魅力を検出することができます。薬指は、温度のモニターとして使用されます。体温を周囲の温度と比較します。小指は、腎臓と膀胱によって形成される受容器官に属します。適切な条件が揃うと、この受容器官は、どんな食事療法が必要かを私達に直感的に教えます。

　手の親指は、人格的誠実さに関連しています。親指が身体の外側にカーブしていればいるほど、人格的誠実さは弱くなります。人差し指は、罪悪感と羞恥心の指であり、正しいか誤りかを指摘します。中指は、最も感受性に富んだ指です。指の中で最も長く、そのため他のどの指より先にエネルギーを感知します。薬指は、調和と統合の指です。小指は幸運の指です。輪廻を信じる人々にとっては、この指は飢餓、貧困、ホームレスなどの前世での不幸も表します。

　私達の手と足が、こうした人類の進化の過程での知識を本当に感知できるなら、リフレクソロジーのような全身療法を実施することによってこの感覚をよみがえらせることができます。リフレクソロジーは、私達の身体を取り巻く自然や波動に対して身体を敏感にさせます。ただしそれには、時間と訓練と専念が必要です。自然と波長を合せてください。庭や田園を裸足で歩いてください。手と足を通して石や植物、水晶や色彩の波動の周波数を感じる訓練をしてください。内なる声や直感に耳を傾ける訓練をしてください。働くときは、できるだけ綿や絹などの天然繊維の衣類のみを着用するよう心がけてください。人工繊維は、私達を取り巻く電磁場を制限し、自然との接触を妨げます。

　本書の終りにあたって、私が参加した最近の会議で、『Reflex Zone Therapy of the Feet』の著者であるハンネ・マルカート女史が提唱した理念を皆様に紹介したいと思います。

　リフレクソロジーの対象である足は、どんな国のどんな階層の人も持っています。足を、固体の共通の要素と見なさなければなりません。リフレクソロジストが治療を行う場合、同胞を救える能力は名誉であるという認識を忘れず、謙虚な態度で治療を行います。

　患者は通常、特定の疾病を治療してもらうためにやって来ます。疾病は、英語で「dis-ease＝安楽でない」とも書かれるとおり、安楽に暮らせないことではないでしょうか？　治療者であるリフレクソロジストは、疾病の治療はしません。私達が治療するのは人です。私達は患者を完全な一体として扱います。つまり、総体的治療を行うということです。足の様相を調べるため足底を見ますが、総体的治療の残りの対象には精神も含まれなければなりません。患者の健康回復を試みるにあたって、リフレクソロジストは、患者が生活全般で遭遇する刺激に対処できるように手を貸します。

　私は、純粋な無条件の愛情も病気に対する治療薬であると信じています。リフレクソロジストとしてこのような愛情を患者に投影することができ、患者に自分自身を愛することを教えることができれば、治癒のプロセスは加速されます。足は、身体全体の縮図です。同様に私達もまた、癒しの愛という小宇宙の中の縮図です。

おわりに

　現在、私達は高度に発達した医療により、長寿という恩恵を受けてきました。しかし、人間の健康と医療との間には何か足りないものがあるような気がしてなりません。触るということは医療の最も基本となるものです。本来人間は、触るという原始的かつ本能的な行為を要求するものです。リフレクソロジーは人間の身体の中にある癒しの力（自然治癒力）を引き出すきっかけを与えてくれます。また、「安全」で「安心できる」さらに「いつでも」「どこでも」「だれでも」「道具もいらず」「簡単に」できる療法であると同時に、身体にくつろぎと快楽を与えてくれます。

　私のクリニックにリフレクソロジーを代替療法として導入して、3年になりました。当初は妊婦さんを対象としていましたが、最近では更年期障害や月経前緊張症など、婦人科の病気の方々からもリクエストが多くなってきました。これまでリフレクソロジーをお受けになった妊婦さん達からは、元気な赤ちゃんの写真とともに、多数の感謝のお手紙をいただいております。

　このストレスの多い環境の中で、さらに高齢化が進み老人が増加し続けている現代において、リフレクソロジーが家庭内はもとより、医療現場や老人介護の中にも今後さらに普及していくものと確信しております。

　本書は特別な専門的知識や資格をお持ちでない方々にも理解できるように、多数の写真や図を取り入れ、わかりやすく解説しています。本書を読んで是非あなたの大事なパートナーのために、また家族の皆様のためにリフレクソロジーを活用してみてください。そうすれば、前向きに生きていく上で不可欠な力を与えられ、必ず驚くべき効果をすぐに実感することができるでしょう。

　最後に本書を翻訳するにあたり、助言を与えて下さった私の恩師である吉元昭治先生、私のクリニックでいつも明るく、精力的に患者さんに勇気と活力を与えてくれているリフレクソロジストの長須千賀子氏、さらに今回本書の翻訳の機会を下さった医道の日本社の方々に深く感謝いたします。

2001年9月

平山レディースクリニック院長　　平山博章

参考文献

Artley, Malvin N., Jr. 『Bodies of Fire』Vol. 1、Jersey City Heights, Nj, USA: University of the Seven Rays Publishing House、1992年

Brennan, Barbara Ann 『Hands of Light』New York, USA: Bantam Books, 1988年
―― 『Light Emerging』New York, USA: Bantam Books, 1993年

Carper, Jean 『Food Your Miracle Medicine』London: Simon & Schuster Ltd, 1993年

Dethlefsen, Thorwald, Dahlke Rudiger 共著『The Healing Power of Illness』, Peter Lemesurier 訳, Shaftesbury: Element Books Ltd, 1990年

Dougans, Inge, Suzanne Ellis 共著『The Art of Reflexology』, Shaftesbury: Element Books Ltd, 1992年

Gimbel, Theo 『The Book of Colour Healing』, London: Gaia Books Ltd, 1994年

Grinberg, Avi 『Holistic Reflexology』, Wellingborough, Northants: Thorsons Publishers Ltd, 1989年
―― 『Foot Analysis - The Footpath to Self Discovery』, York Beach, ME, USA: Samuel Wister Inc., 1993年

Hall, Nicola M. 『Reflexology - A Way to Better Health』, Bath: Gateway Books, 1991年
―― 『Reflexology for Women』, London: Thorsons Publishers Ltd, 1994年

Ingham, Eunice 『Stories the Feet Can Tell』St Petersburgh, Florida: Ingham Publishing Inc., 1938年
―― 『Stories the Feet Have Told』, New York, USA: Bantam Books, 1951年

Norman, Laura 『The Reflexology Handbook』, London: Judy Piatkus, 1989年

Shapiro, Debbie 『The Bodymind Workbook』, Shaftesbury: Element Books Ltd, 1990年

Wills, Pauline 『The Reflexology and Colour Therapy Workbook』, Shaftesbury: Element Books Ltd, 1992年
―― 『Colour Therapy』, Shaftesbury: Element Books Ltd, 1993年
―― 『Visualisation』, London: Hodder & Stoughton, 1994年

役に立つアドレス

イギリス

The Bayly School of
Reflexology
Monks Orchard
Witbourne
Worcester WR6 5RB
Tel. 01886 821207

Chrysalis School of Reflexology
14 Central Avenue
Cookstown
Co. Tyrone BT80 8AT
N. Ireland
Tel. 06487 63664

Colour and Reflexology
9 Wyndale Avenue
Kingsbury London NW9 9PT
Tel. 0181 204 7672

Institute of Complementary
　Medicine（I.C.M.）
Tavern Quay plough
Way Surrey Quays
London SE16 1QZ
Tel. 0171 237 5165

International Association
　for Colour Therapy
137 Hendon lane
Finchley
London N3 3PR
Tel. 0181 349 3299

オーストラリア

Reflexology Association of
　Australia
22 Langoon St
（PO Box 841）
Narrabeen NSW 2101
Tel. 02 970 6155

索引（日本語）

あ
足　14
脚　117
アジソン病　108
足にある頭と頚の反射区　46
足の構造　14
足の骨格構造　15
足の疾患　14
足の手入れ　17
足の反射区　30
足の骨　16
頭および脳　43
頭と頚の反射区　42
圧点技法　21
アレルギー　116
アレルギー症状　71

い
胃　68, 107, 116
胃潰瘍　107
胃経絡　124
胃の反射区　73, 79
いぼ　17, 27
陰　118, 122
因果体　112
インシュリン　69
咽頭炎　44, 116
陰嚢水腫　109

う
魚の目　17, 27
右足の内側・外側　34
腕と肘　56
腕と肘の反射区　60, 64
右肺の反射区　61

え
エーテル体　112, 113
S状結腸の反射区　76, 82
エストロゲン　87
エネルギー・ブロック　11

お
横隔膜　31, 59, 116
横隔膜線　66, 78
横隔膜（点線）　37
横隔膜の反射区　62
横行結腸前半部の反射区　75
横行結腸の後半部　82
横行結腸の前半部　81
横軸ゾーン　13, 31, 37
黄疸　66
オーラ　112
親指滑液嚢腫　14, 26

か
回転手技　41
回盲弁　69
回盲弁の反射区　75, 81
潰瘍　69
潰瘍性大腸炎　71
顔　43
顔の反射区　48, 53
下級精神体　112
額チャクラ　113
下行結腸の反射区　76
下垂体　42, 46, 115
下垂体の反射区　51
かぜ　44
肩　56, 106
肩こり　121
肩と胸の反射区　56, 60, 63
肩の反射区　60, 63
カタル　44, 105
滑液嚢炎　87, 124
下半身の反射区　84, 88, 89, 91
過敏性腸症候群　71
下腹部　108
花粉症　44
癌　108
肝炎　66, 107
ガングリオン（結節腫）　19
眼精疲労　45
関節炎　27, 45, 56, 71, 85, 122
乾癬　109
感染症　45
肝臓　66, 107, 116
肝臓経絡　121
肝臓の反射区　72, 78

き
気　118
気管　56
気管支炎　44, 106
気管の反射区　61
季節性情動障害　43
基部チャクラ　117, 127

急性中耳炎　105
胸郭　106
胸骨　59
胸骨の反射区　62, 65
狭心症　107, 122, 129
胸腺　58, 116, 128
胸腺の反射区　61, 64
棘上筋症候群　56
緊張　107, 129
筋肉のひきつけ　45

く
頚　43
頚の反射区　48, 53
クラウンチャクラ　113, 129
クリスタル・デポジット　7
クレチン病　45
クローン病（限局性回腸炎）　69, 108

け
憩室症　71
経絡　118, 119, 120
月経障害　116
月経前緊張症　121
月経痛　121
月経不順　121
血栓　27
結膜炎　105
下痢　71, 124, 129
腱炎　56
腱鞘炎　20

こ
睾丸　87, 109
睾丸と精管　87
甲状腺　45, 106, 115
甲状腺機能亢進症　106
甲状腺腫　45
甲状腺の反射区　50, 55
喉頭炎　44, 116
後頭部の反射区　47, 52
酵母菌　19
肛門　109
肛門挙筋　85
五十肩　56, 106, 122, 124
骨関節炎　20
骨粗しょう症　27, 45
骨盤の筋肉　85
骨盤の筋肉の反射区　89, 92
ゴナドトロピン　87
昏睡　113

さ
坐骨神経　84
坐骨神経痛　84, 85, 108, 123, 129
坐骨神経の反射区　88, 91
左足の内側・外側　35
左肺の反射区　61
サム・ウォーキング　21, 22
三焦経絡　122

し
痔　109
耳管の反射区　49, 54
色彩診断　126
色彩療法　125, 132
子宮　87, 109
子宮筋腫　109
子宮、前立腺の反射区　90, 93
自己治療　138
歯痛　44, 45
失禁　123
湿疹　109
失読症　43
膝変形関節炎　87
歯肉炎　45
しもやけ　16, 18
縦軸ゾーン　9, 31, 37
十二指腸　116
十二指腸の反射区　74, 80
手根管症候群　18
手背　98
手背にある反射区　98
主要チャクラ　113, 114
循環器系　117
松果体　43, 46, 113
松果体の反射区　51
消化不良　69, 107, 121, 124
上級精神体　112
小腸　69, 108
小腸経絡　122
小腸の反射区　74, 80
小児脂肪便症　69
上腹部　107
静脈炎　27
食道　66
食道の反射区　73, 79
腎炎　108
真菌　19
神経炎　115
神経系統　117

神経痛　129
心臓　58, 107
腎臓　70, 71, 108, 117
心臓経絡　121
腎臓経絡　123
腎臓結石　71, 108, 128
心臓チャクラ　116
心臓の反射区　62, 65
腎臓の反射区　83
心臓弁膜症　19
心膜／循環器系経絡　122

す
膵臓　69, 107, 128
膵臓の反射区　73
頭痛　17, 43, 104, 121, 123, 129
ストレス　107, 115
ストレッチング（引き伸ばし）　23, 25, 100
ストローキング（叩き）　23, 25, 100
スライディング　21, 23

せ
精管　87
精管の反射区　93
星状体　112, 113
生殖器　115, 117
生殖腺　127
精神分裂症　129
精巣　117
声帯　44, 115
声帯の反射区　48
脊髄膜炎　104
脊柱　94, 104
脊柱の反射区　43, 47, 96, 98
脊椎（脊柱）　43, 117
脊椎反射区　117
仙骨チャクラ　116, 127
喘息　71, 106, 116, 121, 123, 128
仙腸関節　84
仙腸関節の反射区　89, 91
前立腺　87, 109

そ
爪甲周囲炎　19
ゾーン・セラピー　7, 8, 10, 11
足根管症候群　17
足背と手背の反射区　94
足背にある反射区　96

た
体温の調整　122
大腸（結腸）　69, 108, 117
大腸経絡　124
タコ　17, 27
多発性硬化症　43
単純性甲状腺腫　106
胆石　66
胆嚢　66, 116
胆嚢経絡　121
胆嚢の反射区　72, 78

ち
乳房　94, 107
乳房の反射区　96, 98
チャクラ　113
虫垂炎　69
虫垂の反射区　74, 81
聴覚障害　45
直腸と肛門の反射区　76, 82

つ
追加トリートメント　104
椎間板ヘルニア　84
爪の疾患　19

て
手　18
低血圧　127
テストステロン　87
手と手首の構造　18
手にある頭と頚の反射区　51
テニス肘　56, 122, 124
手の疾患　18
手の手入れ　20
手の反射区　36
手の骨　19
デュピュイトラン攣縮　18
てんかん　43, 104, 113
電磁スペクトル　125
臀部（股関節）　85
臀部（股関節）の反射区　90, 92
臀部と膝の関節の反射区　90

と
糖尿病　69, 107
頭皮疾患　105
頭部　104
トーチ　132

な
ナーディー　113
難聴　122

に
ニーディング（揉み）　23, 24, 100
肉体　112, 113

乳癌　107
乳汁の分泌　42, 94
乳腺炎　107, 129
尿管　71
尿管の反射区　77, 83

ね
ねじりの動作　102
粘液水腫　45

の
脳　115
脳性小児麻痺　43
脳頂の反射区　47, 52
膿瘍　45
喉チャクラ　115, 128

は
歯　45
パーキンソン病　43
肺　56, 106
肺経絡　123
肺の反射区　64
吐き気　121
白内障　45, 105
ばち指　18
鼻　115
歯の反射区　50, 55
鍼療法の経絡　118, 119
反射区カラー　133
ハンネ・マルカート　139

ひ
膝　85
膝の反射区　90, 92
脾臓　66
脾臓屈曲部の反射区　75
脾臓／膵臓経絡　124
脾臓の反射区　73, 79, 80
左の手掌　37
左の手背　38
左の足底　31
左の足背　32
皮膚　109, 117
ヒポクラテス　127
ピボッティング　21, 22
疲労　116
疲労骨折（ストレス骨折）　17
貧血　19, 27, 116, 127
ピンチング　21

ふ
フィンガー・ウォーキング　21, 22
フィンガー・サークリング（指旋回）　23, 25, 100
副甲状腺　45, 115
副甲状腺の第1反射区　50
副甲状腺の第2反射区　50
副甲状腺の反射区　55
腹腔神経叢　66
腹腔神経叢チャクラ　116, 128
腹腔神経叢の反射区　72, 78
副腎　70, 71, 108, 117, 127
副腎の反射区　77
副鼻腔炎　44, 105, 115, 123
副鼻腔の反射区　49, 54
腹部の反射区　66, 67, 71, 72, 78
浮腫　94
不妊症　87, 109, 127
不眠症　105, 129
プロゲステロン　87
プロラクチン　94

へ
ベル麻痺　44
片頭痛　43, 104, 115, 121
扁桃腺炎　106
便秘　71, 108, 128
扁平足　17

ほ
膀胱　70, 71, 108, 117
膀胱炎　71, 108, 123
膀胱経絡　123
膀胱結石　128
膀胱の反射区　77, 83
宝石療法　126

ま
マイナーチャクラ　113, 128
巻き爪（陥入爪）　17
マッサージ技法　23
眉チャクラ　129
慢性関節リューマチ　87

み
右腋窩のリンパ節への反射区　97
右腎臓の反射区　77
右臀部と右膝の反射区　92
右の手掌　36
右の手背　39
右の足底　30
右の足背　33
右副腎　83
右卵管、右精管の反射区　90
右卵巣、右睾丸の反射区　90, 93

水虫　14, 27
耳　45, 105, 115
耳鳴り　45, 105, 122, 129
耳の反射区　49, 54

め
目　45, 105, 115
目の反射区　49, 54
めまい　45, 116

も
揉みのマッサージ　102

ゆ
有痛性チック　43

よ
陽　118, 122
腰線　72, 78
腰痛　85

ら
卵管　87
卵管の反射区　93
卵巣　87, 108, 117
卵巣嚢腫　108

り
リクライニング・チェア　40
リフレクソロジー・スツール　40
リフレクソロジー・チェア　40
リフレクソロジー・トリートメント　26
緑内障　105
リラクゼーション　66
リンギング（ねじり）　23, 24, 100
リンパ系　94, 117

リンパ系の反射区　97, 99
リンパ腺の反射区　97, 99
リンパドレナージ　94

れ
霊体　112
レイノー病　20
裂孔ヘルニア　59

ろ
肋骨　59
肋骨の反射区　62, 65

わ
鷲爪足　16
弯曲足　16

●**索引（英語）**
AT：additional treatment　104

Doreen Bayly　10

Eunice Ingham　10

Fitzgerald博士　8, 10, 11

Hanne Marquarett　11